国家社科基金重点项目(19AZD013)

国家自然科学基金项目资助(71333003 71673071 71503063)

# 全民健康覆盖下的医疗保险筹资与支付

U0284212

**主 编** 刘国祥 吴群红 张 歆

**副主编** 黄卫东 赵晓雯 马 祎 石林梅

**编 委**（按姓氏笔画排序）

马 祎 哈尔滨医科大学

王 宏 中国医学科学院血液病医院
（中国医学科学院血液学研究所）

石林梅 哈尔滨医科大学

付文琦 哈尔滨医科大学

刘 洋 哈尔滨医科大学

刘 艳 农银人寿保险股份有限公司黑龙
江分公司

刘加卓 黑龙江省卫生健康管理服务评价
中心

刘国祥 哈尔滨医科大学

孙丛丛 天津医科大学第二医院

杜 健 黑龙江护理高等专科学校

李 翠 哈尔滨医科大学附属第四医院

李抒彧 哈尔滨医科大学附属肿瘤医院

杨锦锦 北京华媒康讯信息技术股份有限
公司

吴群红 哈尔滨医科大学

张 硕 中国医科大学附属第四医院

张 歆 哈尔滨医科大学

周亮茹 哈尔滨医科大学

赵晓雯 哈尔滨医科大学

都宇鹏 复旦大学附属妇产科医院

徐小雪 哈尔滨医科大学

郭思柔 天津医科大学肿瘤医院

黄卫东 哈尔滨医科大学

隋明洁 牡丹江市卫生健康服务评价中心

韩 璐 浙江省肿瘤医院

樊 超 哈尔滨医科大学附属肿瘤医院

人民卫生出版社

·北 京·

**图书在版编目（CIP）数据**

全民健康覆盖下的医疗保险筹资与支付 / 刘国祥，
吴群红，张歆主编 . —北京：人民卫生出版社，2023. 5
ISBN 978-7-117-34403-6

Ⅰ. ①全… Ⅱ. ①刘… ②吴… ③张… Ⅲ. ①医疗保
险 - 集资 - 研究 - 中国 ②医疗保险 - 支付方式 - 研究 - 中
国 Ⅳ. ①F842. 613

中国国家版本馆 CIP 数据核字（2023）第 036070 号

| | | |
|---|---|---|
| 人卫智网 | www.ipmph.com | 医学教育、学术、考试、健康，<br>购书智慧智能综合服务平台 |
| 人卫官网 | www.pmph.com | 人卫官方资讯发布平台 |

**全民健康覆盖下的医疗保险筹资与支付**
Quanmin Jiankang Fugaixia de Yiliao Baoxian
Chouzi yu Zhifu

主　　编：刘国祥　吴群红　张　歆
出版发行：人民卫生出版社（中继线 010-59780011）
地　　址：北京市朝阳区潘家园南里 19 号
邮　　编：100021
E - mail：pmph @ pmph.com
购书热线：010-59787592　010-59787584　010-65264830
印　　刷：北京盛通商印快线网络科技有限公司
经　　销：新华书店
开　　本：787 × 1092　1/16　印张：12
字　　数：292 千字
版　　次：2023 年 5 月第 1 版
印　　次：2023 年 8 月第 1 次印刷
标准书号：ISBN 978-7-117-34403-6
定　　价：58.00 元

打击盗版举报电话：010-59787491　E-mail：WQ @ pmph.com
质量问题联系电话：010-59787234　E-mail：zhiliang @ pmph.com
数字融合服务电话：4001118166　E-mail：zengzhi @ pmph.com

# 前　言

伴随健康中国战略的提出,特别是对健康价值认识的不断深化,人们从原来单纯将健康视为推动社会经济发展的重要资源和工具,转移到对健康所具有的人力资本价值、权利价值和终极目标价值的再认识,正是由于人类对健康功效与价值认识的不断拓展,才使得如何构建一个完善而强大的健康保障制度受到广泛重视。

医疗保险制度作为维护人类健康的核心制度之一,经历了不断发展、演变的漫长过程。其功能从疾病互助、风险防范、减少可及性障碍、提供服务利用的经济保护,拓展到巩固社会安全、稳定以及促进社会发展等更多方面。

伴随医疗保险制度向纵深发展,如何靶向重点问题、重点人群、重点需求而开展更精细化、更深层次的探索成为关注热点。就医疗保险筹资和支付改革而言,如何解决医保公平性问题与挑战,如何靶向贫困人口、老年人口、妇女儿童等脆弱人群以及重大疾病和罕见病患者的需求,如何满足公众对药品、基本医疗、新技术及门诊、住院、预防服务等项目需求而推进更加精准、靶向的制度设计和改革将成为研究的重点。本书高度关注被共性需求掩盖的差异化需求,致力于探索医疗保险制度在实现共同目标基础上如何更好满足人群差异化需求的可行路径。

医疗保险制度改革是一个不断发现和诊断自身不足,不断寻求制度完善与创新的过程。中国医疗保险制度的完善与创新探索,不仅应关注筹资制度和体制的创新,而且应关注支付制度和方式的完善与创新,在此基础上,围绕共性需求、重点疾病需求、重点人群需求、重点健康风险需求,设计更精准、更具反应性、更具前瞻性的医疗制度改革方案。从当前以"救火式"为主导的保障功能,转向兼顾疾病预防和治疗双重保障功能,拓展到以健康为导向的保障制度,使其不仅能够护佑每个人的健康安危,同时也成为护佑公民集体健康安危的制度盾牌。

本书通过对各国医疗保险制度变革与创新,以及各国全民健康覆盖下的医疗保险筹资与支付制度理论和实践的系统分析,探索中国在实现普惠性医疗保险制度基础上,如何让制度更具弹性、反应性,如何通过更精准的制度设计和干预策略,实现对民众差异化需求的更好应答。书中内容总结提炼于国家社会科学基金重点项目(19AZD013)及国家自然科学基金重点项目(71333003)、面上项目(71673071)、青年基金项目(71503063)的研究成果。希望本书能为医保与卫生部门的管理者、专业人员、研究者提供重要工作参考,为公共管理专业、医疗保险专业、医疗和卫生管理专业及健康服务管理专业的师生提供学习参考。

在本书付梓之际,向所有支持和帮助本书出版的同仁付出的辛苦努力表示由衷的感谢。由于时间仓促,书中难免有所疏漏,敬请读者批评指正。

吴群红

2022 年 9 月

# 目 录

# 第一章
# 医疗保险筹资概述

健康不仅是人的基本权利,也是人类社会全面发展的基础,促进与保护健康是人类社会持续发展的重要组成部分。可以说,健康是人类永恒的追求。影响健康的因素有很多,如医疗卫生、教育、环境保护、食品等,其中,确保社会公民能够及时获得必要的卫生服务至关重要,而完善的卫生筹资体系则是卫生服务体系有效运转的重要保障。基于此,世界卫生组织(World Health Organization,WHO)(简称"世卫组织")各成员国于2005年承诺建立本国的卫生筹资体系,保证国民不仅都能够获得所需要的质量合格且有效的健康促进、疾病预防、治疗和康复等卫生服务,还确保人们不会因使用这些服务而陷入经济困难,这被称为全民健康覆盖(universal health coverage,UHC)。

实现全民健康覆盖是世卫组织的首要目标,而全民健康覆盖的终极目标则是实现全民健康。全民健康覆盖的实施路径主要针对下列3个问题及其回答(或解决)来设置。

问题1:覆盖哪些人群?

回答:目标是覆盖全人群。

问题2:覆盖哪些卫生服务?

回答:目标是让越来越多的卫生服务惠及全人群。

问题3:覆盖到什么程度?

回答:尽可能由"第三方"承担越来越多的卫生服务成本。

由此可见,上述3个问题的提出与回答促使我们不得不认真思考医疗保险筹资体系对全民健康覆盖目标实现的影响,尤其是问题3。

为推进全民健康覆盖,世界各国都在积极加强卫生服务体系建设,而构建强有力的卫生筹资体系则是关键所在。为实现全民健康覆盖,我国政府采取了一系列改革措施。2009年启动的新一轮医药卫生体制改革(以下简称"新医改"),明确提出探索建立符合国情的基本医疗卫生制度,实现人人享有基本卫生保健。新医改实施以来,我国政府颁布并实施了各项改革政策,同时不断加大医疗卫生投入,使我国在全民健康覆盖进程中取得巨大进展。实现全民健康覆盖需要大量资源投入,为此必须筹集足够的资金,以减少人们在接受卫生服务时的自费支付,并改善国家的卫生服务效率和公平。减少患者直接自付费用的关键,就是要扩大医疗保险范围,提供更多的卫生服务,并且让医疗保险统筹基金承担更多的卫生服务费用,这涉及医疗保险资金的筹集与支付。本章主要阐述医疗保险筹资的相关概念、产生和发展现状,主要的筹资模式,以及全民健康覆盖背景下的医疗保险筹资所面临的挑战。

# 第一节　医疗保险筹资

## 一、医疗保险筹资的功能与目标

（一）医疗保险筹资的含义

医疗保险（medicare,简称"医保"）筹资是指针对医疗保险制度所制定的,旨在为国民提供适宜医疗保障的基金筹集计划及其相关活动。广义的医疗保险筹资包括医疗保险基金的筹集、分配和使用,狭义的医疗保险筹资则仅指医疗保险基金的筹集。医疗保险基金筹集是医疗保险制度的基本内容和首要运行环节,直接关系到医疗保险基金是否充足、稳定。它是医疗保险制度的物质基础,同时也是增强医疗保险保障能力的必要条件,更是合理负担社会保险费用的需要。

良好的医疗保险筹资机制,稳定的筹资来源与渠道,是提升卫生服务利用可及性以及减少居民灾难性卫生支出的基础条件。在进行医疗保险筹资时,可以通过聚集大量社会闲散资金来活跃社会资本,增加社会投资,从而促进社会的经济建设,也可以通过医疗保险的费用补偿实现社会财富的二次分配,缩小贫富差距,缓解社会矛盾。医疗保险不仅具有公共产品的特性,也是对国民收入进行二次调节,以实现社会公平的重要手段。在贫富差距亟待调整、收入分配制度亟须改革的背景下,仍存在着大量缺乏支付能力的失业、失地人员等低收入群体,医疗保险筹资对于提高低收入群体的保障水平,缓解由于贫富差距所带来的社会矛盾具有重要意义。

（二）医疗保险筹资的基本功能

2000 年,WHO 在"世界卫生报告"中提出,卫生筹资具有三大功能:资金筹集、风险共担和购买服务。医疗保险筹资属于卫生筹资的一部分,所以也同样具备卫生筹资的三大功能。三大功能具有普适性,任何国家或地区,无论筹资方式如何,都围绕这三大功能展开。从资金筹集到风险共担,再到服务提供,反映的是医疗保险筹集的资金从源头流向服务供方的过程,这三大功能可以对国家卫生系统中关于医疗保险筹资和资源配置的现状进行描述性分析,还可以对决策进行论证和初步评估。

资金筹集是卫生部门从政府、社会、家庭、商业部门和其他外部渠道等筹措资金的一种方式,代表一部分人口的预付性卫生服务费用的积累。资金筹集功能需要考虑谁来支付、支付多少、怎样支付以及哪个机构来筹集资金等问题;其目的在于确保有充足的财物资源,保障个体能够获得有效的个人及公共卫生保健服务;其主要功能与原则是体现公平和高效,即要筹集足够、可持续的资金,满足人群享受基本医疗卫生服务的需要,并防止因病致贫和因贫而无法获取基本卫生服务现象的发生。

风险共担功能是指应确保一个国家或地区所选择的筹资方式可以公平、有效地用于人群分担风险。风险共担主要包括 3 个层面:从低风险到高风险的风险共担、从富人到穷人的风险共担以及从生命周期的生产时段到非生产时段的风险共担。风险共担功能主要涉及资金统筹的范围和数量,其目的是把难以承受的、不确定的、大额的费用转化为可负担的、确定的、小额的费用。因此，共担有 2 个层面含义：一是健康者与非健康者的互助，反映保险的基本原理；二是富有者与贫困者的互助，反映社会的共济意识。

不同筹资类型和支付方式的卫生保健费用，风险分担方也不同。现金卫生支出和家庭账户的筹资形式完全由患者和家庭承担风险，医疗保险将风险由个人转移至第三方（社会和政府）。许多国家的卫生筹资改革经历了由社区层面的自愿医疗保险到社会医疗保险或全民健康保险制度的演变。第三方通过健康维护组织、人头付费、总额预算等支付方式将医疗保健的成本风险转移到医疗服务提供者。

"购买"是指将筹集到的资源转移到代表投保人群的服务提供者，并为某一特定人群提供保险范围。购买功能要确保所筹集的基金是购买卫生保健服务，并改善医疗卫生服务的效率和质量，涉及谁来购买、如何购买以及购买方式等问题。20 世纪末，卫生服务购买者与提供者开始由过去的高度集成模式向委托管理模式转变，这也促使了卫生系统从被动的补助或者报销模式转变为主动的战略购买模式。在购买实践中，要考虑这些资金用于购买什么服务，是门诊服务还是住院服务，是基本服务还是特需服务。从降低个人经济风险的角度，公共资金应该用于购买金额较高的服务，如住院服务；但从健康需求的角度，公共资金应该用于支付部分门诊费用，特别是慢性病的门诊服务和药物费用，甚至不仅包括治疗性服务，还应该包括预防性服务，这两者间的平衡点也会由于每个国家的社会文化背景和经济发展水平的不同而不同。此外，运用预付制的支付方式、签订合约以及监管机制等一系列的激励机制，实现购买者和提供者之间的风险共担，提高服务效率和质量，也是实现战略性购买的关键因素。

（三）医疗保险筹资的目标

卫生筹资安排路径与全民健康覆盖目标之间的联系如图 1-1 所示，显示了资金筹集、统筹和购买服务这些卫生筹资的基本功能与政策的实施如何结合起来影响全民健康覆盖三项政策目标的进展。

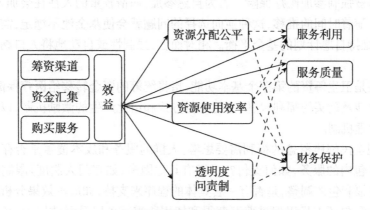

**图 1-1　卫生筹资安排路径与全民健康覆盖目标**

世界卫生组织在 *Health financing country diagnostic：a foundation for national strategy development* 报告中提出：全民健康覆盖的最终目标包括满足卫生服务需求、优质的服务和筹资风险保护，即人们在出现健康方面的需求时，能够及时获得优质的医疗服务，并且能够支付得起，不会因为经济上负担不起而无法接受治疗，进而影响健康状况。

要实现这些最终目标,通常需通过中间目标,即在资源分配和使用方面的透明度和问责制、效率和公平。透明度能够提高个人对其健康权利或权利的认识,并且使得人们能使用这些权利。问责制是指公众可以对卫生系统在多大程度上实现承诺或其目标,以及在公共资金使用方面进行审查。效率是指利用现有资源尽可能多地提供高质量的保健服务。它意味着应该追求以最低成本的服务投入组合来提供有效、优质的服务,尽量减少资源的浪费;应在卫生系统实行分级诊疗,即如果患者能够在初级保健机构得到有效治疗,就不应该在高级别医院接受治疗。提高效率可促进风险保护和实现公平利用卫生服务。卫生资源分配公平是指卫生服务利用的公平,即缩小卫生服务需求与实际利用服务之间的差距。前提是个人必须认识到他/她们对医疗服务的需要,并有能力使用所需的服务。公平要求按照卫生服务需求分配资源,并可在相关的各个方面进行考虑,如在社会经济群体或地理区域之间。确保资源的公平分配也可以促进全民健康覆盖目标的实现。

为了实现这一目标,每个国家都要建立一个良好的医疗保险筹资体系,保证人们在产生医疗需求时,能够负担得起,提高医疗服务的可及性。医疗保险筹资的目的是降低人们在寻求卫生服务时产生的风险,风险的保护程度取决于筹资的效率。如果在医疗保险筹资中个人缴费比例过高,就会使得部分低收入人群无法获得相应的卫生服务,降低其对卫生服务的可及性,加深卫生服务利用的不公平程度。

医疗保险是资金筹资的重要形式之一,在实现全民健康覆盖的道路上,强制性的医疗保险制度将发挥主导作用,虽然自愿的健康保险可以作为强制性保险制度的补充,但世界上还没有一个国家主要基于自愿的健康保险制度实现全民覆盖。

统筹的目的是使预付资金的再分配能力最大化。统筹目的的实现取决于3个统筹特点:一是医疗保险的统筹水平取决于基金风险池的大小,风险池越大,提供交叉补贴的能力就越强。二是健康风险有多样性。当资金池由具有不同健康风险的个人组成时,就促进了"从健康人到患者"的交叉补贴。这种交叉补贴也可能反映在具有不同社会经济特征的人群中。三是自愿还是被强制参加医疗保险。若为自愿参加,病情较重的人往往会加入,而健康的人则不会加入。随着时间的推移,这种逆向选择的问题就会使基金池不稳定,需要增加保费或除外费用,以维持自愿计划的基金平衡。相对而言,强制性或自动地将人口纳入资金池中要有效得多。

服务购买是卫生筹资的第三个基本功能,指将统筹的资金转移给医疗保健服务提供者。服务购买主要涉及购买的福利包、供方的支付方式和由此产生的激励机制,以及购买方的组织结构以及治理机制。

设计实现全民健康覆盖的福利需要思考:人群的服务和成本覆盖是否存在差异? 对于不包括在服务包内的服务,如何支付? 是否有其他因素(如守门人制度)限制服务的实际利用? 谁来服务福利包的调整,是否有一套具体的程序来支持,如成本效果分析和预算影响分析? 仅规定福利包还不足以促进普遍获得和使用所需服务以及财政保护,必须通过提供者的支付机制和其他形式的问责制来支持。通过决定应该购买哪些干预措施、如何购买和从谁那里购买,不断寻找最大化卫生系统绩效的最佳方法,即战略性购买。作为卫生筹资安排的重要内容,分析其中对服务提供者的支付方式是非常重要的,通过这些支付方式产生的激励机制可以对供方的效率和生产力产生巨大影响。

## 二、医疗保险筹资渠道

大多数国家或地区都会面对来自医保资金的压力。政策制订者通常采取以下 3 种方式来应对：控制成本、增加筹资以及同时采取这 2 种方式。自 20 世纪 70 年代起，发达国家一直在讨论成本控制问题。然而，要实现预算平衡，就必须有足够的资金来源。从世界范围看，大部分国家医疗保险筹资渠道都是多样化的，主要包括政府财政资助、用人单位缴费、个人缴费 3 个渠道，此外还有医疗保险基金利息、投资收益等其他渠道（图 1-2）。

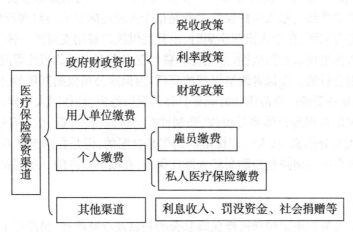

**图 1-2　医疗保险筹资渠道**

### （一）政府财政资助

政府财政资助是政府作为筹资主体，通过税收收入、债务收入、非税收入、转移性收入等渠道筹集资金并分配用于卫生领域的整体过程。政府筹资来源于一些税收和非税收资源，筹资对象广泛，筹资的负担也相对分散。世界上大多数国家通过政府预算形式完成向卫生服务部门的转移支付，差别表现在根据国家的经济发展程度和实行的医疗保障制度模式，政府的地位、作用和干预程度不同。在英国等实行国家医疗保险模式的国家，政府的财政收入占全部国民保健费用的 80% 以上。国民的医疗保险待遇与收入水平无关，无论被保险人缴费多少，都享受同样的定额待遇，被保险人之间存在明显的再分配。英国全民医疗体系的筹资体系设计也充分体现了公平性原则，普通税是主要的筹资方式，占医保筹资来源的比重超过 80%。由于税收基础非常广泛，包含各种收入、资本和税务开支，因此，税收作为主要筹资方式，覆盖率非常高。在一些实行其他医疗保险模式的国家，政府财政资助也发挥着重要作用。加纳和卢旺达针对本国的社区医疗保险开展了卫生筹资改革，其中的重要举措就是将政府税收收入用于扩大资金筹集基础，为当地弱势群体参与社区医疗保险提供补贴。

### （二）用人单位缴费

用人单位缴费是指用人单位需要为职工缴纳医疗保险，为职工提供基本的医疗保障，用人单位是承担医疗保障的主要供款人。这种筹资渠道多存在于实施社会医疗保险的国家，该制度下一般将医疗保险的资金筹措和其他社会保险待遇结合起来，向劳资双方征收单一的保险费，即雇主和雇员按照一定限额的工资的固定百分比缴纳保险费，大多数国家政府不提供任何补助,少数国家规定政府承担一部分保险费。我国的城镇职工基本医疗保险就是由用人单位和职工共同缴纳,用人单位缴费率大约为职工工资总额的 6%,职工缴费率一般为收入的 2%,由于各地区经济发展的不一致,用人单位和职工缴费率均可做出相应调整。

（三）个人缴费

个人缴纳保险基金包括两部分:一是社会医疗保险制度下个人需要承担的那部分,二是私人医疗保险缴费。在我国的城镇职工基本医疗保险中,个人缴纳的社会医疗保险费用高低,只取决于个人工资水平,与劳动者的其他收入,如业余收入、遗产收入、储蓄利息、股息、红利、中奖中彩收入、房地产收入等无关。在实践中,对于个人工资的缴费比例一般设有最低缴费线和最高缴费线。私人医疗保险缴费是指个人通过向私人（营）医疗保险公司（机构）缴纳保费作为筹资来源,在个人出现疾病时,由其提供医疗费用支付的一种形式。私人保险是为了解决个人罹患疾病的随机性、必然性和费用支出潜在不可负担性等问题,进而实现风险分担和资金聚合目的。投保者缴纳保费的高低,由保险公司依据其年龄、性别、出险概率、可能赔付金,以及享受的待遇范围和时间等具体情况所给出,往往因人而异。

大多数国家的医保筹资体系是税收、强制性社会保险费、自费、私人自愿保险的保费混合。在欧洲的大部分国家,私人医疗保险的购买是自愿的,但是在瑞士和西班牙,没有选择公共医疗保障的市民必须强制性购买私人医疗保险,在欧洲以外的一些国家,这种情况也比较多见。

（四）其他筹资渠道

其他医保资金筹集渠道包括医疗保险基金的利息及投资收益、罚没资金、社会团体和个人对医疗保险基金的捐赠等其他资金。在一些国家,特别是中、低收入国家,外部资源（如非政府机构捐赠、捐赠者代理机构转账、国际银行贷款等）是筹资的重要来源。各国政府越来越重视对医疗保险基金的投资运营,其产生的收入也已成为医疗保险基金的来源渠道之一。目前我国基本医疗保险基金的投资运营,主要是通过购买国家债券或存入银行以获得利息收入。

---

### 新加坡的医保筹资渠道

新加坡的医保筹资渠道为保健储蓄、"健保双全"和医疗基金等利息收入。其中,保健储蓄是通过强制性全民性储蓄计划来帮助个人储备并支付医疗费用的模式。在基金筹集方面,新加坡工人按照不同年龄阶段,缴纳不同比例的工资,作为社会保障金。"健保双全"模式是新加坡政府为了弥补保健储蓄计划的不足,而制订的非强制性低价医疗保险计划,具有社会统筹性质,由中央公积金局从参加这项保险计划的会员账户中提取少量费用,实行社会统筹。在基金筹集方面,参保人员每人每月根据不同年龄段的标准缴费。

---

## 三、国内外医疗保险筹资现状

（一）国外医疗保险筹资的产生和发展

1883 年,德国《企业工人疾病保险法》颁布,标志着医疗保障制度的诞生,受历史传统、民族秉性、文化习惯、社会环境等因素的共同影响,德国社会医疗保险制度注重团结互助、社会公平和健康权利的统一;筹资以雇主和雇员缴纳的社会保险缴费为主,政府一般税收补贴为辅,由政府、雇主、雇员和社会中介机构共同参与,实行多方缴费和风险分担的筹资模式。随着《企业工人疾病保险法》的传播和推广,各国纷纷加快了医疗保障制度建设的步伐,不断探寻适合本国的医疗保障制度。特别是在第二次世界大战后,各国的医疗保障体系进入改革与完善时期,筹资机制也在不断完善。先是福利国家的兴起,1948 年英国政府宣告成为首个福利国家,由国家作为直接责任主体,向全体国民提供全面保障。筹资方式是以政府的一般税收为主,再由中央和地方政府逐级通过预算拨款的方式给医疗服务供方提供资金,为国民提供免费或低收费的医疗服务。随后,各个国家都结合自身发展历史、特点、现状及政治环境,借鉴其他国家的先进经验,不断探索,建立适合本国的医保制度以及相应的筹资机制。WHO、国际劳工组织(International Labor Organization,ILO)、国际社会保障协会(International Social Security Association,ISSA)等一些医疗保障国际组织的成立也对医疗保障的理念及发展产生了重要的影响。例如,ISSA 致力于探讨国际社会保障发展问题,尤其关注发展中国家的疾病保险和社会保障基金的筹集问题,对全球医疗保障建设发挥了积极作用。

随着经济不断发展,居民卫生服务需求不断提高,很多国家的医保制度都由单一的筹资渠道变为多方共同负担的筹资方式。在这种筹资方式下,政府财政补助成为筹资的主要来源。2000—2018 年,经济合作与发展组织(Organization for Economic Co-operation and Development,OECD)中 29 个国家的广义政府卫生支出相对于国内生产总值(gross domestic product,GDP)平均比重由 5.1% 上升到 6.5%,绝大多数发达国家的政府财政补贴均占有较大比例。尽管政府财政投入在各国都发挥着重要作用,但个人卫生支出在卫生总费用比重也经历了上升又下降的阶段。对 2000—2018 年 OECD 部分国家的个人卫生支出占卫生总费用比重进行分析发现,多数国家的个人卫生支出在 2010 年以前呈现一定的上涨趋势,后续又表现出一定的下降(表 1-1),多方共同负担的筹资方式一定程度上减少了个人卫生支出的压力。

表 1-1 OECD 部分国家个人卫生支出占卫生总费用比重变化情况

| 国家 | 个人卫生支出占卫生总费用比重 /% | | | | |
| --- | --- | --- | --- | --- | --- |
| | 2000 年 | 2005 年 | 2010 年 | 2015 年 | 2018 年 |
| 澳大利亚 | 19.8 | 18.6 | 18.7 | 18 | 16.9 |
| 奥地利 | 16.7 | 18 | 17.5 | 18 | 17.3 |
| 比利时 | 20.2 | 20.3 | 19.9 | 19.5 | 19.1 |
| 加拿大 | 15.9 | 14.8 | 14.7 | 13.8 | 14.3 |
| 智利 | 42.2 | 41.8 | 34 | 34.1 | 32.9 |
| 捷克 | 9.7 | 10.6 | 14.6 | 14.2 | 13.6 |
| 丹麦 | 14.7 | 14.1 | 13.9 | 13.2 | 13.3 |
| 芬兰 | 20.8 | 19 | 18.3 | 18.1 | 17.9 |
| 法国 | 7.1 | 7.2 | 10 | 9.5 | 9.1 |
| 德国 | 12.3 | 14.1 | 14 | 13.1 | 12.6 |
| 希腊 | 34.6 | 35.4 | 27.2 | 35.2 | 34.8 |

续表

| 国家 | 个人卫生支出占卫生总费用比重 /% | | | | |
|------|------|------|------|------|------|
|  | 2000 年 | 2005 年 | 2010 年 | 2015 年 | 2018 年 |
| 匈牙利 | 26.3 | 25 | 26.5 | 26.4 | 25.9 |
| 冰岛 | 18.9 | 16.8 | 17.7 | 17.2 | 15.5 |
| 爱尔兰 | 11.2 | 12.8 | 13.2 | 12.4 | 11.3 |
| 以色列 | 28.3 | 29.1 | 22.9 | 21.7 | 20.4 |
| 意大利 | 26.5 | 21.6 | 20.5 | 23.5 | 23.5 |
| 日本 | 15.6 | 15.4 | 14.3 | 12.8 | 12.6 |
| 韩国 | 43.6 | 37.7 | 34 | 33.6 | 32.5 |
| 墨西哥 | 52.2 | 54.6 | 45.7 | 40.4 | 42.1 |
| 荷兰 | 10.5 | 9.5 | 8.8 | 10.9 | 10.4 |
| 新西兰 | 15.4 | 14.1 | 12 | 13.4 | 12.9 |
| 挪威 | 25 | 23.3 | 24.6 | 27.7 | 29.5 |
| 葡萄牙 | 23.6 | 21.2 | 19.8 | 21.8 | 21.6 |
| 西班牙 | 13.8 | 15.9 | 15.8 | 14.4 | 13.3 |
| 瑞典 | 31 | 27.1 | 26.2 | 25.9 | 28 |
| 瑞士 | 27.4 | 23.2 | 16.2 | 16.1 | 16.6 |
| 土耳其 | 16.5 | 12.9 | 12.5 | 14.7 | 16.3 |
| 英国 | 14.8 | 13.3 | 11.8 | 10.9 | 10.5 |
| 美国 | 13.3 | 12.7 | 11.8 | 11.2 | 10.5 |

## 加拿大的医保资金筹集

世界卫生组织发布的《世界卫生统计 2018》显示,2016 年加拿大公民的预期寿命为 82.8 岁(世界平均为 72.0 岁),出生健康期望寿命为 73.2 岁(世界平均为 63.3 岁),新生儿死亡率为 3.2‰(世界平均为 18.6‰)。加拿大在健康方面取得的成绩,无疑要得益于其独具特色的医疗保险制度。加拿大现行医保制度体系由公共医疗保险制度、公共补充保险计划及商业医疗保险制度 3 部分构成,基本上覆盖了居民所有与健康相关的项目服务。凡公共保险没有覆盖的项目与对象,由公共补充保险和商业医疗保险来补充。

加拿大公共医保制度所需的资金主要由联邦政府和省区政府共同承担,一般通过税收来筹集。不同类型企业按不同的企业所得税率征收,个人则按其所得税实行累进税率征缴。例如在个人缴税方面,2017 年加拿大每个家庭平均缴纳的公共医保税为 5 789 加元(约占加拿大同年平均家庭总收入的 9.17%),其中收入最低的 10% 的家庭平均每户公共医保税为 471 加元,收入最高的 10% 的家庭平均每户要交 39 123 加元公共医保税。丧失经济能力的弱势群体(包括丧偶者)可以申请全部或部分减免保险税,65 岁以上老年人均为免费医保的受益人。加拿大各省区还可通过提取一定比例的消费税、福利彩票收入、工资税等方式筹集医保资金。联邦政府则按各省区医保所得税金的一定比例提取联邦医保资金,该联邦医保资金有国家统筹资金的性质,主要用于资金不足需要转移拨付的省区,以实现政府推进公共医保服务均等化的目标。

（二）中国医疗保险筹资的产生与发展

在中国，党和政府高度重视人民健康问题，十分重视医疗保险制度的建设。医疗保险制度的发展经历了一个循序渐进的过程。1951年，政务院发布了《中华人民共和国劳动保险条例》，建立起我国劳动保险医疗保健制度，为全民所有制和劳动群众集体所有制的企业职工提供保险。在1951年以前，劳保医疗经费由实行劳动保险的企业行政方面或资方通过直接支付或缴纳劳动保险金的形式全额负担，1953年改为根据行业性质按工资总额的5%~7%提取。1952年，政务院颁发了《政务院关于全国各级人民政府、党派、团体及所属事业单位的国家工作人员实行公费医疗预防的指示》，开始逐步实施公费医疗制度。公费医疗经费统筹统支，使用时可按照情况重点支付，不允许发放给本人。随着农村土地改革和农业合作化制度的实施，逐步建立起农村合作医疗保健制度，为农村居民提供基本医疗保障服务。1955年，山西省高平县米山乡联合保健站挂牌，成为中国传统农村合作医疗的标志。大多数合作医疗由人民公社为组织，由公社卫生院组织本公社所辖大队举办，经费来源于大队统一提取的农民缴费、大队公益金按人头的补贴和业务收入。由于各地农村发展水平的巨大差异，合作医疗的具体组织方式也差异很大。

为解决公费医疗、劳保医疗制度的弊端，1998年国务院发布《国务院关于建立城镇职工基本医疗保险制度的决定》，我国正式建立社会医疗保险制度。其资金来源主要是用人单位缴费和个人缴费。一般情况，单位缴纳比例为工资的5%~7%（各省依据实际情况调整），个人缴纳2%，随着经济发展，用人单位和职工缴费率可相应调整。随着经济发展和制度建设的逐步完善，2003年初，国务院办公厅转发了国家卫生部等部门《关于建立新型农村合作医疗制度的意见》的通知，规定政府承担组织、引导、支持的职责，以农民为单位自愿参加，采取政府、农民、集体多方筹资，以大病统筹为主的互助共济的合作医疗保障制度。2007年，城镇居民基本医疗保险制度建立，城镇居民以自愿参保的方式，定额缴纳保险费用，采取政府、社会、个人多方筹资的方式。2016年初，《国务院关于整合城乡居民基本医疗保险制度的意见》（国发〔2016〕6号）发布，正式启动建立统一的城乡居民基本医疗保险制度改革，要求整合城镇居民基本医疗保险和新型农村合作医疗两项制度，资金来源主要以个人缴纳和政府补贴为主，个人缴纳与政府补贴比例一般为1:3（表1-2，图1-3）。

表1-2 我国社会基本医疗保险类型及资金来源

| 保险类型 | 目标人群 | 资金来源 | 缴费标准 | 参保方式 |
|---|---|---|---|---|
| 城镇职工基本医疗保险 | 城镇所有用人单位职工及退休人员 | 用人单位缴费、职工缴费 | 按本人工资比例缴纳 | 强制参保 |
| 城镇居民基本医疗保险 | 城镇居民、学生、少年儿童等 | 个人缴费、政府补助、社会捐赠 | 定额缴纳 | 自愿参保 |
| 新型农村合作医疗保险 | 农村户口居民 | 个人缴费、集体扶持、政府资助 | 定额缴纳 | 自愿参保 |
| 城乡居民基本医疗保险 | 城乡居民、非正式就业人员 | 个人缴费、政府补贴 | 定额缴纳 | 自愿参保 |

注：2016年城镇居民基本医疗保险与新型农村合作医疗保险逐步整合为城乡居民基本医疗保险。

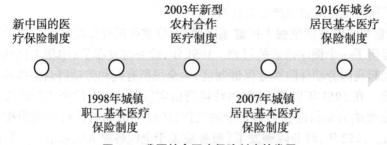

**图 1-3 我国社会医疗保险制度的发展**

目前,城镇职工基本医疗保险和城乡居民基本医疗保险已经成为我国最主要的两种社会基本医疗保险制度。医保筹资制度不断调整完善的目标就是在不造成财政紧张和个人缴费比例过高的同时,让更多人享受到医保福利。2010—2017 年,城镇职工基本医疗保险、城镇居民医疗保险以及新型农村合作医疗(简称"新农合")的筹资水平逐年提高(表1-3)。目前,我国城镇职工医疗保险中职工个人缴费占比控制在 25% 以内,城乡居民医疗保险中的个人缴费为 350 元,占筹资总额的 36%。

**表 1-3 中国基本医疗保险筹资情况**

| 年份 | 城镇职工医保 | | 城镇居民医保 | | 新农合 | |
|---|---|---|---|---|---|---|
| | 人均筹资额/元 | 筹资总额/亿元 | 人均筹资额/元 | 筹资总额/亿元 | 人均筹资额/元 | 筹资总额/亿元 |
| 2010 | 1 666.5 | 3 955.4 | 181.0 | 353.5 | 156.6 | 1 308.3 |
| 2011 | 2 195.7 | 4 945.0 | 268.7 | 594.2 | 246.2 | 2 047.6 |
| 2012 | 2 288.7 | 6 061.9 | 322.9 | 876.8 | 308.5 | 2 484.7 |
| 2013 | 2 579.2 | 7 061.6 | 400.5 | 1 186.6 | 370.5 | 2 972.18 |
| 2014 | 2 840.6 | 8 037.9 | 524.4 | 1 649.3 | 410.8 | 3 025.28 |
| 2015 | 3 143.8 | 9 083.5 | 559.7 | 2 109.4 | 490.3 | 3 282.62 |
| 2016 | 3 478.8 | 10 273.7 | 626.5 | 2 810.5 | 559.0 | 1 538.15 |
| 2017 | 4 049.2 | 12 278.3 | 647.1* | 5 653.3 | 613.46 | 816.53 |

注:数据来源《2011—2018 年中国卫生统计年鉴》《2011—2018 年中国劳动统计年鉴》;*:2017 年为城乡居民基本医疗保险筹资情况。

(三)医疗保险筹资改革的方向

1. 为卫生服务筹集足够的资金 多元化的筹资渠道已经成为世界各国筹资的主要趋势,在此背景下更要积极探索实践,不断拓宽医疗保险筹资的渠道,以确定科学、合理的医疗保险筹资方式,健全筹资机制与待遇保障机制的联系。同时,还要深入了解医疗保险筹资水平和变化趋势,找出医疗保险筹资在总量和结构方面的主要问题,积极应对人口老龄化和卫生服务需求不断增加带来的筹资挑战。

2. 合理分配资金及组织服务　通过建立专业化的管理机制,提高医保经办机构的精细化管理能力,以提高医保基金的使用效率,减少不合理的医疗费用支出。要及时研究分析参保人员的医疗服务利用状况,了解不同医疗机构、不同人群、不同疾病类型的医保支付情况、医疗费用及其构成情况。通过建立合理的医疗服务竞争机制与价格谈判机制,合理定价,并适当引导参保人员合理就医。

3. 提高医保资金的利用效率　医疗保险付费方式可以起到对医疗机构和参保人行为进行监督、控制的作用,使参保人对基本医疗服务消费保持在较为适当的水平,从而使有限的医疗保险基金发挥更大的作用,不断提高医疗保险基金的抗风险能力。然而,如何采用适当的医保付费方式,在供方、被保险方、医疗保险管理部门三方之间形成有效的相互激励、制约的机制,既可以调动医疗服务提供者的积极性,又能够合理使用医疗保险基金,也是医保筹资中一直在不断探索的难题。

# 第二节　医疗保险筹资模式

医疗保险基金是全民健康覆盖下的医疗保险的物质基础,不仅涉及各个国家的宏观政策以及法律法规,而且关系到医疗保险系统中各方面的切身利益,以及全民健康覆盖下的医疗保险顺利实施和可持续发展。医疗保险筹资模式主要有现收现付制、完全积累制以及混合制三大类。现收现付制主要是保持医疗保险基金的"横向平衡",是医保资金在全社会各种人群之间横向分摊。完全积累制主要是保持医疗保险基金的"纵向平衡",是医保资金在个人一生的时间中纵向分摊。混合制是将上述两种筹资模式相结合,将短时横向平衡与长期纵向平衡结合起来,兼收两种制度的优点,是世界银行推荐的多支柱筹资模式。混合制筹资模式在应对人口老龄化和医疗费用飞涨这一世界各国普遍面临的医保难题方面表现出较大的优势。目前,世界上很少有国家采用完全单一的筹资模式,多数国家均采用的是混合制。

为了更清晰地阐明医疗保险筹资的内在特征和联系,下面将针对以税收筹资为主的筹资模式、以社会医疗保险筹资为主的筹资模式、以市场筹资为主的筹资模式和以储蓄筹资为主的筹资模式分别进行阐述。

## 一、以税收为主的筹资模式

以税收为主的医疗保险筹资模式主要是指政府通过税收的方式筹措医疗保险基金,并采取预算拨款的形式拨付给医疗机构。这种模式具有医疗福利性质,由于医保基金主要来自国家财政拨款,医疗机构主要归国家所有,所以实施这种筹资模式国家的本国公民普遍享有免费医疗。税收筹资模式由于具有法律强制力的保障,保险资金来源稳定,社会共济性较强,具有较好的普遍性和公平性,整体筹资效果比较好,并且有利于政府的宏观调控,整体医疗费用可以得到有效控制。但是,在发展中也存在一些问题,例如:医疗保险筹资来源相对狭窄,导致国家的财政负担较重;个人费用意识差,导致资源浪费;医疗服务提供方工作热情较低,服务效率低下。目前,实施该模式的国家和地区主要有英国、澳大利亚、加拿大、瑞典、爱尔兰、丹麦、芬兰、意大利、新西兰、挪威等。表1-4列举了英国、澳大利亚及瑞典以税收筹资模式为主的国家医疗保险模式的特点。

表 1-4 以税收筹资模式为主的典型国家及其医疗保险制度特点

| 比较项目 | 英国 | 澳大利亚 | 瑞典 |
|---|---|---|---|
| 制度建立 | 国家卫生服务制度 1948 年正式开始实施 | 澳大利亚全民医疗保险制度(Medicare)1984 年正式开始实施 | 医疗费用补助制度 1982 年开始正式实施 |
| 缴纳 | 运行资金中,80% 来自税收,其余大部分来源于国家保险金,国家保险金根据个人就业状况和收入情况分为四个等级收取,少部分资金来源于患者付费,如处方、牙科收费 | 收入超过一定水平者需缴纳医疗保险税(通常为 2%),澳大利亚全民医疗保险支付基本医疗服务项目所发生的费用,一般占 75%~85% | 全家有收入的成员将收入的 2.8% 交医疗保险税,全家即可享受公费医疗 |
| 服务提供 | 两级医疗:①初级医疗是患者接触的第一站,主要由全科医生负责;②二级医疗通常是由医院提供的专科和急诊服务 | 三级医疗:①全科医疗诊所是澳大利亚医疗服务的第一接触点;②医院,包括公立和私立医院,其中公立医院由政府建立,所有权属于政府,主要接受急诊、全科医生或专科医生介绍的患者;③社区卫生服务中心是澳大利亚社区卫生服务的主体,主要提供健康促进、初级卫生保健、家庭护理、康复等服务 | 三级医疗:①基础医疗保健服务机构(健康服务中心);②县级和地方级医院;③较大地区的区域级医疗服务系统 |
| 资金筹集与分配 | 国民健康服务基金 88% 来源于国库,8% 来源于国民保险的保险费,3.5% 由受益人负担,其他来源占 0.5%。费用中约 65% 用于医院和社区卫生服务,25% 用于家庭卫生服务,剩余部分用于中央服务及管理 | 在卫生经费中,46% 来源于联邦政府,23% 来自州和地方政府,来自其他非政府部门的占 31%。卫生经费开支中,公立医院占 27%,私立医院占 8%,高水平居民卫生服务占 7%,医疗服务占 18%,牙科服务占 6%,药品占 14%,社区和公共卫生占 5%,其他专业服务占 4%,其他占 11%。其中私人医疗保险费支出约占整个卫生经费的 20% | 近 90% 的卫生保健服务由公立医院与其他公立卫生设施提供。卫生服务费用的 2/3 来自地方税收,1/3 来自中央政府。政府为支付社会保障费用,除了从国家税收中拨款外,还向雇主、雇员征缴社会保障税。一般雇主要按雇员工资收入的 31.26% 缴纳社会保障税,雇员仅负担 1% 的失业保险和 2.95% 的医疗保险税以及 1% 的年金税 |
| 医保制度主要特征 | ①国家提供免费服务;②高度政治性;③改革与发展的持续性;④卫生投入的高效益性卫生费用占 GDP 的比例低于其他欧美国家,但人群健康状况却相对较高;⑤卫生发展的规划性,通过制定国家卫生服务规范框架加强服务提供的规范性和方向性 | ①联邦政府和州政府共同管理,卫生服务提供的权利和责任共担;②全国有 46 种私人医疗保险,其中 36 种是非营利医疗保险,全国约 32% 的人购买了私人医疗保险,私人医疗保险享有率占世界第二位;③社区卫生服务中心是社区卫生服务的主体,工作人员以护士为主 | ①覆盖面广、内容宽、水平高:保障内容广泛,主要集中在养老金、医疗和福利方面;②公平优先,兼顾效率:保障模式可以分为所有人的基本保障和与收入联系的保障两个层次;③政府成立统一的社会保障委员会,管理全国的社会保障 |

英国在国家医疗服务体系(national health service,NHS)下,纳税人和有长期居住权的人能够享有免费的医疗服务,其福利系统由政府统一管理。英国是现代社区卫生服务的发源地,其社区卫生服务实行建立在NHS上的国家经营管理模式。社区卫生经费主要来源于国家,国家对机构建设、添置和维护设备进行投资,人员经费也由国家财政拨款统一支付。因此,国家对社区卫生服务有较强的计划调控作用,居民能够彻底享有免费的医疗服务。但由于NHS的服务效率常差强人意,患者常不能在最短的时间内得到治疗,私人医疗保险也逐渐流行起来。

英国是以税收筹资为主的代表国家之一,主要有税费、保费和私人自费三大主要筹资渠道。①公民以纳税人的身份向政府缴纳一般税;部分公民会以雇主、雇员的身份向政府缴纳类似工资税的社会保险缴费;此外还有来自全民医疗服务信托基金的资本积累等。②参加私人医疗保险的投保人根据私人医疗保险公司按风险定价原则给出的保费标准,缴纳保费。③个人收入直接支付自己在私人医院发生的医疗服务费用,或支付在公立医院享用高级病房等特需服务的费用,或向药剂师支付处方费和非处方药的费用(图1-4)。

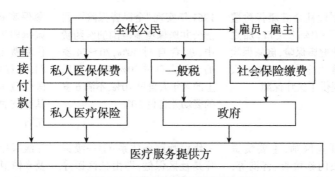

**图1-4 英国医疗保障筹资体系**

税收模式的实施需要一定的激励政策促进投资,增加税收来源,在此过程中一项重要工具就是"天使投资税收激励政策"。英国是"天使投资"发展相对成熟、具有代表性的国家,英国的税收激励体系以企业投资计划(enterprise investment scheme,EIS)、创业投资信托计划(venture capital trust,VCT)和种子企业投资计划(seed enterprise investment scheme,SEIS)为核心。通过该体系,英国的"天使投资"得到了很好的发展。我国可以从实行优惠税率、亏损弥补、鼓励再投资等多方面借鉴经验,健全、优化医保筹资激励体系。

## 二、以社会医疗保险为主的筹资模式

以社会医疗保险为主的筹资模式是国家通过立法强制实施,由单位(雇主)与个人(雇员)缴纳和政府补助共同建立医疗保险基金,用来为参保人及其家属提供医疗服务。社会医疗保险基金由国家、单位和个人共同分担,明确了医疗保险中的个人责任,加强了自我保健意识;同时强调社会互助共济,保护弱势群体的健康权益,是社会公平的体现。在这种模式下,大部分人可以实现疾病风险分担,政府在这个过程中扮演中介及仲裁的角色,协调保险相关各方的利益,以降低管理成本。

社会医疗保险筹资模式也面临着许多问题。首先,社会医疗保险筹资模式采用现收现付的筹集模式,无法解决医疗费用负担的"代际转移"问题,特别是在老龄化程度较高的国家或地区;其次,由于实行第三方支付,使得医患双方成本意识淡薄,特别是在后付制的情况下,容易导致过度使用医疗服务,医疗费用过快增长;另外,这种筹资模式对预防保健不够重视,不同社会医疗保险组织之间的保障范围和补偿水平存在显著差异。目前,这是使用国家最多的一种医疗保险模式,德国、奥地利、法国、日本、中国、比利时、瑞士及韩国等许多国家都采取这种模式(表 1-5)。

表 1-5　以社会医疗保险筹资模式为主的典型国家及其制度特点

| 比较项目 | 德国 | 日本 | 中国 |
|---|---|---|---|
| 医疗保障制度 | 实施以强制性的社会健康保险为主,辅以商业保险的医疗保险制度;1883年建立世界上第一个医疗保险制度 | 实施以自营业者、农民为对象的国民健康保险制度;1938年正式颁布国民健康保险法 | 实施城镇职工基本医疗保险制度(1998年开始实施)和城乡居民基本医疗保险制度(2016年开始实施) |
| 福利程度 | 强制性社会健康保险覆盖了91%的人口,加之商业健康保险,健康保险制度为全国99.8%的人口提供了医疗保障 | 1961年实现"全民皆保险",目前公共医保覆盖范围的医药费中,患者自付30%,70~74岁的老年人自付20%,75岁及以上的老年人自付10%,不满6岁的婴幼儿自付20% | 参保率稳定在95%以上。城镇职工医保政策范围内住院费用基金支付比例为84.4%(2021年),城镇居民医保政策范围内医疗费用基金支付比例稳定在70%左右 |
| 国家卫生服务提供类型 | ①开业医师,主要负责一般门诊检查、咨询等;②医院,提供住院治疗;③康复机构,负责经医院服务后的康复;④护理机构,负责老年人及残疾人的护理 | 三级医疗服务体系:①一级医疗是社区保健,即由社区医疗机构等提供的基本医疗服务;②二级医疗是能提供普通住院的医疗;③三级医疗是能够提供高度特殊性的医疗服务 | 三级医疗服务体系:①社区及乡镇卫生院(基层医疗服务);②县级和地方级医院;③大型综合医疗机构 |
| 卫生费用来源及分配 | 卫生服务资金筹集的主要体系由法定健康保险及292个(2004年)疾病保险基金组成。法定健康保险在卫生总费用中所占比例是57%,其他由税收、自费、私人健康保险等提供。医疗保险缴费根据收入按比例缴纳:2011年开始,保费占毛工资的15.5%,其中雇主付7.3%,雇员付8.2% | 主要由政府、企业和个人三方共同承担。政府管理的医疗保险缴费率是月平均工资的8.7%,由雇主和雇员各负担1/2,国家补贴给付额的13%;企业掌管健康保险部分,缴费率为3%~9.5%,各企业可以经厚生劳动省批准后确定自己的缴费率。从医疗费用来源看,被保险者缴纳的保险费占35%,国家负担占27%,雇主缴纳保险费占21%,其他来源占17% | 社会统筹,城镇职工医保单位缴纳保险金的70%左右,用于住院医疗费用;个人医疗账户的比例一般为用人单位缴纳保险金的30%。用人单位缴费率一般在职工工资总额的6%左右,职工缴费率一般为本人工资收入的2%,可用于门诊、自购药和自付住院费用。城镇居民医保基金的筹集包括个人缴费和政府补助两部分 |

续表

| 比较项目 | 德国 | 日本 | 中国 |
|---|---|---|---|
| 医疗保险制度的主要特征 | ①实施法定保险为主、私人保险为辅的医疗保险体系;②法定医疗保险体系;③筹资公平、支付追求效益的医疗保险资金体系;④政府以宏观调控和监督检查为主要手段;⑤一人投保,全家共享,投保人及其配偶、子女享受相同的保险待遇 | ①医疗保险本身与养老保险构成社会保险的两大支柱,两项合计占社会保险总支出近90%;②医疗保险制度本身具有明显的慈善事业性质;③资金来源为保险费和税金混合并用;④医疗费依据诊疗报酬确定,诊疗报酬由国家确定 | ①医疗资源配置的非市场性;②同一制度的平均主义与不同制度的差异性;③医疗保险二元结构 |

德国是现代社会保障制度的起源地,是世界上第一个建立社会医疗保险制度的国家。德国实行强制性医疗保险,人人都要参保,对于一些低收入者,政府会通过社会救助体系出资帮助。通过各种途径,德国基本实现了全民医保,总覆盖率达 99% 以上。德国法定医疗保险和私人医疗保险并行(图 1-5):法定医疗保险是德国医疗保险制度的主体,私人医疗保险占一定比例。在德国,负责征收、管理和使用社会医疗保险基金的机构为"疾病基金",它采取分散化的运行模式,大约有 420 个,民众必须至少参加一个基金。德国的社会医疗保险模式在运行过程中也展现出一些缺点:第一,国家公共医疗卫生支出持续增长。世界银行数据显示,2011 年德国公共医疗卫生支出占医疗总支出的比例为 76%,2012 年为 76.1%,2013 年为 76.8%,2014 年为 77.0%。第二,医疗保险基金增值性有限。由于现收现付的筹资模式采用,基金流动性大,积累性差,难以应对人口老龄化的压力。目前,德国的医疗保险资金持续呈现入不敷出状况,筹资上的改革措施主要是将保险费率控制在合理范围内,增强参保人责任,增加一些额外付款的项目,并强调在私人医疗保险中体现个人责任与权利。

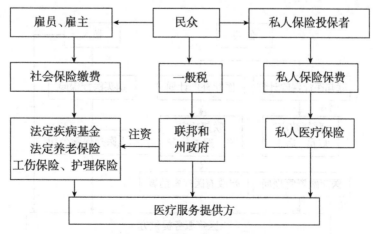

图 1-5　德国医疗保障筹资体系

　　我国也是实行社会医疗保险模式的国家之一,经过近年的改革与推进,以城镇职工基本医疗保险和城乡居民基本医疗保险为主体的基本医疗保险制度已覆盖 95% 以上的居民。这两种制度中的基本医疗保险基金筹集模式各有不同。城镇职工基本医疗保险制度的筹集模式是社会统筹与个人账户相结合,城乡居民基本医疗保险普遍采用社会统筹模式。

### 三、以市场为主的筹资模式

　　市场筹资模式,又称私人医疗保险模式,主要通过市场机制来筹集医疗费用和提供医疗服务,并对医疗保险和医疗服务实行市场调节的医疗保险筹资模式。该模式下的医疗保险机构按市场规则自主经营,医疗保险机构与投保人签订契约关系,采取个人自愿投保的方式,政府干预少,主要靠市场调节。

　　市场筹资模式体现了多贡献、多受益的效率原则。在这样的模式下,医疗保险体系呈现多元化的发展趋势,对市场需求的反应更加灵敏。另外,由于主要靠市场调节,此模式可以减轻政府的财政负担。但是,在市场筹资模式下,当人们享有医疗保险的权利时,他们将受到支付能力的限制,社会公平性较差。由于私人医疗保险的商业性和第三方付费机制,卫生资源的消耗和医疗费用快速上涨,已经成为全球最昂贵的医疗保险制度。

　　世界上几乎所有国家都有私人医疗保险,绝大多数国家的私人医疗保险只作为社会健康保险制度或国民卫生服务体制的补充,而美国是少数将私人医疗保险作为医疗保险主体的国家。目前,美国的医疗保险制度大体上可以分为私人医疗保险和公共医疗保险(图 1-6)。公共医疗保险主要面向居住于美国的老年人、残疾人、低收入人群以及其他特殊人群,一般由国家财政支持。美国的商业保险制度十分完善,私人医疗保险公司众多,全国有 1 800 多家私人医疗保险机构,80% 以上的公务员和 75% 左右的企业雇员都参加私人医疗保险。美国约 50% 的医疗费用来自私营医疗保险计划,政府医疗保险规划的很多工作也由私营医疗保险公司执行。近几年,美国开始试行一种新的保险类型——医疗储蓄账户,即每年把个人65%、家庭 75% 的自付款额放入银行,当需要门诊服务或住院治疗时,可从这一账户中支付,当不需要看病时,这些钱就如同放在银行的活期存款,可以获得一定利息,而且利息部分不需要纳税。此项制度一经推出,就受到很多中低收入人士的欢迎。

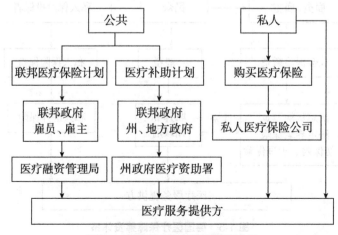

**图 1-6　美国的医疗保障筹资体系**

美国医疗保险模式除了政府提供的保险外,医疗尽量市场化,政府更多是起监督作用,由于高度市场化,美国医疗模式也显现明显的缺点,那就是过度医疗。2015年,美国的医疗支出已达到32 000亿美元,人均约10 000美元,同时,还有相当多的美国人没有医疗保险。

由此可以看出,市场筹资模式服务的均等性在所有筹资模式中是最差的。在服务效率方面,虽然政府财政的压力相对较小,但昂贵的医疗服务费用,使得企业和个人的负担极重。

在财政压力逐渐加重的背景下,政府在民生领域的支出越来越高,使得政府进行新一轮税收竞争,容易导致政府财政困难,从而增加居民医疗保险财政筹资压力。面对居民医疗保险筹资水平不断提高的需求,商业健康保险在医疗保障筹资体系中的补充地位也逐渐凸显。2017年,我国财政部、税务总局、保险监督管理委员会联合发文《商业健康保险个人所得税试点政策推广到全国范围实施》(财税〔2017〕39号)中明确提出:"对个人购买符合规定的商业健康保险产品的支出,允许在当年(月)计算应纳税所得额时予以税前扣除,扣除限额为2 400元/年(200元/月)。单位统一为员工购买符合规定的商业健康保险产品的支出,应分别计入员工个人工资薪金,视同个人购买,按上述限额予以扣除。"通过给予税收优惠方式,使商业健康市场参与主体不断增多,多样化健康保障需求,丰富健康保险产品供给。

## 四、以储蓄为主的筹资模式

储蓄筹资模式是国家通过立法强制实施,由单位(雇主)与个人(雇员)缴费,以个人的名义建立保健储蓄账户,支付个人及家庭的医疗费用的医疗保险制度。储蓄筹资模式是通过国家立法强制实施,属于公积金制度,强调个人对健康的责任,政府在该模式中起主导作用,实行个人医疗费用纵向积累。

在储蓄筹资模式下,患者能够分担医疗费用,减少过度利用医疗服务,同时,通过医疗费用的个人纵向积累,可以有效解决费用负担的代际转移问题,避免传统医疗保险第三方支付方式的缺点,有效控制医疗费用,管理效率较高。然而,在这种模式下,投保人之间不存在基金的横向流动,社会共济性较差,而且仅依靠个人账户的积累难以支付高额医疗费用。目前,实行储蓄筹资模式的国家有新加坡、印度尼西亚等。

自20世纪80年代以来,新加坡对卫生服务体制进行了一系列重大改革,中央公积金局制定了多项医疗保健计划,逐渐形成了私人领域、政府部门、社会医疗保障系统(医疗储蓄、健保双全、补充健保双全和医疗基金)三大类筹资体系(图1-7)。政府的大量补贴以及多层次的医疗保障体系,使得新加坡国民不会被巨额的医疗费用拖累。此外,新加坡也面临严峻的人口老龄化挑战。为鼓励生育,新加坡政府在终身保健计划中增加两项重要福利:一是保障范围将覆盖24种妊娠和分娩并发症;二是为有妊娠期糖尿病病史的女性提供筛查补贴。在此政策实施前,生育保险的参保属于私人保险的范畴,是需要提前自费购买的,新政实施后使得家庭生育成本大大降低。

新加坡的医疗保障制度别具一格,从资金筹集方式看,实际上是一种强制性的长期储蓄,雇员和雇主都需缴纳雇员薪资的一定比例作为公积金。医疗保险筹资费率在不同收入人群间没有区别,但在不同年龄人群间有差异。新加坡医疗储蓄账户的突出特点是体现了个人生命周期中的财务再分配。理论上,新加坡的储蓄筹资模式本身不具有累进或累退性质,除部分昂贵的门诊检测及治疗费用,大部分门诊费用需要现金自付,政府按年度补贴。对个人责任的强调和费用的分担使得该模式有利于抑制医疗服务的过度利用,但该模式服务的均等性不及以税收筹资为主和以社会医疗保险筹资为主的模式。这种模式消除了上一代人医疗费用转移到下一代人身上的弊端,对于人口老龄化下的医保基金可持续筹资机制构建带来了较好的借鉴。

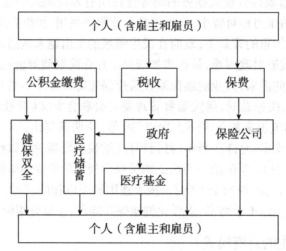

图 1-7　新加坡医疗保障筹资体系

### 五、不同医疗保险筹资模式的比较与评价

税收筹资和社会医疗保险筹资模式较注重公平,而市场筹资和储蓄筹资模式则更强调效率。从风险分担机制上看,税收筹资和社会医疗保险模式均强调横向的风险分散,按照"大数法则"原理,通过将全体人口纳入风险集合,将风险分散在出险与未出险的人群之间。商业医疗保险制度也是"横向筹资",通过在参保人群中统筹互济的方式实现疾病风险分担,这种模式下风险集合数量较多,因此个人风险集合覆盖面有限。而储蓄筹资模式采用基金积累模式,更加强调效率机制和激励作用。

从筹资方面看,以税收为主的筹资模式很大一部分资金来自政府的一般性税收,少部分来自强制性社会保障,其中政府再分配力度较大。以社会医疗保险为主的筹资模式强调支付能力原则,通常以职工工资水平作为保险费缴费基数。这两种模式均较多体现了公平原则。从医疗资源的分配上来看,以税收为主的筹资模式和以社会医疗保险为主的筹资模式均强调根据患者的需求提供医疗服务,而不考虑其收入与缴费水平的多少。而以市场为主的筹资模式在筹资与资源分配方面,商业医疗保险资金来自个人缴费,强调缴费与回报之间的对应关系,患者获取医疗资源的多少直接取决于其缴费水平。以储蓄筹资为主的筹资模式中,基金同样来源于雇主与雇员双方,个人可获医疗资源的多少取决于基金个人账户积累额。这些与缴费水平相对应的医疗资源使用措施更多地强调了效率的作用。

大多数国家越来越趋向于混合筹资模式,且政府在监督和管理医疗保险中起着重要的作用。英国、德国都是通过政府为绝大多数社会公众提供医疗保险服务,同时也鼓励居民参加商业性医疗保险。尽管美国以商业性医疗保险为主,但其针对老年人和低收入者的医疗补助和救助计划可以使这部分人群能够获得基本医疗服务。新加坡在强调个人储蓄积累医疗基金的同时,还设立了医疗保险基金,为重大疾病患者及社会弱势群体提供医疗服务。

混合型医疗保险筹资模式在满足不同阶层社会公众的医疗需要、控制医疗费用开支、缓解医疗保险基金支付压力等方面发挥着重要作用。从已有的医疗保险实践看,医疗保险基金的筹集大多秉承政府、个人、企业共同负担的原则,采取费用共摊的方式,以提高公众的费用控制意识,从而减轻医疗保险基金的支付压力。此外,这种费用分摊的方式还能够体现政府的医疗保险目标,对医疗保险行为进行宏观调控。

纵观目前世界各国实行的各种医疗保险筹资模式,各有利弊,但基本存在着共同的深层矛盾,即有限的卫生资源与日益增长的医疗卫生需求之间的矛盾。因此,近年来,各国政府都在不断改革和优化现行的医疗保险筹资体系,积极探索和研究更符合国情的新型医疗保险筹资模式。

## 第三节　全民健康覆盖下的医疗保险筹资

随着"全民健康覆盖"理念的提出,世界各国陆续开始计划通过全民医保来实现全民健康覆盖,我国也进行了一系列医疗保险改革。

### 一、我国医疗保险筹资现状

经过二十余年的改革与快速发展,我国的社会医疗保障已经初步形成了以基本医疗保险制度为主体,面向残疾人、老年生活护理等层面的医疗救助为托底,以其他各种形式医疗保险为补充的制度体系。2003年与2007年,在原有城镇职工基本医疗保险的基础上,我国先后在农村和城镇进行了新型农村合作医疗和城镇居民基本医疗保险试点,在试点开始时就确立了政府财政补助和个人缴费相结合的方式,并实行定额筹资、按年动态调整的筹资机制。筹资方式,以迅速扩大覆盖范围,多年来财政补助占比一直保持60%以上的水平。2016年,国务院发布文件将这两项制度进行整合,建立统一的城乡居民基本医疗保险制度,城乡医保一体化进入加速发展阶段。截至2021年年底,我国基本医保参保人数超过13.6亿人,参保率连续多年稳定在95%以上,其中居民医保参保人数10.09亿人。

随着社会基本医疗保险制度的快速发展,建立与社会经济发展水平相适应的可持续筹资机制的重要性日益突显。《国务院关于印发"十三五"深化医药卫生体制改革规划的通知》(国发〔2016〕78号)明确指出,要健全基本医保稳定可持续筹资和报销比例调整机制。医保筹资调整包括调整筹资水平和调整筹资结构两方面。近年来,各级政府持续提高居民医保人均财政补助标准。从实践情况看,当前的居民医保筹资机制和办法,支撑了参保人医保待遇支出和制度功能长期稳定发挥。目前,职工医保、居民医保政策范围内住院费用报销比例分别达到80%和70%左右。《国家医保局 财政部 国家税务总局关于做好2022年城乡居民基本医疗保障工作的通知》中提出:要探索建立居民医保筹资标准和居民人均可支配收入相挂钩的动态筹资机制,进一步优化筹资结构。构建更加公平、可持续的筹资机制,既要考虑实现全民健康覆盖目标下稳步提高待遇水平的制度需要,也要考虑到由医药技术水平的飞速发展、人口老龄化加重、居民医疗需求的逐步提高导致医疗费用持续增长的客观需要。

### 二、全民健康覆盖概述

世界卫生组织认为,"卫生服务的广泛覆盖"应包含3个维度:①覆盖宽度,是指人群的覆盖范围,即哪些人群享受到了政府提供的卫生服务;②覆盖深度,是指卫生服务的覆盖程度,为了不断满足居民卫生服务需求,应该逐步扩大基本卫生服务的覆盖范围;③覆盖高度,是指卫生服务费用的覆盖程度,即通过风险共济和预付机制减少居民因现金支付卫生服务费用而承担的经济负担。

人口覆盖一方面是指目标人群对基本卫生服务的实际利用情况,即到底有多少人真正利用了所需的卫生服务。全民健康覆盖(UHC)要求每项基本卫生服务都能在其目标人群中实现全覆盖,保证每个需要该项服务的人都能享有此项服务,旨在通过优化医疗资源配置,提供以人为本的高质量卫生服务,进而推动经济和社会的发展。另一方面是指医疗保障制度的人口覆盖率,UHC要求基本医疗保障制度的参保率达到100%,让公众都能获得高质量的卫生服务,而不必担心遭遇经济困难,以此增加对卫生服务的有效利用。

服务覆盖指卫生机构所提供的卫生服务的范围、质量,以及人们获取服务的便利程度,它是保障居民健康的基础。首先,要确保对所有人基本卫生服务的覆盖,重视弱势群体的需求,比如妇女、儿童、残障人群、老年人等,基层医疗服务体系要满足常见病、多发病的预防和诊疗需求,保证患者能够获取诊疗所需的基本药物、医疗技术,服务体系中的卫生技术人员和医疗设施也应满足患者的诊疗需求。其次,UHC的最终目的是提高人们的健康水平,通过提供以人为本、具备经济保护、全周期的服务来有效改善人们的健康状况。最后,UHC要求人们能够就近获得所需要的基本卫生服务,不会因就医路程遥远而放弃或延误治疗。

费用覆盖是指医疗保障制度覆盖的卫生费用比例,间接反映了患者的自付水平。UHC保证人们不会因经济困难而无法获得基本卫生服务,但并不是说人人都能免费获得所需的卫生服务,而是指人们按照自己的经济能力支付卫生费用。实现全民健康覆盖的可持续发展目标并不意味着政府一味地增加财政支出,政府还需要确保公平有效地利用卫生资源,从而能够可持续地面向所有人提供高质量的卫生服务。

全民医疗保险是实现全民健康覆盖最重要的手段,也是最公平和最有效的方式。全民健康覆盖需要有效的资金支持和良好的医疗服务支撑,两者之间是辩证统一的。我国《中共中央 国务院关于深化医药卫生体制改革的意见》提出,到2020年要建立国家基本医疗卫生制度,实现人人享有基本医疗卫生保健。这与全民健康覆盖的内涵高度一致(表1-6),全民健康覆盖也成为我国卫生服务体系发展的新方向。在覆盖的宽度方面,要求享受社会医疗保险的人口比例,必须逐步扩大至所有尚未参保的人员。在覆盖的深度方面,必须考虑人们的需要、期望和意愿,以及能够分配的资源,扩大基本医疗服务范围。在覆盖的高度方面,统筹和预付机制覆盖的费用比例必须提高,以减少对共付费用的依赖性(图1-8)。

表 1-6　全民健康覆盖的内涵与发展

| 年份 | 法案或报告 | 主要内容 |
|---|---|---|
| 1948 | 《世界卫生组织宪章》 | 健康是人人应该享有的基本权利 |
| 1978 | 《阿拉木图宣言》 | 实现人人享有卫生保健的目标 |
| 2005 | 第 58 届世界卫生大会 | 提出全民健康覆盖概念 |
| 2010 | 《卫生系统筹资:实现全民健康覆盖的道路》 | 阐述了世界各国如何调整卫生筹资体系以更快实现全民健康覆盖 |

| 年份 | 法案或报告 | 主要内容 |
|---|---|---|
| 2012 | 《全民健康覆盖曼谷声明》《基加利部长声明》《全民健康覆盖墨西哥城政治宣言》《卫生部门的资金效益、可持续性和问责制问题突尼斯宣言》 | 承认政治承诺在全民健康覆盖实现中的重要作用并做出相应承诺 |
| 2013 | 《2013年世界卫生报告：全民健康覆盖研究》 | 再次强调向全民健康覆盖取得进展的必要性 |
|  | 全民健康覆盖与包容性和可持续增长全球大会 | 提出了下一轮千年发展计划中全民健康覆盖的发展目标 |
| 2015 | 《追踪全民健康覆盖：第一个全球监测报告》 | 首次对全球卫生形势进行了评估，为如何衡量全民健康覆盖所取得的进展提供了一个参考标志 |
| 2016 | 2030年可持续发展议程 | 提出实现全民健康保障的目标，包括基本保健服务的覆盖面、家庭保健支出在家庭总支出或收入中所占份额大的人口比例 |
| 2017 | 《追踪全民健康覆盖：2017年全球监测报告》 | 总结了全球全民健康覆盖的进展情况，肯定了取得的成就，并阐述了全球卫生的严峻形势 |
| 2018 | 《阿斯塔纳宣言》 | 进一步明确了实现全民健康覆盖的行动方向 |

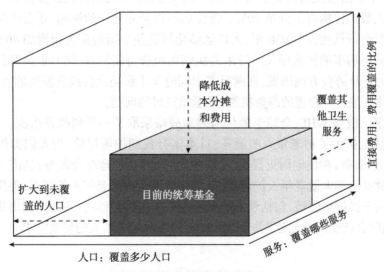

图1-8　全民医保覆盖的3个维度

### 三、全民健康覆盖对医疗保险筹资的要求

全民健康覆盖目标在本质上与社会医疗保险的基本功能是一致的。承担基本医疗服务筹资与支付功能的社会医疗保险，必须在医疗服务需求和支付能力之间达到平衡，合理筹

资、稳健运行是医疗保障制度可持续的基本保证。实现全民覆盖是社会医疗保险基金筹集和支付补偿中重要的要求,而其强调的对非传染性疾病的保障,也是社会医疗保险的主要保障范围。可负担的卫生服务和与支付能力相适应的医疗保险筹资水平,两者是相辅相成的,合理的医疗保险筹资水平能够为改善医疗服务负担提供有力的经济支持。

全民健康覆盖不是简单的健康保健有无问题,而是要让群众最终获得可负担的医疗服务。社会医疗保险在其中承担了重要功能,能够解决医疗服务的有效需求问题。从国际经验来看,单独由国家承担主要医疗费用责任的国家医疗福利模式,以及单独由市场提供医疗保险需求的商业健康保险模式,都不利于实现可持续的全民健康覆盖。由于财政支付压力较大,福利国家型社会保障模式逐渐变得不可持续,被迫改革削减医疗福利。商业健康保险模式也因为部分贫困人口支付能力较低,无法实现全面的健康覆盖。社会医疗保险采取社会成员共同分担的模式,一方面通过均衡个人、企业、政府三方筹资缴费责任,增强了基金筹集的稳定性;另一方面,社会医疗保险的部分补偿制度能够有效地控制道德风险,促进自我疾病风险防范意识的提高。

我国的社会医疗保险体系覆盖人群越来越广,保障能力越来越强,保障水平越来越高,现代治理能力越来越强,逐渐向"互联网+医保"模式迈进。如今,中国面临着日益严峻的老龄化形势,基本医疗保险制度能否筹集到足够的资金去应对老龄化、实现保障的目标,已然成关注的焦点。世界银行统计数据显示,我国 2018 年 65 岁及以上人口占总人口比例为11.19%,虽然在占比上排行为全球第 17 位,但基于我国人口基数,在数量上却是世界范围内最多的国家。

人口老龄化还会导致疾病谱的改变,目前慢性病已经成为威胁人类生命健康的头号杀手。在 2016 年中国慢性病大会上有专家指出,到 2030 年我国居民因慢性病导致的死亡人数占总死亡人数的比例将上升至 90%。慢性病不仅是对健康的影响,还会产生巨大的卫生支出。据世界银行预测,到 2030 年,人口老龄化可能使中国慢病负担增加 40%。由人口老龄化和慢性病患病率的快速增长所带来的疾病负担会持续加重,同时也给医保制度带来巨大的经济压力。从筹资方面出发,在满足需求同时又不影响社会经济发展的前提下,如何建立人口老龄化下的科学合理的筹资机制,是亟须探讨的问题。

一些国家已根据 WHO 全球老龄化与健康战略采取了一系列改善措施。例如,巴西在进行全面评估后扩大了对老年人的服务;日本实行长期护理保险,为人们提供护理费用保障;泰国正加强服务,在住宅附近提供一定的卫生和社会护理综合服务;越南卫生部将建立综合卫生保健系统和大量老年人护理点,以更好地满足社区老年人的需求;毛里求斯卫生部为老年人提供全民健康覆盖,包括建立护理网络和初级保健诊所,并在医院提供更为先进的服务;阿拉伯联合酋长国正创建"关爱老人城市",以满足老年人的健康需求。

## 泰国的全民健康覆盖体系

泰国于 2001 年在已推行的健康卡的基础上开始试点"30 泰铢健康计划",并于 2002 年正式推广,逐步实现了全民健康覆盖。"30 泰铢健康计划"是指参与该计划的国民到定点医疗机构就诊,无论是在门诊还是住院,每诊次只需支付 30 泰铢挂号费(约合人民币 6 元),即可获得基本卫生医疗服务(月收入低于 2 800 铢的公民可免缴),包含健康体检、计划生育、妇女和儿童保健、艾滋病及口腔疾病预防等；门诊和住院服务包含医学检查、治疗、康复以及《国家基本用药目录》规定的药品和医疗用品，其他医疗费用由政府承担。全民健康覆盖计划涵盖泰国最大比例的利益人群，2011年，泰国的全民医保覆盖率达98%。泰国的医疗保险制度主要由公务员医疗保险制度、社会医疗保险制度、"30泰铢健康计划"组成，其中"30泰铢健康计划"覆盖范围最广。根据2015年国际劳工组织报告，泰国的公务员医疗保障制度仅覆盖全国7%的人口，社会医疗保险制度覆盖全国人口的15%，"30泰铢健康计划"覆盖了76%的人口。

　　泰国全民健康覆盖政策效果显著，经验可总结为：①通过30年努力，实现了卫生保健服务的人口全覆盖，2002年泰国近97%的人群参加了医疗保险计划，特别是贫困人口的医保覆盖率显著提高；②全民健康覆盖政策建立了以初级医疗保健、区域卫生规划、税收筹资体系为基础的基本医疗卫生服务，体现了"公平"和"可及"精神，基本解决了中低收入者因为经济状况而看不起病的问题；③重视初级医疗设施在医疗体系中的作用，建立科层结构的农村医疗制度建设，实现了患者慢性病、小病居家护理。泰国在实现全民健康覆盖的进程中走在了全球前列，健康保险计划改革取得了较好成效，但在深化和扩大过程中仍面临着新的挑战，如：卫生费用快速上升，管理费用较多；患者就诊等待时间长，一些手术要等待数月；由于政府拨款不能及时到位，医院缺乏运营管理的先进经验，一些医院面临财务危机，甚至破产的危险。

## 四、我国医疗保险筹资改进措施

### （一）逐步健全法律法规，为完善我国健康保险制度提供保障

《中华人民共和国社会保险法》于2011年7月起正式实施，其中对于城乡居民参保没有强制性要求。2016年国务院发布的《国务院关于整合城乡居民基本医疗保险制度的意见》也没有要求居民强制参保。由于缺乏强制性，全国至今仍有少量城乡居民未能被基本医疗保险制度覆盖。因此，要尽快完善医疗保险制度的法律法规，确保基本医疗保险制度的强制性，真正实现基本医疗保险制度全覆盖。

### （二）推进不同医保制度覆盖人群保障待遇的统筹和统一

目前，我国城镇职工基本医疗保险和城乡居民基本医疗保险两种制度并行，有超过2 000个基金统筹单位，不同基金统筹单位的保障待遇差别较大，这与全民健康覆盖的内在要求不一致。可以通过优化政府投入机制等方式，优化个人缴费和政府补助结构，建立更加科学合理的筹资机制，从而缩小不同医保制度之间的待遇差距，提高医保的公平性，进而实现真正意义上的全民健康覆盖。

### （三）加强不同部门之间的协调

卫生系统的改革不应是卫生部门自身的改革，需要多个部门协调合作。为完善统一的城乡居民基本医疗保险制度和大病保险制度，不断提高医疗保障水平，确保医保资金合理使用，持续健全筹资待遇保障机制，更好保障"病有所医"，我国于2018年3月成立国家医疗保障局，为我国的医疗保障制度建设与发展提供了新机遇。我国卫生系统改革在部门协同方面仍有待进一步加强，卫生服务体系优化、医疗保障制度完善、全民健康覆盖和健康中国建设，需要卫生、发展改革、财政和医保等部门协同发力，实现相关政策协调联动，发挥基本医保与医疗救助和补充保险等多层次的整体功能。

## 墨西哥全民健康覆盖下的医保筹资

1943 年,墨西哥社会保障部(Mexican Institute for Social Security,IMSS)建立,主要覆盖私立部门的正式雇员及家庭。1959 年,国家公务员社会保障和福利局(Institute for Social Security and Services for Civil Servants,ISSSTE)建立,为公共部门的雇员及家庭提供保障。2003 年,墨西哥进行卫生改革,通过向没有被社会保障所覆盖的穷人提供带补贴性质的公立医疗保险,来增进筹资公平性。通过 9 年的努力,建立了大众健康保险(popular health insurance,PHI)——Seguro Popular,降低此前没有被保险覆盖的家庭的自费卫生费用。PHI 自建立以来,覆盖人口数量从 2003 年的约 200 万人增长到 2012 年底的约 5 300 万人,全保险家庭的数量跃升了 60%。此外,分配到 PHI 的资金显著增长,从 2004 年的 38 260 万美元增加到 2012 年的 50.876 亿美元。2012 年,墨西哥的三大健康保险制度覆盖 1.1 亿人,人口覆盖率达 98%,基本实现了全民健康覆盖。

墨西哥三大医疗保险制度(IMSS、ISSSTE、Seguro Popular)的保险费均由三部分构成:一是社会税款,由联邦政府承担,所有家庭标准相同,这在某种程度上保证了三类保险人群的团结。二是共同责任保险费,有助于保证不同州之间保险基金的再分配。IMSS 和 ISSSTE 覆盖人群的这部分资金来自雇主和政府,Seguro Popular 覆盖人群的这部分资金主要依靠联邦和州政府筹资,并承认不同州之间的发展差异,贫穷州获得的联邦固定配额较高。三是家庭保险费,采取累进制方式征收,并从工资税中扣除,这种设计旨在促进筹资的公平。IMSS 和 ISSSTE 覆盖人群的费用从工资中扣除,Seguro Popular 覆盖人群的那部分根据家庭支付能力,上限是可支配收入的 5%。

墨西哥使用财政保护来建立健全社会医疗保障体系的经验可以给其他国家提供一些启示,但仍然存在一定的问题。医保改革后,个人自付卫生费用占卫生总费用的比例和发生灾难性卫生支出的家庭比例仍相对较高。2010 年个人自付卫生费用占卫生总费用的比例为 47.1%,远高于其他中高收入国家。此外,墨西哥三大健康保障制度均有各自的基金来源、管理机构和服务提供网络,提供不同的服务包,服务质量存在较大差异,缺少整合和协调,投保人只能在各自的服务网络内获得服务,间接导致了不公平。

(赵晓雯　张　硕　郭思柔　樊　超)

# 参 考 文 献

[1] 邹云奇.社会医疗保险资金筹集与管理中的问题及对策[J].北方经贸,2017,37(12):30-32.

[2] 卢燕.中国医疗保险筹资中的政府责任研究[D].西安:西北大学,2005.

[3] 李耀宗.三类欧洲国家医保筹资及其改革研究[D].上海:复旦大学,2008.

[4] 卢祖洵.医疗保险学[M].4 版.北京:人民卫生出版社,2017.

[5] 丁纯.世界主要医疗保障制度模式绩效比较[M].2 版.上海:复旦大学出版社,2009.

[6] 张晓,丁婷婷,胡汉辉.几个典型医疗保险模式国家筹资改革比较[J].中国医疗保险,2010,3(5):56-58.

[7] 许飞琼,郭心洁.加拿大医疗保险制度及借鉴[J].中国医疗保险,2018,(08):68-72.

[8] 许可,刘培龙.从国际经验看卫生筹资和社会健康保障[J].中国卫生政策研究,2010,3(12):3-7.

[9] 仇雨临,翟绍果.社会医疗保险模式筹资机制的海外经验[J].中国医疗保险,2011,4(3):67-69.

[10] 宋晓梧.建国 60 年我国医疗保障体系的回顾与展望[J].中国卫生政策研究,2009,2(10):6-14.

[11] 张晓,刘蓉,胡汉辉.建立与经济增长同步的医疗保险筹资机制[J].中国医疗保险,2011,(01):25-29.

[12] 赵曼.中国医疗保险制度改革回顾与展望[J].湖北社会科学,2009,23(7):60-63.

[13] 王文娟,陈岱云.中国医疗保险的现状与发展趋势分析[J].理论学刊,2009,26(10):51-55.

[14] 方力.中国医疗保障制度建设研究[D].天津:南开大学,2008.

[15] 李心怡,朱亚,吴宗霖.全民健康覆盖视角下的发展中国家卫生筹资机制比较[J].江苏预防医学,2017,28(3):254-258.

[16] 马旭琴.新型农村合作医疗制度研究[D].重庆:西南政法大学,2014.

[17] 陈雪莲,杨光泽,刘淑芳.医疗保险基金付费方式的探讨[J].中国卫生经济,2000,19(12):43-44.

[18] 王芳,卢祖洵.英国卫生服务提供模式及卫生保健制度的主要特征[J].国外医学(社会医学分册),2005,22(4):145-149.

[19] 卫生部WHO赴澳大利亚卫生管理培训项目考察团.澳大利亚现行医疗体制初探——世界卫生组织进修生培训项目卫生管理团学习报告[J].卫生职业教育,2006,24(10):5-9.

[20] 梁智,袁建平,孙宁生,等.澳大利亚卫生保健制度研究[J].国外医学·卫生经济分册,2001,18(2):49-55.

[21] 李曼.瑞典医疗保险制度的筹资模式及对我国医改的启示[J].劳动保障世界,2015,27(S2):207-210.

[22] 罗元文,王慧.日本医疗保险制度经验对中国的启示[J].日本研究,2009,25(4):42-46.

[23] 杨科,高倩.德国卫生体制改革概况[J].中国社会医学杂志,2009,26(3):145-147.

[24] 谭中和.如何建立公平可持续的医疗保障体系——以推进城乡医保整合为契机[J].中国医疗保险,2018,11(8):6-9.

[25] 李亚青.城乡居民基本医疗保险筹资动态调整机制的构建[J].西北农林科技大学学报(社会科学版),2018,18(5):86-93.

[26] 汪彦辉,王萱萱,贾欣欣,等.我国实现全民健康覆盖目标的策略建议[J].南京医科大学学报(社会科学版),2015(3):176-181.

[27] 杨新民.医疗保险模式的比较分析与我国的选择[J].当代经济研究,2005(08):66-69.

[28] 吴传俭.全民健康覆盖理念下的医疗保险制度改善路径[J].中国卫生经济,2014,33(11):11-13.

[29] 王东进.深刻认识深入研究深度解决主要矛盾全面建成新时代中国特色医疗保障体系(上)[J].中国医疗保险,2018(1):1-4.

[30] 张雪娇.德国医疗保险筹资模式对中国的启示[J].法制博览,2016,32(1):293.

[31] 胡大洋.着眼于建立科学合理的筹资与待遇调整机制[J].中国医疗保险,2018,11(8):24-25.

[32] 张小娟,朱坤.墨西哥全民健康覆盖发展历程及对我国的启示[J].中国卫生政策研究,2014,7(2):17-23.

[33] KUTZIN J. Health financing for universal coverage and health system performance:concepts and implications for policy[J]. Bull World Health Organ,2013,91(8):602-611.

[34] KUTZIN J. A descriptive framework for country-level analysis of health care financing arrangements[J]. Health Policy,2001,56(3):171-204.

[35] TANGCHAROENSATHIEN V,PATCHARANARUMOL W,KULTHANMANUSORN A,et al. The political economy of uhc reform in thailand:lessons for low- and middle-income countries[J]. Health Syst Reform,2019,5(3):195-208.

[36] WHO. World health report 2010:health systems financing-the path to universal coverage[M]. Geneva:WHO,2010.

[37] MCINTYRE D,KUTZIN J. Health financing country diagnostic:a foundation for national strategy development[R]. Switzerland:WHO,2016.

[38] World Health Organization. Global health expenditure database[EB/OL]. (2023-01-20). https://apps.who.int/nha/database.

[39] Government of Canada. Canada health act annual report 2016-2017. Ottawa,2018. [EB/OL].(2021-01-12). https://www.canada.ca/en/health-canada/services/publications/health-system-services/canada-health-act-annual-report-2016-2017.html.

# 第二章
# 医疗保险支付概述

医疗保险费用支付是指保险机构和被保险人在获得医疗服务后,向医疗服务提供方支付医疗费用的行为。它是社会医疗保险运行体系中的重要环节,也是社会医疗保险最重要和最基本的职能之一,在社会医疗保险中占有十分重要的地位。支付方式的选择已经成为影响社会医疗保险平稳与持续发展的关键因素之一。医疗保险最终通过费用支付的方式来实现费用分摊、降低疾病风险的功能。它既是对参保人发生的各种医疗费用所造成经济损失的补偿,也是对医疗服务提供者(医院、医生)为参保人提供适宜医疗服务所消耗的人力、物力、财力等卫生资源进行结算。其科学与有效关系到医疗保障体系的持续健康发展。为了寻求一种既公平合理又具有较好效率和效益的支付模式,对医疗保险支付制度和支付方式进行深入研究和探讨,具有非常重要的意义。

## 第一节 医疗保险支付制度及支付方式

### 一、医疗保险支付制度

医疗保险支付制度是指医疗保险体系运行管理中,医疗保险机构与医疗服务提供者为了实现相关政策目标和合理补偿而共同遵守的行为准则。医疗费用支付是医保体系中最重要、最复杂、最敏感的环节,是医保职能最终得以实现的基本途径,是影响供、需双方行为的关键因素。科学的支付制度对医疗资源的合理配置及医疗费用控制具有至关重要的作用,并且对卫生人员与卫生机构起到激励的作用。

支付制度不仅仅是结算付款,也不等同于支付方式。支付方式与支付制度是内涵外延有明显区别的两个概念,两者虽有密切联系,但不能完全等同。支付制度包含支付方式,支付方式只是支付制度的组成部分。不要因为预付制在控制费用方面的作用而忽视了支付制度内涵的系统性和完整性,以及蕴藏在支付制度背后更为关键的管理机制。

完善医保支付制度,指建立系统性的医疗费用支付制度,构建包括支付原则、范围、标准、补偿、结算、财务、谈判、监管与风险控制等在内的系列制度规定与机制。在医保实践中,应明确支付的主体、客体和支付范围;科学确定支付的标准与方式;选择合理的支付时机与策略;建立作用不同的多种支付机制和科学合理的结算办法,以及有效的内外部监管规制等。医保支付合理控制医疗费用的过程是一个受多因素影响的系统过程。

1. 支付原则　医保支付制度应遵循"按需支付""量能支付"和"按价值支付"的改革原则。"按需支付"是相对参保患者而言的,"量能支付"是相对医保基金而言的,"按价值支付"是针对医疗机构而言的。

2. 支付标准　医保支付标准是医疗保险基金为参保人提供服务的医疗机构补偿药品与服务成本的价格标准、数量标准与质量标准的总称。医保支付标准是医保支付制度的重要组成部分。建立科学的支付标准是医保支付制度改革的关键环节。支付的价格标准,支付的数量标准,支付的质量标准,这些构成了医保支付标准体系的基本内容。脱离了支付标准,单纯地研究支付方式没有实际意义,支付标准过于宽松,即使实行预付制也没有约束作用。长期以来,由于医疗服务规范性欠缺以及医疗费用的上涨存在多重影响因素,付费标准的调整在很大程度上需要参考前期医疗费用实际发生情况。

3. 支付范围　基本医疗保险基金支付的范围包括参保人员治病所需要的基本用药、基本诊疗项目、医疗服务设施,以及急诊、抢救的医疗费用。这些费用只有纳入基本医疗保险药品目录、诊疗项目目录的范围,符合医疗服务设施标准,才能由统筹基金予以支付。对符合上述规定所发生的医疗费用,将由基本医疗保险基金按规定予以支付。对符合基本医疗保险支付范围的医疗费用,需要区分是属于统筹基金支付范围还是属于个人账户支付范围。属于统筹基金支付范围并且在起付标准以上的医疗费用由统筹基金按比例支付,最高支付金额到"封顶线"为止。

4. 支付方式　支付制度的核心是医保基金对服务提供方的付费方式。针对医保覆盖的不同类别医疗服务或项目应采用适宜的支付方式组合或者混合式付费方式已成为共识。而对付费方式的实际运行效果影响更大的却是付费标准的调整机制以及年终结算清算安排。

5. 结算办法　分直接结算和间接结算。异地就医大多采用间接结算。采用哪种支付途径既能控制不合理就医行为和不合理医疗费用的发生,又能方便异地就医患者,这是支付制度改革需要解决的主要问题。

医保支付制度改革关键在于医疗保险支付方式的选择,其目的在于提高医疗服务可及性、医疗服务可获得性、医疗服务质量和医疗服务效率。医疗保险支付制度的改革不能追求短期效应,而要立足于长期改革。

## 二、医疗保险支付方式

医疗保险费用的支付是医疗保险机构向卫生服务提供方支付其提供医疗服务时所发生的费用和向需方补偿因获得卫生服务所形成的经济损失风险的行为,前者称为医疗保险基金支付,后者称为医疗保险基金补偿。医疗保险费用的支付是医疗保险最基本也是最重要的基本职能之一,能够起到风险共担、保障需方获得所需的卫生服务进而获得健康的权利。

医疗保险支付在供方与需方均起到非常重要的调节作用,在医保制度中也起着非常重要的经济杠杆作用,通过医保支付,能够约束供方不合理的医疗行为并且给患者提供所需的高质量的医疗服务,其三方关系见图 2-1。

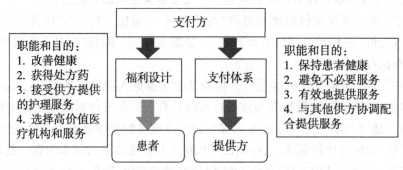

图 2-1　支付方与供方、需方的关系

　　科学、合理的支付方式是支付制度改革的核心。不同的支付方式带来不同的激励机制,通过转换经济风险承担者,影响定点医疗机构服务的行为,从而影响服务成本控制和服务质量。好的支付方式既可以把医疗费用的增长控制在合理的范围之内,又可以激励定点医疗机构提高服务效率和服务质量,促使医疗保险与医疗服务协调地发展。因此,各国都把建立与完善合理的支付方式作为其医疗保险改革及费用控制的重点。

　　近年来,支付方式改革已经成为新医改中亟待解决的关键问题,国家发布的与医改相关的文件几乎都会提到医保支付方式的改革(表 2-1)。

表 2-1　政府颁布的医疗保险支付方式改革主要文件节选

| 年份 | 文件 | 发布部门 | 主要内容 |
|---|---|---|---|
| 2009 年 | 《中共中央 国务院关于深化医药卫生体制改革的意见》 | 中共中央 国务院 | 完善支付制度,积极探索实行按人头付费、按病种付费、总额预付等方式 |
| 2011 年 | 《人力资源 社会保障部关于进一步推进医疗保险付费方式改革的意见》 | 人力资源和社会保障部 | 改革方向是以医保付费总额控制为基础,结合门诊统筹探索按人头付费,针对住院和门诊大病探索按病种付费 |
| 2012 年 | 《国务院关于印发"十二五"期间深化医药卫生体制改革规划暨实施方案的通知》 | 国务院 | 改革完善医保支付制度。加大医保支付方式改革力度,结合疾病临床路径实施,在全国范围内积极推行按病种付费、按人头付费、总额预付等,增强医保对医疗行为的激励约束作用 |
| 2012 年 | 《关于推进新农合支付方式改革工作的指导意见》 | 卫生部、国家发展改革委、财政部 | 明确提出各地要按照要求从 2012 年开始积极推进统筹区域内定点医疗机构和病种全覆盖的支付方式改革试点 |
| 2012 年 | 《深化医药卫生体制改革 2012 年主要工作安排》 | 国务院办公厅 | 积极推行按人头付费、按病种付费、按床日付费 / 总额预付等支付方式改革,逐步覆盖统筹区域内医保定点医疗机构;加强付费总额控制 |

续表

| 年份 | 文件 | 发布部门 | 主要内容 |
|------|------|----------|----------|
| 2013年 | 《中共中央关于全面深化改革若干重大问题的决定》 | | 医药卫生体制改革需要进一步不断深化,而其中重要的方向是"改革医保支付方式,健全全民医保体系" |
| 2014年 | 《深化医药卫生体制改革2014年重点工作任务》 | 国务院办公厅 | 总结地方开展医保支付制度改革的经验,完善医保付费总额控制,加快推进支付方式改革,建立健全医保对医疗服务行为的激励约束机制 |
| 2015年 | 《关于做好2015年城镇居民基本医疗保险工作的通知》 | 人力资源和社会保障部、财政部 | 提出"深化支付方式改革,加强医疗服务监管。加大改革力度,加快改革步伐,全面推进按人头付费、按病种付费和总额控制等复合付费方式,切实控制医疗费用过快增长。" |
| 2016年 | 《国务院深化医药卫生体制改革领导小组关于进一步推广深化医药卫生体制改革经验的若干意见》 | 中共中央办公厅、国务院办公厅 | 提出全面推进支付方式改革,并提出鼓励实行按疾病诊断相关分组付费 |
| 2016年 | 《人力资源 社会保障部关于积极推动医疗、医保、医药联动改革的指导意见》 | 人力资源和社会保障部 | 继续深化医保支付方式改革。要把支付方式改革放在医改的突出位置,发挥支付方式在规范医疗服务行为、控制医疗费用不合理增长方面的积极作用,加强与公立医院改革、价格改革等各方联动,同步推进医疗、医药领域的供给侧改革,为深化支付方式改革提供必要的条件。结合医保基金预算管理,全面推进付费总额控制,加快推进按病种、按人头等付费方式,积极推动按病种分组付费的应用,探索总额控制与点数法的结合应用,建立复合式付费方式,促进医疗机构之间良性竞争,激励医疗机构加强自我管理,发挥医保支付对医疗机构和医务人员的激励约束作用 |
| 2017年 | 《国务院办公厅关于进一步深化基本医疗保险支付方式改革的指导意见》 | 国务院办公厅 | 对下一步全面推进医保支付方式改革作出部署。要求2017年起,进一步加强医保基金预算管理,全面推行以按病种付费为主的多元复合式医保支付方式 |
| 2018年 | 《关于发布医疗保险按病种付费病种推荐目录的通知》 | 人力资源和社会保障部 | 推荐性公布《医疗保险按病种付费病种推荐目录》,共涉及130个病种;国家医保局加快推进按疾病诊断相关分组(diagnosis related groups,DRGs)付费国家试点,各省可推荐1～2个城市作为国家试点城市 |

| 年份 | 文件 | 发布部门 | 主要内容 |
|---|---|---|---|
| 2018 年 | 《国务院办公厅关于印发深化医药卫生体制改革 2018 年下半年重点工作任务的通知》 | 国务院办公厅 | 要加快完善全民医保制度，深化医保支付方式改革；在全国全面推开按病种付费改革，统筹基本医保和大病保险，逐步扩大按病种付费的病种数量；开展按 DRGs 付费试点 |
| 2018 年 | 《国家医疗保障局办公室关于申报按疾病诊断相关分组付费国家试点的通知》 | 国家医疗保障局办公室 | 国家医保局正在研究制定适合我国医疗服务体系和医保管理能力的按 DRGs 付费标准，并在部分城市启动按 DRGs 付费试点；各级医保管理部门要高度重视，积极参与按 DRGs 付费试点工作，加快提升医保精细化管理水平，逐步将按 DRGs 付费用于实际付费并扩大应用范围 |
| 2019 年 | 《国家医保局 财政部 国家卫生健康委 国家中医药管理局关于印发按疾病诊断相关分组付费国家试点城市名单的通知》 | 国家医疗保障局、财政部、国家卫生健康委、国家中医药管理局 | 确定 30 个城市作为按 DRGs 付费国家试点城市；以探索建立按 DRGs 付费体系为突破口，实行按病种付费为主的多元复合支付方式，有助于医保支付方式改革向纵深推进；各试点城市要按照国家制定的 DRGs 技术规范的要求，在核心 DRG（A-DRG）的基础上，根据当地实际，制定地方按 DRGs 付费和费率权重测算等技术标准，实现医保支付使用的 DRGs 付费框架全国基本统一 |
| 2019 年 | 《关于印发疾病诊断相关分组（DRG）付费国家试点技术规范和分组方案的通知》 | 国家医疗保障局办公室 | 《技术规范》对 DRG 的基本原理、适用范围、名词定义，以及数据要求、数据质控、标准化上传规范、分组策略与原则、权重与费率确定方法等进行了规范；《分组方案》明确了国家医疗保障疾病诊断相关分组（China Health Care Security-Diagnosis Related Groups，CHS-DRGs）是全国医疗保障部门开展 DRG 工作的统一标准 |

### 三、医疗保险支付方式分类

不同的费用支付方式会影响医疗费用控制、医疗资源的配置和被保险人得到的医疗服务质量以及医疗保险政策取向的体现。由于不同研究领域的理论基础和分析问题视角不同，我们将医疗保险费用的支付方式从多个角度进行了划分。

（一）按支付时间分类

1. 后付制　指在医疗服务发生之后，根据服务发生的数量和支付标准进行支付的方式。这是一种传统的、使用最广泛的支付方式。后付制只能承担医药卫生费用的分担工作，而不能承担医药卫生费用的控制作用，所以必须配套医疗机构的行政管制（表 2-2）。

2. 预付制　指在医疗服务发生之前，社会医疗保险机构按照预先确定的支付标准，向被保险人的医疗服务提供者支付医疗费用。

后付制和预付制的优缺点比较见表2-2。

表 2-2 后付制和预付制的优缺点比较

| 按支付时间分类 | 支付方式 | 优点 | 缺点 |
| --- | --- | --- | --- |
| 后付制 | 按服务项目付费 | 能够调动医疗服务提供者的积极性,患者对医疗服务有较多的选择性 | 服务者提供诱导需求,道德风险严重,容易造成医疗服务的过度利用,难以有效控制医疗费用过快增长;医疗服务行为监督检查成本较高;医患关系紧张 |
| 预付制 | 按服务单元付费、总额预付制、按人头付费、按病种付费、按绩效付费等 | 可以较好地控制医疗服务过度利用,从而控制医疗费用过快增长 | 医疗服务提供者为了自身的利益,可能减少医疗服务的数量,降低医疗服务的质量 |

不同的支付方式对费用控制的力度不同。从医疗保险的运行情况来看,采取预付制比后付制更有利于增强医疗服务提供者的费用意识。从国际医保支付方式改革的发展看,1980 年以前,大多数国家实行的是传统的按项目付费;20 世纪 90 年代后,支付方式改革已经逐步由后付制转向预付制,从单一的费用控制转为费用控制和服务质量兼顾。

(二) 按支付对象分类

1. 供方支付方式 广义的供方支付方式指为支付方式联合所有配套政策和信息管理系统。狭义的供方支付方式指将卫生保健服务购买者的资金转移到提供者的机制(表2-3)。

每一种支付方式都会给提供者带来不同的风险。在医疗保险实践中,很少有国家或地区只采用单一的供方支付方式。各国都试图探索医保支付方式,进而合理控制成本,促进医疗服务提供者不断改善和提升医疗服务质量与服务效率。我国政府也提出了要全面推行以按病种付费为主的多元复合式医保支付方式。

2. 需方支付方式 为避免过度利用卫生服务,控制卫生费用上涨过快,防止卫生资源浪费,各国都已经逐步采用各种费用分担的办法来取代全额偿付,以有效控制医疗费用。常见的分担方式主要有起付线、按比例分担、封顶线和混合支付 4 种办法。所有这些方法都是为了减少道德损害,为患者创造不同激励的同时,也带来不同的风险。

按支付对象分类的不同支付方式对比见表2-3。

表 2-3 按支付对象分类的支付方式对比

| 按支付对象分类 | 支付资金流向 | 支付方式 |
| --- | --- | --- |
| 供方支付方式 | 对医疗机构的支付方式 | 按服务项目付费、按服务单元付费、总额预付制、按人头付费、按病种付费、按绩效付费等 |
| | 对医疗人员的支付方式 | 按服务项目付费、按人头付费、按绩效付费等 |
| 需方支付方式 | 对患者个人的支付方式 | 起付线、按比例分担、封顶线和混合支付 |

对医疗保险费用的控制必须从供方和需方两方面入手。由于医疗消费中供方垄断性的特点,使得供方控制的重要性远远高于需方控制。1998 年以后,我国医疗费用控制的重点从需方转向供方,并且向全面控制医疗成本深化。

### 四、支付方式的作用机制

支付方式改革作用于医疗服务的供方和需方,对两者都形成一定的作用。其作用机制主要包括:

（一）激励机制

激励机制是指在组织系统中,运用多种激励手段激励主体系统并使之规范化和相对固定化,与激励客体相互作用相互制约的结构、方式、关系及演变规律的总和。

作为一种激励手段,支付方式关系到整个医疗服务体系的良性运行,支付方式改革的目的是提高医保基金使用效能,用有限的医保基金为参保人购买更高质量的医疗服务,这就需要通过支付方式的创新与改革,充分利用合理的支付方式对服务提供方的激励作用,促使医疗机构加强内涵建设和自我管理,提高医疗服务质量和效率,推动内部运行机制改革。

在医疗保险的实践中,由于存在着"第三方"付费,对医疗保险机构和对医疗服务机构的机制设计更为重要。在医疗保险费用支付实践中存在着各种方式,最主要的目标就是运用激励机制引导医疗服务机构采取有利于医疗保险机构的行为。例如,按住院人次的支付方式由于坚持"超支不补,结余归己"的原则,在预先制定好付费标准后,医疗机构在向患者提供医疗卫生服务时应该向低于相应的付费标准方向努力,而为了达到此目的,医院应该出台相应的管理制度,确保有明确的奖惩措施,激励医师在保证服务质量的前提下尽量降低服务成本。由此可见,按住院人次付费具有相应的激励机制。

（二）约束机制

对被保险人来说,医疗保险实际上使得医疗服务价格降低,由此拉动需求增加。此外,医疗服务的提供者和接收者都可能出现道德风险、诱导需求、过度消费、费用转嫁等行为,造成医疗保险费用的不合理支付。因此,有必要加强对医疗保险运行的内部和外部监管,通过法律、政策和管理措施等约束机制,减少保险基金的流失和浪费。

例如,美国自 1972 年起试行同行审核组织,由医学专家及工会会员组成,主要任务是检查和评议医疗机构提供给患者的服务是否合理,以保证医疗服务质量和提高医疗服务效率。有研究表明,该项措施的实施使医院的费用减少了 10%～15%,总医疗费用减少了 8.3%。

在我国新农合支付方式改革中,经办机构通过契约管理的形式,对医疗机构的服务行为进行约束,要求医疗机构遵守服务内容,保证医疗服务质量,这对医疗机构是一种约束机制,激励医院加强医疗质量管理,主动降低成本,缩短住院天数,减少诱导性医疗费用支付,有利于费用控制以及费用结构的优化。

（三）自我控费机制

自我控费机制是医疗保险支付方式改革的重要机制。近年来,各国医疗费用普遍上涨较快。政府和社会在医疗卫生领域面临着重重压力:①看病贵,群众经济负担重;②医药费用增长速度快,医保资金不堪重负;③医疗中"三多"(使用药品耗材多、设备检查多、检验多)现象社会反应强烈。如何解决医疗费用的增长超出经济增长或国民收入增长比率的问题,已经成为许多国家最重要、最紧迫的政策问题。

支付方式改革是控制医疗费用不合理增长的重要手段,是通过对医疗服务按照一定标准进行打包付费,在医疗保险基金的可承受范围内,通过与医疗机构的协商确定医疗服务的购买价格,促使医疗机构通过降低成本、提高效率等手段从而实现费用自我控制的过程。

对于需求方医疗保险费用的控制主要是通过对患者就医进行监督约束和对支付方式的管理来实现的。对于医疗服务提供方,它既是患者的代理人,对患者接受的服务提供建议,又是医疗服务的实际提供者,因所提供的服务而受益。这种双重身份本身就是一种矛盾。因此,医疗服务提供方是医疗费用控制的关键。基于这一背景,各国纷纷进行医保制度改革,以控制卫生费用的过度增长。

例如,新农合是基于费用分段的按出院人次付费,其各费用段每出院人次费用支付标准是预先制定出来的(其中涉及合管办与医院的协议定价的过程)。由于新农合管理办公室以此标准与医院进行费用结算时遵循"超支不补"的原则,因此,在新的支付制度下,过去那种医疗费用越高,医院收入越高,从而医生收益也越高的状况已经完全不适用了;如果医院和医生不进行医疗费用控制,医院在提供医疗卫生服务时不仅不能有结余,甚至会出现看病赔钱的现象。为了避免出现上述状况,医院必然要求医生在对患者提供诊疗服务时,一定要改变以往按服务项目付费时的过度诊疗行为,费用控制意识一定要时刻贯穿于医院的管理行为和医生的诊疗行为中。由此可见,按出院人次付费制度具有改变医院不合理管理行为和约束医生不合理诊疗行为的内在机制作用,正是这些机制的相互作用,形成了费用控制机制。

(四)质量保证机制

目前对支付方式改革的研究大多聚焦于对医疗费用的控制及其能达到的效果,极少关注其对医疗服务质量的影响。但医疗质量问题是支付方式改革过程中不能回避的重要问题。

医务人员行为与医疗质量息息相关,当支付方式影响到医务人员的行为时,医疗质量最终也会随之受到影响。不同支付方式对医疗服务质量产生正向还是负向的影响,需要结合疾病种类和具体的实施条件做出准确判断。从其对医疗服务质量的影响来看,没有哪一种支付方式是完美的,不同支付方式都有其优点和缺点,不同支付方式在控费的同时,可能带来减少服务提供、降低服务质量等弊端,必须根据本国或当地的实际情况选用合适的支付方式(表2-4)。

表2-4 不同支付方式对医疗服务质量影响

| 支付方式 | 正向影响 | 负向影响 |
| --- | --- | --- |
| 按服务项目付费 | 方便参保患者,适用范围较广,容易激励和调动医疗机构和医生提供服务的积极性。有利于患者得到必要的医疗卫生服务,进而保证医疗质量 | 可能会使医务人员在利益的驱使下诱导消费,提供过度医疗服务等,造成医疗资源的浪费,对医疗质量产生不利影响 |
| 按人头付费 | 对医疗机构的服务和费用均有高度的控制作用,减少不必要的诊疗项目,控制过度医疗,促使医院开展预防、体检和健康教育等活动,以减少服务对象发生疾病的可能性,从而提高医疗质量 | 可能导致医疗机构为降低费用而减少医疗服务供应,甚至可能会减少一些必要卫生服务项目的提供,从而对医疗质量产生不利影响 |

续表

| 支付方式 | 正向影响 | 负向影响 |
|---|---|---|
| 按病种付费 | 通过使用规范的临床路径,促使医疗机构为控制费用而减少不必要的治疗项目,缩短平均住院日来提高医疗服务质量 | 以次充好,使用低价格药品、质量差耗材代替价格高、疗效好、质量高的药品、耗材,降低医疗服务质量 |
| 总额预付制 | 有利于医疗机构在收入总量固定的情况下,主动控费,提高资源的配置与利用效率,选择最佳治疗方案,从而有利于医疗质量改善 | 可能影响医疗机构采用新医疗技术,并会降低医务人员工作积极性,导致医疗服务供方过度减少医疗服务供给,医疗质量也随之受到影响 |

　　每种支付方式背后都蕴藏着医疗服务质量和价格形成机制等众多需要改革的课题。在推行预付制付费方式后,由于质量监管与费用监管方式不同,无法从数据报表中直接获得,以至于医疗服务的质量问题日益凸显,监管显得力不从心。费用控制和质量保障是支付制度改革的核心,按病种支付方式是将费用支付与质量保证相结合的一种有效途径,既能有效地控制费用不合理的上涨,又能保障服务质量。规范的临床路径实施是保障医疗服务质量水平的有效工具。

　　2017年,国务院办公厅印发《国务院办公厅关于进一步深化基本医疗保险支付方式改革的指导意见》(国办发〔2017〕55号)指出,将医疗行为的监管重点从医疗费用控制转向医疗费用和医疗质量"双控制"。

## 第二节　需方支付方式

　　支付制度既包含对需方支出的补偿,又包含对供方提供服务所发生的各种消耗和支出的补偿。医疗机构作为医疗卫生服务提供方得到医疗费用偿付的过程,实质上也是患者作为需方因就医而产生的经济资源消耗得到补偿的过程。人们习惯将需方支付方式及与其相应的制度机制称为补偿制度。

### 一、需方支付方式

　　医疗保险需方支付方式,是指需方在社会医疗保险过程中分担一部分医疗费用的方法。医疗保险机构作为付款人,在被保险人获得医疗服务后,对被保险人在接受医疗服务时所消耗的经济资源(医疗费用)进行补偿和支付。医疗费用对需方的支付按支付水平可分为全额支付和部分支付。虽然全额支付有体现公平性的一面,但却导致了过度利用卫生服务、卫生费用上涨过快和卫生资源浪费等现象的发生。为了防止这种现象,目前各国都已经逐步采用各种费用分担的方法来取代全额支付。采用医保基金与个人共同分担医疗费用的机制,以此增加需方的费用意识,限制不必要的需求,以有效地控制医疗费用,减少道德损害。

### 二、需方支付方式分类

　　常见的需方支付方式有起付线、共付保险方式和封顶线。

　　1. 起付线　又称扣除保险,是指参保人发生医疗费用后,首先自付一定额度的医疗费用,超过此额度标准的医疗费用才由医疗保险经办机构支付。这个自付额度标准称为起付线。它是医保经办机构规定的医保费用补偿的最低标准。

(1) 起付线的类型:有以下 3 种。

1) 以每次服务额度为统计单位,被保险人在每次就医时需要自己先支付部分费用后,保险机构才给予补偿。

2) 以一段时间内累计数额为统计单位,当个人支付的医疗费用达到规定数额时,保险机构才给予补偿。

3) 以个人账户为统计单位,在就医时先使用个人或家庭账户中已储蓄的医疗资金,当账户的资金用完之后,保险机构给予补偿。

(2) 起付线支付方式的优缺点

1) 优点:①可以有效控制消费。因为起付线以下的医疗费用是由被保险人个人负担或由被保险人与其单位共同分担,如果自付部分高于所需的医疗费用,被保险人会选择较为便宜的医疗服务,限制了不必要的医疗需求,减少浪费。②可降低管理成本。这种支付方式下,排除了大量的低费用补偿,减少了保险结算和偿付的工作量,简化了工作流程,从而降低了管理费用。③确保基金用到高费用的医疗服务中(即保大病),从而体现保险分担的功能,增强保险的作用。

2) 缺点:较难确定合理的起付线标准。起付线的标准要适度,起付线的高低直接影响医疗服务的利用效率和被保险人的就医行为。①起付线过低,不利于有效控制医疗费用,浪费医疗资源,增加了医保基金的负担;②起付线过高,超过参保者的承受能力,可能影响参保者参加社会医疗保险的积极性,降低参保人对卫生服务的利用,造成医疗保险覆盖面和受益面下降。

在社会医疗保险的实际运行过程中,可以对起付线支付方式进行完善和创新,如以服务次数为单位计算起付线,以一段时间内累计数额计算起付线,或以个人或家庭的社会医疗保险储蓄作为起付线等。同时,为了避免高额医疗费用加重低收入家庭的经济负担,也可以考虑规定家庭总收入中的医疗费用和人均医疗费用不超过一定比例等。

2. 共付保险方式　又称按比例分担,指社会医疗保险机构和被保险人按一定的比例共同支付医疗费用,这一比例又称共同负担率或者共同付费率。共同付费可以是固定比例,也可以是变动比例。共付保险对门诊服务的利用影响比较明显,门诊的利用随着共付率增高而减少,但对住院服务利用影响不明显。

共付保险方式的优缺点:

(1) 优点:①简单直观,易操作,被保险人根据自己的支付能力选择适当的医疗服务,有利于控制医疗费用。②增强被保险人的费用意识,被保险人往往会选择价格相对较低的服务,有利于降低卫生服务的价格。

(2) 缺点:①自付比例难以合理确定,自付比例的高低直接影响被保险人的就医行为。自付比例过低,难以达到控制卫生费用不合理增长的目的;自付比例过高,加重被保险人的经济负担,达不到保险的目的。②不同收入状况的被保险人如果采用同一共付比例,也会产生公平性问题。

为了使共同付费方式更加完善,可采用一些办法。例如,医疗费用越高,被保险人的自付比例越低,使少数患大病的被保险人能够承担得起医疗费用。还可根据不同年龄段设定不同的自付比例,中青年自付比例可以高一些,老年人自付比例则可以低一些。被保险人的自付比例是关键,根据国际有关研究表明,被保险人支付比例在 20% 左右,既可以达到制约浪费的目的,又可以避免个人经济负担过重。

3. 封顶线　又称"限额保险方式",是与起付线方式相反的费用分担方法。该方法先规定一个医疗费用封顶线,社会医疗保险机构只支付低于封顶线以下的医疗费用,超出封顶线以上的医疗费用由被保险人或由被保险人与其单位共同负担。

封顶线支付方式的优缺点:

(1) 优点:①有利于实现低水平、广覆盖的目标,将有限基金优先保障基本医疗,使更多的被保险人受益;②有利于提醒被保险人重视预防保健和早诊断、早治疗,以免小病不治而酿成大病和重病;③有利于抑制需方高额医疗服务的过度需求和供方对高额医疗服务的过度提供。

(2) 缺点:在保险方式单一的情况下,采用封顶线的支付方式把大额医疗费用支付排除在医疗保险支付范围之外,很难对患有大病、重病的被保险人提供有效的医疗保障,有违医疗保险的本质。

因此,封顶线的确定需要综合考虑被保险人的收入水平、医疗保险基金的风险分担能力、医疗救助情况等因素,需要通过建立各种形式的补充医疗保险对超出封顶线以上的疾病费用给予补偿。

### 三、不同需方支付方式的比较与选择

医疗保险费用的需方支付方式多种多样,这些方式各有其优势与不足之处,对医疗保险机构、医疗服务提供者以及被保险人的影响也各不相同(表 2-5)。

表 2-5　医疗保险费用需方支付方式的比较

| 支付方式 | 优点 | 缺点 |
| --- | --- | --- |
| 起付线 | ①可以有效控制费用;②有利于降低管理成本;③确保基金用到高费用的医疗服务中(即保大病),增强保险的作用 | ①标准难以确立,过高的起付线容易导致贫困人群在患病时不及时就医,小病拖成大病,起付线过低又可能导致被保险人过度利用卫生服务;②影响参保积极性 |
| 封顶线 | ①保障基本医疗,医保覆盖风险分担;②有利于限制过度医疗;③鼓励被保险人的预防意识 | 难以保障大病、重病 |
| 共付保险 | ①简单直观,易操作;②强化需方对费用控制的责任意识,主动选择价格较低的服务,调节医疗消费,控制医疗费用 | ①自付比例难以确立;②易造成不公平 |
| 混合支付 | 符合实际,弹性使用,满足合理需求 | 标准复杂,管理成本较高 |

近些年来,医疗需求和医疗费用在持续攀升,"看病贵"也成为我国普通居民的共同感受。其中最重要的原因是现有的医疗保障支付方式,形成了一种对供给方过度供给和需求方过度消费的激励。例如,患者在医保报销的前提下,过度利用一些不必要的卫生服务,这就造成了道德损害,从而推动了医疗费用的上涨。对于需方的道德损害的问题,较为有效的

解决方法是改变需方支付方式,包括起付线、封顶线和共付比例。不同的需方支付方式可以在一定程度上减少道德损害行为。起付线的实施可以增强参保患者的费用意识,有利于减少浪费,防止过度利用,防止小病大治,有利于保障高额费用的疾病风险,即保大病。封顶线的实施有利于限制参保患者对高额医疗服务的过度需求,以及医疗服务提供者对高额医疗服务的过度提供。共付保险支付方式的实施可以促进参保患者根据自己的支付能力适当选择医疗服务,有利于调节医疗消费,控制医疗保险费用。但是单一支付方式的实施又会带来一定的弊端,促进道德损害行为的发生。例如,在单一起付线的实施中,如果起付线设置过低,可能导致被保险人过度利用卫生服务。单一共同支付方式的实施中,如果自付比例过低,则对被保险人制约作用小,同样会导致医疗服务的过度使用与提供。再者,单一封顶线政策的实施中,如果封顶线过高,在封顶线范围内,同样会导致医疗服务的过度利用。

因此,不同的需方支付方式都存在着各自的优缺点,在医疗保险制度实际运行过程中,一般将起付线、封顶线和共付等方式结合起来应用。例如,起付线要按照定点医疗机构的级别确定,不同级别医院采取不同的起付线,以引导患者合理选择就医机构;对费用开支过高和道德风险规避难度较大的医疗项目制定一个封顶线,避免保险基金损失过大;补偿比可以为某项医疗服务提供一个消费标准,如果经办机构希望鼓励某些费用低、治疗有效的服务项目的使用,就可以设定相对较高的补偿比,如果希望限制使用某项医疗服务,如限制过量处方和高价药品,可以设定较低的补偿比。

这种混合式的需方支付方式可以形成优势互补,以利于妥善处理医、保、患三方利益关系,更好地促进医疗资源的合理使用以及医疗服务的合理需求,并有效控制医疗费用支出。

## 四、需方支付方式现状

WHO 提出了"健康是基本人权、人人享有卫生保健及全民健康覆盖",我国在 2016 年 8 月将"健康中国"确定为国家战略,指出"共建共享、全民健康"是建设"健康中国"的战略主题。世界各国都致力于通过可持续性的全民医保制度及服务提供系统来确保公民对医疗服务的普遍可及和公平利用,减少疾病经济负担,防止灾难性卫生支出和因病返贫、因病致贫的发生。

(一)国外医疗保险需方支付方式

除欧洲部分国家如丹麦、挪威、芬兰已经实现全民免费医疗外,大多数国家的医疗保障采取"有限偿付"方式。各国医疗保障体系一般由多种医疗保险制度构成,普遍采用混合需方支付方式(表 2-6)。

表 2-6 部分国家需方支付方式补偿标准比较

| 国家 | 需方补偿标准 |
| --- | --- |
| 美国 | 采用起付线和共同保险两种费用分担形式;多数法案针对穷人和 64 岁以上的居民减少了费用分摊;保险覆盖范围每年不能超过 100 天 |
| 德国 | 患者接受门诊治疗服务需自付 10% 的成本和 10 欧元的处方费,住院治疗最多每天自付 10 欧元,且每个年度的支付天数不会超过 28 天;凭医生的处方去药店购买药品等,需要自付 10% 的成本,但自付金额一般限定在 5~10 欧元 |

| 国家 | 需方补偿标准 |
|------|------------|
| 英国 | 大多数英国成年人都需要支付药品处方费,每处方收费为 9.35 英镑,住院药品处方不收费。60 岁以上的老年人、16 岁以下的儿童或青年、16～18 岁的在校学生、孕妇或一年以内生产的产妇、残疾人、申请 NHS 低收入计划并获得医疗费用全额帮助资格的低收入人群等人群可以免交处方费。家庭起付线基于家庭收入由 0 到 2%,在超过起付线之后共同保险支付处方的 25%,现金卫生支出的封顶线相当于收入的 0～4.36% |
| 澳大利亚 | 大部分处方药物的费用设有起付线,一般患者每张处方最高支付 37.7 澳元,失业及低收入者每张处方最高只需要支付 6.1 澳元;全科诊所发生的医疗费用,85% 由澳大利亚全民医疗保险承担,15% 由患者自付;制定了最高年度支付限额,一般患者定额为 1 453.9 澳元,特殊患者定额为 366 澳元;超出最高限额后,一般患者可以享受每张处方上限 6.1 澳元的优惠待遇,而特殊患者则不需要再支付任何费用 |
| 法国 | 一般医疗费用,患者需自付 30% 左右;一般药品费用需自付 35%,不在保险之列的药品自付 65%,无替代药的昂贵药品可以 100% 报销,无需自付;住院治疗,患者需自付 20%,费用较高的疾病免费治疗;医师出诊或者专家咨询费用,患者需自付 25%;部分化验、检查费用,患者需自付 30%～40%;牙科诊治费用,患者需自付 30% |
| 日本 | 6 岁以下儿童的共付率是 20%;6～70 岁共付率是 30%;收入低于平均水平的 70～75 岁的老年人共付率是 20%,高收入为 30%;收入低于平均水平的 75 岁以上的老年人共付率是 10%,高收入者为 30%;不同年龄患者需支付的最高额度也不同 |
| 韩国 | 在城市,综合性医院个人自付率为 60%,一般门诊个人自付率为 40%～50%,诊所和卫生中心为 30%;在农村,个人自付率降至一般医院的 35%～45% |

　　1. 美国医疗保险需方支付方式　在美国国民健康保险计划中,起付线和共同保险都是费用分担的形式。尽管费用分摊的规定对医疗服务影响较小,但通过几个方案提供的不同福利津贴,一些影响也显露出来。大多数法案针对穷人和 64 岁以上的居民减少了费用分摊。政府法案和 Kennedy-Mills 法案对住院患者医院服务的住院时间没有限制,但是限制了每年 100 天的保险覆盖范围。美国对 65 岁以上的老年人和肾衰竭者提供医疗照顾计划,2016 年规定,允许每人每年免费享受 90 天住院治疗以及 100 天的技术护理,超出部分自理。

　　2. 德国医疗保险需方支付方式　德国社会医疗保险的支付机制坚持"以收定支、收支平衡"原则,这种方式有效防范医保基金的管理风险并控制卫生费用的不合理上涨。德国社会医疗保险由起付线(deductible)、共同分担(cost-sharing)、最高限额(ceiling)3 个标准构成,这种科学的设计不仅利于约束需方的道德风险,而且保障了需方合理的医疗服务需求能够得到满足。实际的支付应用为:①患者在接受门诊的治疗服务时,先要支付 10 欧元的处方费和自付 10% 的成本费用;②住院治疗每天自付 10 欧元封顶且每年度的支付天数不会超过 28 天;③持医生的处方去药店购买药品等,需要自付 10% 的成本,但自付范围一般为5～10 欧元;④最高限额制,即医保对某些药品设定可报销的最高限价,如果某种药品的价格超过了规定的最高限价,超出部分不在医保范围内,需方自己支付。仍处于专利保护期但疗效并不显著的药物仍将被卫生部门纳入最高限额制。

3. 英国医疗保险需方支付方式　大多数英国成年人都需要支付药品处方费,每处方收费为 9.35 英镑,住院药品处方不收费。当患者预计将会花费较多的处方费时,可以通过购买处方预付证明(prescription prepayment certification,PPC)节约处方费。这种处方预付证明包括季卡(30.25 英镑)和年卡(108.10 英镑)两种。有些人群可以免交处方费,包括 60 岁以上的老年人、16 岁以下的儿童或青年、16~18 岁的在校学生、孕妇或一年以内生产的产妇、残疾人、申请 NHS 低收入计划并获得医疗费用全额帮助资格的低收入人群等。

4. 澳大利亚医疗保险需方支付方式　除非特殊情况,患者首诊到全科医疗诊所就诊。就诊发生的医疗费用,85% 由医保承担,15% 由患者自付。澳大利亚联邦政府处方药物津贴计划(pharmaceutical benefits scheme,PBS)中,大部分处方药物的费用设有起付线,2015 年 PBS 计划规定,一般患者每张处方最高支付 37.7 澳元,失业及低收入者每张处方最高只需支付 6.1 澳元。澳大利亚还制定了最高年度支付限额,一般患者定额为 1 453.9 澳元,特殊患者定额为 366 澳元。超出最高限额后,一般患者可以享受每张处方上限 6.1 澳元的优惠待遇,而特殊患者则不需要再支付任何费用。

5. 法国医疗保险需方支付方式　法国的医疗保险实行全覆盖原则,在法国境内居住的人员都能享有医疗保险,通过强制性社会医疗保险制度、低收入人群医疗保险制度、个人医疗保险制度来实现,此外还有自愿参加的互助保险。参加强制性社会医疗保险包括劳动者及其家属、高校学生,这种保险下一般医疗费用报销 70%,化验费报销 60%~70%,住院费用报销 80%,药品费用的报销划分为 65%、35%、0 三档。在强制性社会保险下,生育、工伤、不育症、糖尿病等 31 种特殊疾病及住院 30 天以上的费用可 100% 报销。低收入人群指的是每月纯收入 3 600 法郎以下的人群。低收入人群不需缴费便可享受免费的医疗服务。个人医疗保险针对的是在法国居住、不符合上述两种医疗保险规定的人,每年缴纳一定数量的保险费便可享受相应的医疗保险待遇。

6. 日本医疗保险需方支付方式　在医保支付方面,日本没有定点医疗机构的限制,患者可以自由选择医院就诊,保险补偿的范围包括门诊、住院、口腔、药品费用。2003 年起,日本的教学医院开始实施具有本国特点的疾病诊断群分类综合评价(diagnosis procedure combination,DPC)的支付方式。医保机构统一按标准向医疗机构支付医疗费用,该标准由厚生劳动省中央社会保险协会制定,费用的计算方法采用点数累计法。患者除少量自付的费用外,由医院定期向保险组织提交结算清单。目前,日本按 DPC 支付和按项目付费在各自的支付范围内发挥作用。住院患者的医疗费用包括了 10 000 日元以下的 DPC 定额支付额度和 10 000 日元以上按项目的支付额度,定额支付包括了住院费用、化验和检查、药品费用及小于 10 000 日元的处置、手术和麻醉中使用的药品耗材、术前术后的管理费用等,按项目付费的包括手术费、麻醉费及超过 10 000 日元的处置、检查等。

7. 韩国医疗保险需方支付方式　韩国的国民健康保险是针对全民的强制性社会保险,96.7% 的人参加了国民健康保险。20 世纪 90 年代医保支付改革之前,医疗服务项目的支付实行按项目付费,1991 年韩国开发了 K-DRG,并于 1997 年开始试点,2017 年 DRG 支付的范围扩展到所有的公立和私立医院。在药品支付方面,2006 年韩国开始实施了药品费用的支出合理化计划(drug expenditure rationalization plan,DERP),2007 年开始,药品补偿目录从负目录调整为正目录,新药想要进入报销目录,需递交经济学评价报告,韩国国民健康保险公团会与必需、有价值的药品厂商进行谈判,形成报销价格。

(二) 中国医疗保险需方支付方式

1. 中国基本医疗保险制度  我国医疗保险制度实行得最普遍的需方支付方式是起付线、个人付费和医保基金付费、封顶线的组合。这种组合参照了国外的经验,主要考虑在保持医疗基金收支平衡的前提下对个人因生病而导致的疾病费用提供一定的保险。按参保人群来划分,我国需方的基本医疗保险制度主要分为职工基本医疗保险(单位筹资＋个人缴费)、城镇居民医疗保险(政府筹资＋个人缴费)和新型农村合作医疗制度(政府筹资＋个人缴费)。根据国家《国务院关于整合城乡居民基本医疗保险制度的意见》要求,城镇居民医保和新农合制度已经逐步整合为城乡居民医保制度。

(1) 1978 年以前的计划经济时期,我国实行的是公费医疗和劳保医疗制度,医疗经费由政府进行财政统一预算管理。在这个时期,享受公费医疗和劳保医疗的人员在指定的医疗机构接受医疗服务几乎免费,个人基本不需要负担医疗费用。

(2) 20 世纪 70 年代末至 80 年代初开始要求个人负担一部分的医疗费用,大约为医疗总费用的 10%~20%。于是职工个人开始有意识地控制医疗费用,这从一定程度上抑制了医疗服务过度需求和医疗费用快速增长。

(3) 1998 年,为了求取基金财务平衡以及控制需方道德损害,我国制定了共付制度,主要体现在起付线、共付比例和封顶线上。按照国发〔1998〕44 号文《国务院关于建立城镇职工基本医疗保险制度的决定》,起付线设定为当地职工年平均工资的 10% 左右,封顶线设定为当地职工年平均工资的 4 倍左右,低于起付标准的医疗费用,由个人自付或从医保个人账户中支付。超出起付标准但未超过最高支付限额的医疗费用,由统筹基金支付,个人也要负担一部分费用。而在起付线和封顶线之间的部分,则设为一定比例,但文件中没有明确的比例要求,由统筹地区根据以收定支、收支平衡的原则确定。此外,文件对于不同等级的医院和退休在职状态下的起付线、共付比例和封顶线都有不同规定。

(4) 2002 年 10 月,明确提出各级政府要积极引导农民建立以大病统筹为主的新型农村合作医疗制度。2003 年开始试点实施新农合医疗制度。2009 年确立了新农合作为农村基本医疗保障制度的地位。新型农村合作医疗制度从 2003 年起在全国部分县(市)试点,到 2010 年基本实现基本覆盖全国农村居民。

(5) 2007 年国务院发布了《国务院关于开展城镇居民基本医疗保险试点的指导意见》,提出从 2007 年起开展城镇居民基本医疗保险试点。在有条件的省份选择 2~3 个城市启动试点,2008 年扩大试点,争取 2009 年试点城市达到 80% 以上,2010 年在全国全面推开,逐步覆盖全体城镇非从业居民。

(6) 2016 年 1 月 12 日,国务院印发《国务院关于整合城乡居民基本医疗保险制度的意见》要求,推进城镇居民医保和新农合制度整合,逐步在全国范围内建立起统一的城乡居民医保制度。2016 年 7 月 14 日,人力资源和社会保障部公布《人力资源和社会保障事业"十三五"规划纲要》,其中提出,将职工和城乡居民基本医疗保险政策范围内住院费用支付比例稳定在 75% 左右。2016 年 10 月 9 日,人力资源和社会保障部发布通知,提出加快推动城乡基本医保整合,努力实现年底前所有省(自治区、直辖市)出台整合方案,2017年开始建立统一的城乡居民医保制度。

2. 我国医疗保险需方补偿方式及标准 2018年,我国职工基本医疗保险政策范围内报销比为81.6%,实际报销比为71.8%。城乡居民医疗保险政策范围内报销比为65.6%,实际报销比为56.1%。

(1) 职工基本医疗保险补偿:起付标准、最高支付限额和报销比例根据不同地区经济发展情况的不同也有所差异,以2020年北京职工医疗保险为例(表2-7、表2-8)。

表 2-7 2020 年北京市城镇职工医疗保险门诊补偿标准

| 参保人员类别 | | 起付线 / 元 | 封顶线 / 元 | 本市社区医院报销比例 /% | 其他定点医院报销比例 /% |
|---|---|---|---|---|---|
| 在职 | | 1 800 | 20 000 | 90 | 70 |
| 退休 | 70 岁以下 | 1 300 | 20 000 | 90 | 85 |
| | 70 岁以上 | 1 300 | 20 000 | 90 | 90 |

表 2-8 2020 年北京市城镇职工医疗保险住院补偿标准

| 参保人员类别 | 起付线 | 医疗费用额段 / 元 | 补偿比例 /% | | |
|---|---|---|---|---|---|
| | | | 一级医院 | 二级医院 | 三级医院 |
| 在职 | 本年度第一次住院 1 300 元,第二次及以后每次 650 元 | 1 300～30 000 | 90 | 87 | 85 |
| | | 30 000～40 000 | 95 | 92 | 90 |
| | | 40 000～100 000 | 97 | 97 | 95 |
| | | 100 000～300 000 | 85 | 85 | 85 |
| 退休 | | 1 300～30 000 | 97 | 96.1 | 95.5 |
| | | 30 000～40 000 | 98.5 | 97.6 | 97 |
| | | 40 000～100 000 | 99.1 | 99.1 | 98.5 |
| | | 100 000～300 000 | 90 | 90 | 90 |

(2) 城乡居民医疗保险补偿:例如2020年北京市城乡居民医疗保险,为实现城乡居民公平享有医疗保险权益,《北京市城乡居民基本医疗保险办法》明确北京市自2018年1月1日起实施统一的城乡居民医疗保险制度。新制度实施后,城乡居民的医保待遇全面提升,2020年门诊最高报销比例达到了55%,较之前提高了5%,门诊封顶线为每年4 500元;住院最高报销比例达80%,较之前提高了5%～10%,住院封顶线由每年18万元提高到25万元(表2-9)。

表 2-9 2020 年北京市城乡居民医疗保险补偿标准

| 类别 | 参保人群 | 起付线 / 元 | | | 补偿比例 | | | 封顶线 / 元 |
|---|---|---|---|---|---|---|---|---|
| | | 一级医院 | 二级医院 | 三级医院 | 一级医院 | 二级医院 | 三级医院 | |
| 门诊 | 城乡居民 | 100 | 550 | 550 | 55 | 50 | 50 | 4 5000 |
| 住院 | 学生、儿童 | 150 | 400 | 650 | 80 | 78 | 75~78 | 250 000 |
| | 城乡老年人、劳动年龄内居民 | 300 | 800 | 1 300 | 80 | 78 | 75~78 | 250 000 |

注:城乡老年人、劳动年龄内居民第二次及以后住院起付标准按首次起付标准的 50% 确定。

经验表明,需方支付方式都是综合使用的,不采取单一的一种支付方式,能够合理保障又能够有效制约。不仅能够对需方的基本医疗提供保障,而且能够制约需方的不合理行为,控制过度需求和不合理的医疗消费。

# 第三节 供方支付方式

供方支付方式主要是医疗服务购买方对医疗服务提供方的支付行为,是医疗费用支付方式的难点和重点。

## 一、供方支付方式内涵和作用

社会医疗保险供方的费用支付方式是指社会医疗保险机构作为第三方代替被保险人向医疗服务供方支付医疗服务费用的方法。这是社会医疗保险主要的费用支付方式。

在医疗保险支付中,保险机构对服务提供方的费用支付方式是一个非常重要的环节。不同的支付方式不仅直接涉及医疗保险各方面的经济利益关系,反映不同的保障程度,而且对医疗保险各方的行为也会产生不同的影响,导致不同的经济后果和资源流向。供方支付方式是对医疗费用进行调控的最重要的手段,变化多样的支付方式大多是针对供方而设计的。

## 二、供方支付方式分类

基本的医疗服务供方支付包括医疗保险组织对医疗机构的支付和对医务人员的支付。支付方式有按服务项目支付、按服务单元支付、按人头支付、总额预付制、按病种支付等方式(图 2-2)。

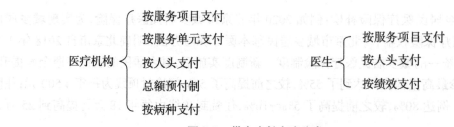

图 2-2 供方支付方式分类

（一）按服务项目付费制

按服务项目支付是指在社会医疗保险实施中，对医疗服务过程的每一个服务项目制定价格，被保险人在接受医疗服务时按服务项目的价格计算医疗费用，然后由社会医疗保险机构向医疗服务提供方支付医疗费用。所支付费用的数额，取决于各服务项目的价格和实际服务量。它属于后付制，是所有费用支付方式中最传统、运用最广泛的一种。

按服务项目支付的优点是方便参保患者，实际操作简便，适用范围较广，容易激励和调动医疗机构和医生提供服务的积极性。缺点是由于医疗收入同提供医疗服务的数量挂钩，因而医疗服务机构有提供过度医疗服务的倾向，造成医疗资源的浪费，医疗保险方的监管成本较高。

1980年以前，世界上大部分国家都是实行按服务项目付费。美国联邦医疗保险（Medicare）在设立之初，采用按服务项目付费的后付制。在这种支付方式下，美国联邦医疗保险年住院治疗费用从1967年的30亿美元增长到1983年的370亿美元。

这种方式的弊端是对医疗服务的供需双方都缺乏费用约束，也成为近几十年来各国医疗费用快速增长的一个重要原因。20世纪90年代后，支付方式改革已经逐步由后付制转向预付制，从单一的费用控制转为费用控制和服务质量兼顾。

（二）按服务单元付费制

按服务单元付费又称平均费用标准付费，是指医疗保险机构按照一定的标准将医疗服务过程划分为多个服务单元，如一个门诊人次、一个住院床位或一个住院床日等，再按照预定的服务单元的结算标准向医疗服务提供方支付医疗费用。对于同一家医疗机构，所有患者的服务都按服务单元预定的结算标准付费，与实际治疗产生的医疗费用无关。按服务单元付费制曾经在德国、日本等国实施。

按服务单元支付的优点是方法比较简单，利于保险人操作，医院易于接受；能鼓励医院或医生降低每住院床日和每门诊人次成本、提高工作效率；费用控制效果比较明显。缺点是这种支付方式会诱导医疗机构选择性收治患者以及分解患者住院次数的行为，导致医院和医生忽略医疗服务质量。

按床日付费只能控制单日住院的医疗费用，但通过增加住院天数仍然会带来住院费用的不合理增长。

（三）按人头付费制

按人头付费制是指医疗保险机构在合同期内根据参保人数和每人固定收费标准，预先向医疗服务提供方支付医疗服务费用的支付方式。按人头付费制在世界上运用广泛，美国、丹麦、荷兰、英国、意大利、印度尼西亚等都不同程度地采用了这种支付方式。

该支付方式的优点是预算方法简单，对医疗机构的服务和费用均有高度的控制，可以促使医院开展预防、体检和健康教育等活动，以减轻将来的工作量，降低医疗费用支出。缺点是可能出现服务提供者为节约成本而减少必要的服务提供或服务质量下降，诱导医院选择性接收患者，增加患者住院次数来获得更多的"人头数"；医务人员更关注如何增加就诊人数而缺乏提高医疗技能的积极性。

按人头支付的方式包括对医疗机构和医生的支付。

1. 对医疗机构的按人头支付 是指社会医疗保险机构按合同规定的时间（1个月、1个季度或1年），根据医院服务的社会医疗保险对象的人数和每个人的支付定额标准，预先支付一笔固定的费用,在此期间医院提供合同规定内的医疗服务均不再另行收费。其特点是医院的收入与服务人数成正比,服务人数越多,医院的收入越高。按人头付费更适合治疗方案简单、个体差异相对较小的门诊预付。

2. 对医务人员的按人头付费 是根据与医生签订合同的人数的多少,预先支付给该医生一笔固定的费用,医生将利用这些费用为签约人提供一定范围的服务项目。这种支付方式不会出现过度提供服务,对提高患者健康有激励作用,但可能会出现费用转移。例如在初级保健中采用按人头支付,而在次级保健中采用按服务付费(fee for services,FFS),就会出现费用从初级保健向次级保健的转移。目前许多国家的保险方都正在对这种支付方式感兴趣。

按人头付费虽然可以控制门诊总费用的支出,但无法对住院费用产生制约,甚至有可能因为控制门诊费用而增加不合理住院。

### (四)总额预付制

总额预付制又称总额预算,是由医院单方面或由医疗保险机构与医院协商确定每个医院由医疗保险机构支付医疗费用的年度总预算额。医疗机构的收入只与预算总额相关,与服务量无关。预算支付是事先做出的,是在一定时期范围内,卫生服务提供者必须提供一定医疗服务,预算一旦制订,总额预算数很难再作修改。医疗费用预算总额一般每年协商调整一次。这种支付制度属于预付制。

总额预付制的优点是医疗服务提供方能主动控费,医保机构对医疗服务提供方的监管成本较低,容易控制医疗费用的不合理上涨。缺点是确定付费总额有一定的难度,过高的预付额会导致医疗服务供给的不合理增长;过低的预付额会导致医疗服务供方过度减少医疗服务供给,抑制患者的合理医疗需求,还可能阻碍医疗服务技术的更新和发展,影响医疗机构的运行效率,降低医务人员工作积极性。

总额预付制在实施全民医疗保险或社会医疗保险的国家中普遍采用,如英国、德国、澳大利亚、加拿大等。

### (五)按病种付费制

按病种付费(fee for disease,FFD)是以病种为计费单位,在疾病分级基础上制定病种付费标准额,医保机构按照病种付费标准支付给医疗服务提供方。按病种支付是目前国际上最常见的支付方式,常应用于住院服务,包括按疾病诊断相关分组付费,以及单病种付费。

1. 按疾病诊断相关分组付费 即根据疾病分类法,将住院患者疾病按诊断分为若干组,每组又根据疾病的轻重程度及有无合并症、并发症分为几级,对每一组不同级别的病种分别制订不同的价格,并按该价格向医院一次性支付。

按 DRGs 付费的优点是患者结算方便,确定的支付标准可以促使医务人员增强成本意识,合理使用医疗资源,同时兼顾控制医疗费用的不合理增长和提高医疗服务质量及效率。缺点是 DRGs 的实施要求有较高水平的电子信息系统以及统一的疾病诊断及服务操作编码,需在实施前做大量的基础性工作,因此实施起来较为困难。此外,由于医疗服务费用转换成医疗服务成本等趋利机制的转变,医务人员为获得更多的医疗服务性补偿,可能会出现非预期行为,比如以次充好、分解住院、推诿患者、编码升级、阻碍新技术发展等。

按 DRGs 付费是一种较先进的医院质量和效率控制模式,最早由美国耶鲁大学卫生研究中心于 1976 年提出。一开始,DRGs 作为病例组合的一种分类方案,用于评价医院的医疗服务质量和管理效率。该办法最早于 1983 年在美国老年人医疗保险制度中实施,由 480 多个疾病诊断组构成。如今已发展到第七代,包含上万种的病种。

目前国际上广泛使用的各种支付方式中,按 DRGs 付费由于测算准确、控费效果好、管理成本较低,被认为是一种最为先进的支付方式。DRGs 陆续被欧洲、大洋洲和部分亚洲国家引进并参照 DRGs 建立了适合本国的病例组合系统,例如澳大利亚的澳大利亚细化 DRGs(Australia refined DRGs,AR-DRGs)、德国的 DRGs(German-DRGs,G-DRGs)、英国的卫生保健资源分类(health resource groups,HRGs)等。

2. 单病种付费 仅限于单一病种为付费单元,是以每一单一病种成本作为核算对象,归集与分配费用,计算出每一单病种成本后确定病种的单次支付额。按单病种付费是 DRGs 的一种初级表现形式,主要针对诊断明确、治疗方案规范、疾病界限清晰的部分典型病种,确定每一病种的付费标准,按补偿比例支付,从而激励医疗机构建立自我约束的控费机制。是一种适用于现行条件不成熟但具备一定基础的国家或地区进行过渡阶段的支付方式。

单病种付费的优点是能够有效降低医疗成本和控制医疗费用上涨,缺点是覆盖面狭窄、病种选择受限。其次因病种分型、病情差异等多方面因素,制订单病种付费标准时存在一定困难。

由于 DRGs 付费标准的制订和动态调整需要高质量的信息系统和统一的服务操作和诊断编码作为先决条件,根据我国目前发展情况,选择单病种付费方式作为我国从原来按项目付费、按床日付费向 DRG 付费发展的过渡阶段。

(六) 按绩效支付

按绩效支付是指依据卫生服务提供者的工作绩效对其进行支付的方式。卫生服务提供者可以是医生个人、医生组织或医疗机构。实施绩效支付的目的是通过激励措施的应用促使卫生服务提供者持续改进服务质量,减少不良事件发生,保障患者安全,坚持以患者为中心,减少不必要的医疗费用。因此,绩效支付不仅是一种支付方式,也是一项重要的政策工具。

最初"绩效"更多的是体现在用经济激励措施鼓励医疗服务提供者提高医疗质量。随着医疗卫生事业的发展,"绩效"所涵盖的内容更加宽泛,包括患者满意度、医院内部管理、医疗服务成本控制等更多的方面。

绩效支付是发达国家目前正在探讨的一种未来付费方式,也就是按照医疗服务的绩效考评结果来进行支付,常见做法是将支付金额与医疗服务的质量和效率有机地结合起来。首先要确定一个可测量的绩效目标,然后在此基础上对结果进行测评,最后依据测评结果进行费用支付。按绩效支付一般和其他的支付方式一起实施,目的是提高医疗服务质量和效率。

## 三、不同供方支付方式比较与选择

医疗保险费用的支付方式多种多样,不同的支付方式各有利弊,任何一种医保支付方式都不可能十全十美(表 2-10、表 2-11)。

表 2-10 各类支付方式优缺点比较

| 支付方式 | 特点 | 优点 | 缺点 |
| --- | --- | --- | --- |
| 按服务项目付费 | 按服务项目的价格和实际的服务量支付 | 费用计算简单且容易理解;对提供医疗服务有激励作用;有利于新技术应用 | 管理成本高;容易出现服务的过度提供,导致医疗费用增加 |
| 按服务单元付费 | 依据患者每次住院分解成每天或其他单元来付费 | 管理简单;有利于医疗机构主动控制成本 | 会激励医疗机构延长住院时间;易造成推诿重病患者或减少服务量 |
| 按人头付费 | 付费方与医疗提供方根据服务人数按人头收取固定费用 | 费用计算简便;有利于成本控制,会激励机构提供预防性服务 | 管理成本较高,需要人群特征、健康情况等信息支持;机构会出现选择患者的情形,即选择健康人群;服务内容与质量难以保证 |
| 总额预付制 | 按事先确定的年度费用预算支付 | 机构有控制费用的动机;可以遏制医疗费用的增长;简单易行 | 服务质量和服务内容不容易控制;会造成机构选择患者、推诿病患的情形 |
| 按绩效支付 | 依据卫生服务提供者的工作绩效支付 | 有利于激励服务的提供,改善卫生服务过程质量 | 需要完善的考核机制和科学的信息系统,操作复杂,结果形式化 |
| 按病种付费 | 根据疾病种类确定费用支付 | 提高卫生资源利用效率;有利于费用的控制 | 操作复杂,需要各类信息支持,管理成本较高;医院可能鼓励患者二次住院 |

表 2-11 各类支付方式效果比较

| 支付方式 | 费用控制 | 服务质量 | 管理水平 |
| --- | --- | --- | --- |
| 按服务项目付费 | 差 | 很好 | 较差 |
| 总额预付制 | 好 | 好 | 好 |
| 按人头付费 | 很好 | 好 | 很好 |
| 按病种付费 | 好 | 很好 | 差 |
| 按住院床日付费 | 很好 | 差 | 好 |
| 按出院人次付费 | 好 | 差 | 好 |
| 按绩效付费 | 好 | 很好 | 差 |

无论是哪种支付方式,都既有优点,也存在缺点,没有一种供方支付方式能够解决所有的问题。例如,按项目付费操作简单、方便,有利于提高医疗质量,但费用不可控;按人头付费和总额预付制对成本控制有很好的作用,但对提高医疗服务的效率没有激励作用,没有哪一种供方支付方式是完美的。对医疗保险来讲,由于医疗服务的复杂性,单一的费用支付方式难以达到预期的效果,必然要选择多种形式的付费方式。许多国家开始根据国内医疗市

场的不同情况,因地制宜地实行多元化的支付方式,弥补以一种支付方式为主的制度设计带来的缺陷。我国在2017年颁布的《国务院办公厅关于进一步深化基本医疗保险支付方式改革的指导意见》中也已经明确提出:全面推行以按病种付费为主的多元复合式医保支付方式。各地要选择一定数量的病种实施按病种付费,国家选择部分地区开展按疾病诊断相关分组(DRGs)付费试点,鼓励各地完善按人头、按床日等多种付费方式。2020年,医保支付方式改革覆盖所有医疗机构,全国范围内普遍实施多元复合式医保支付方式。

医疗保险费用支付方式在医疗保险制度中占有重要地位,其合理性直接决定了医疗保险制度的效果,也决定了医疗保险制度在医疗服务的供方、需方和医疗卫生费用支付方的政策导向关系。好的支付方式既可以合理控制医疗费用的增长,也能激励定点医疗机构提高服务效率,促使医疗保险与医疗服务健康协调地发展。不同的医保支付方式反映不同的保障程度,也对医疗保险供方和需方的行为也会产生不同影响,导致不同的经济后果和资源流向。

### 四、国际典型支付方式

国外绝大多数国家都将医保支付制度作为医保控费的重要手段。它们经过长期不断探索和发展演变,积累了丰富的经验,并且各具特色。

(一) DRGs

DRGs实现了控制费用与保证医疗质量之间的平衡,是全球医保支付的主流方向。DRGs起源于美国,目前世界上已有许多国家参照DRGs建立了适合本国的病例组合系统。

1. 美国的疾病诊断相关分组与预付款制度(DRGS-prospective payment system,DRGs-PPS) 美国的医保支付方式改革历经了漫长的演变过程。DRGs起源于美国。最初美国采用按项目付费的支付方式,由于卫生费用不断增长,1976年美国耶鲁大学卫生研究中心学者汤普森和费特首次提出DRGs付费概念。1983年,美国正式开始对联邦医疗保险实行按DRGs付费方式。实践表明,DRGs支付方式对于控制医疗费用支出效果显著。此后,美国每年都对DRGs版本进行修订。1990年以后,实行适合所有年龄患者的病例组合方案,包括330个基础DRGs,每个基础的DRGs包括3个严重性程度次级分组,附加两个误差型国际单病种分组,共计992个DRGs。这个国际化的单病种分组系统从2000年正式应用于美国卫生费用预付款制度,并在应用中不断改进和完善(图2-3)。DRGs-PPS在美国正式颁布实施后,大大减缓了医疗费用增长速度,减少了医疗服务中的不合理消费,降低了平均住院天数,提高了医院经营能力及管理效率。美国的DRGs支付方式对世界范围的医疗费用控制产生了深远的影响。

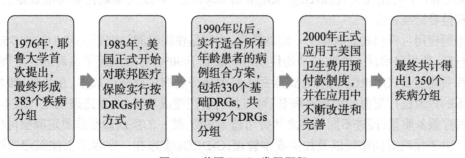

**图 2-3  美国 DRGs 发展历程**

经过 40 多年的不断探索,美国逐渐建立了以 DRGs 为主要支付方式的复合支付模式,平衡了不同支付方式的利和弊。

目前,美国对大型医院住院患者多采取按 DRGs 付费,小型医院住院患者采用按项目付费或按床日付费;门诊患者则以按项目付费为主,采用多种付费方式并存的复合医疗费用支付方式。

2. 澳大利亚国家诊断相关分组(Australian national diagnosis related groups,AN-DRGs)/AR-DRGs 支付方式　1984 年,由澳大利亚联邦卫生部主持 DRGs 研究,1988 年引进了 DRGs,开始在维多利亚州试行。1991 年成立澳大利亚病例组合临床委员会统筹病例组合方案的研究,1988—993 年联邦政府投资 2 930 万澳元支持相关的研究,1993 年推出了具有澳大利亚特色的由 530 个 DRG 组成的 AN-DRGs,并从当年起在全国实行 AN-DRGs。AN-DRGs 共有 24 个系统诊断类目和 661 个 DRGs 分类,11 450 个诊断细目和 3 624 个过程细目。每个病程的编号为 DRGs 编码,根据每个病种的轻重程度、诊疗过程复杂程度和卫生资源的消耗给予不同的权重系数。政府对公立医院住院患者的补偿采用病种权重累计数支付,私营保险公司为投保患者支付住院费用时,也按此法支付。对于不同的病种,政府设计了一个基准情况,政府对住院治疗的支付是根据基准效率水平而确定的。根据该效率水平,政府会对每一个输出单位进行定价,并以此为标准对医院提供的医疗服务进行偿付。

3. 德国 DRGs 支付方式　德国是世界上最早确立社会保障制度的国家,实行的是一种强制性的、社会保险为主、商业保险为辅的医疗保险制度,社会医疗保险覆盖了约 90% 的参保者。在支付方式改革之前,德国主要采取总额预算下的按床日、按项目付费等方式。德国对 DRGs 的研究开始于 1984 年,并在 1996—2002 年对一些手术治疗采用了病例包干的付费方式,这为德国后来实施 G-DRGs 奠定了良好的基础。医院协会和疾病基金会在美国和澳大利亚 DRGs 的基础上,于 2000 年推出了适合德国的 DRGs 系统,于 2003 年在部分医院进行了试点,并规定 2003—2007 年为过渡阶段,2007 年起全面实施 G-DRGs 支付方式。G-DRGs 的特点是:

(1) 同种疾病的付费标准一致,全国使用统一的 G-DRGs 编码,编码由三部分组成:一是疾病的类型,分为 23 个诊断组别(MDC01-23);二是 01～99 的数字编码;三是表示需要医疗资源投入的程度。

(2) 在适用范围上,G-DRGs 几乎涵盖了除精神疾病之外的所有病种,只有少数特殊病种不包含在内。

(3) 在付费标准上,G-DRGs 系统中的支付标准是由不同疾病的费用支出权重(cost weight,CW)、平均住院天数(average length of stay,ALOS)以及基础付费标准确定的,且同种疾病付费标准一致。

德国应用付费模式后取得了一定的效果,主要是住院时间的缩短,G-DRGs 在 750 家医院试行后,数据显示试点医院的平均住院时间降低了 30%,有效缩短了患者的住院周期,降低医疗费用支出;G-DRGs 付费方式激励医院为获得利润主动降低成本,在药品、器材和设备等采购以及医疗资源的使用过程和诊疗过程,更注重成本效益,促进医院进行成本管理,提高医疗服务质量;促进不同医院之间费用趋于平衡,统一的疾病诊断分类定额偿付标准的制订。由于住院时间缩短以及加强成本管理,G-DRGs 实施在一定程度上使医疗费用增速有所减缓,通过统一的信息平台对医疗机构和医疗保险机构进行标准化管理等。

**知识扩展**

## 德国的 DRGs 支付制度的启示——患者分类系统的完善

德国实施 DRGs 的主要机构为医院支付系统研究中心（Institute for the Payment System in Hospitals，InEK），InEK 由法定医疗保险协会、商业医疗保险协会和医院协会共同组成，主要负责建立一套适应于德国 DRGs 疾病分组的规则和编码规则；确定 DRGs 的费用支出权重等。InEK 在发展与建构的过程中形成了如下辅助工具，供医院使用并每年更新一次。

德国的 InEK 根据患者的年龄、性别、疾病类型、住院时间、诊断内容、治疗方法及治疗结果等不同情况，将患者分成若干组，每组根据病情的轻重分为若干级别（有无合并症与并发症等），再根据主要诊断分 3 个区：外科 DRGs、内科 DRGs 及其他 DRGs，依此再划分为若干基本的 DRGs。目前，InEK 共分 24 个系统诊断类目其中包括 1 个预先主要诊断类别（Pre-major diagnosis category，Pre-MDC）和 23 个 MDC，其中错误的 DRGs 组在主要诊断过程中予以剔除。目前大约有 1 200 个 DRGs。它们由一个四位字母数字代码组成，例如 I10A 或 L33Z。首位的字母是 23 个 MDC 主要诊断类别之一，两位数字是指 MDC 内的子类别。第四个位置上的字母是基于其资源消耗的不同而划分的一个基本的 DRG，Z 代表该组没有严重程度分级（图 2-4）。

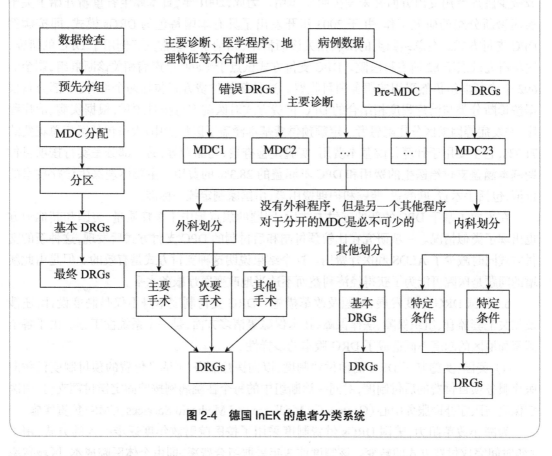

**图 2-4　德国 InEK 的患者分类系统**

4. 英国 HRGs 模式　是一种基于卫生保健资源分类法的按疗效付款模式，由英国国家卫生局信息管理组专设的病例组合办公室制定和实施，从 1986 年开始进行病例组合的研究，形成了 HRGs，HRGs 的组合标准类似 DRGs，即同组内的病例具有相似的资源消耗、符合临床实际、组合数尽量少,以出院病例为基本数据。将每次疾病发作从入院到出院按照 HRGs 进行分类,分类的目标变量是住院日,当住院日不能恰当地反映住院费用时,用其他更合适的信息如手术、检查、处置等变量代替。分类组合以统计方法为主,如回归分类树法。每种疾病发作对应一个 HRGs 编码,对每种 HRGs 编码疾病发作限定"按疗效付款"的新的医院医疗费用固定价格支付体系。按照支付新体制,固定价格体系,形成新型激励机制:医院比固定价格体系降低的疾病单位医疗成本可由医院保留,医院可赚取盈余部分作为奖励。该支付体系使医院收入与治疗患者数相联系,鼓励医院为更多患者提供医疗服务。

2011 年,英国开启了新一轮医药卫生体制改革,根据不同的服务类型采取了不同的费用支付方式,每一种支付方式又辅以相应的绩效考核措施来保证服务质量。

5. 日本 DPC 模式　　1998 年,厚生劳动省开始将基于疾病诊断分组的按人次住院定额支付方式试行于临床,确定了 10 家国立医院试点和 183 个疾病相关群组。然而,通过比较试行前后住院天数、治疗内容、患者满意度等指标,这种新型支付方式在缩短平均住院天数或减少医疗费用支出方面并未发挥明显作用。为此,2001 年,日本厚生省重新开始了关于疾病诊断分组的研究工作,并于 2003 年开发出了具有本国特色的 DRGs 模式,即按病例 DPC 支付方式。在总结归类的疾病相关诊断群中,归纳了一些常见病例用于 DPC 的研究,这项研究试点于 82 所专科医院。DPC 支付方式试点于 1 860 个疾病相关诊断群组,剩余的 692 个诊断群组仍然采用按服务项目收费。这种新的付费方式包括两个部分:一部分是根据按诊断分类与治疗程度相结合的 DPC 付费方式对医院实行按日预付,根据疾病、治疗程序、并发症等因素区分住院患者。定额预付费基本涵盖了医疗费用,大概包括医疗总花费的 71.7%,它主要用于计算住院基本费用、实验室检查费、药品费等;另一部分是实行按项目付费基本涵盖支付给医生的费用和 DPC 不涵盖的 28.3% 的费用。主要体现医生诊疗技术的价值,包括手术费、麻醉费、照顾和护理费用等,由国家制定统一标准。

在采取了基于 DPC 的新的支付方式后,问题的焦点集中于医疗质量,美国和其他地方也出现了类似情况。一项研究在比较预付制和后付制的 DPC 支付方式后发现,这种新的支付方式同时减少了 ALOS 和医疗费用。这个结果说明这种支付方式是有效的。但是由此新增的问题是医院可能为了获得经济利益而不适当地改变医疗服务水平。

6. 各国 DRG 制度发展、问题及改革措施　　DRG 支付制度本身不仅是制度设计,还涉及相关配套监管、组织保障、法律保障、技术保障等诸多方面,是一个系统性工程。由于各个国家和地区的制度不同造成了 DRG 版本的多样性。

(1) 美国:实施基于 DRG 的预付费制度,以向医疗服务"产品"付费的预付制度代替向医疗服务项目付费的后付制度,对同一诊断组中的每个住院病例按照固定偿付额支付,由医疗保险与医疗补助服务中心(Centers for Medicare and Medicaid Services,CMS)负责实施。

为减小改革阻力,美国 DRGs 付费制度采用了按医院财政年度逐步引入的方式,用了 4 年时间完成付费方式的转变。该制度前 3 年采取组合费率,即由个体医院成本、区域费率和国家费率三部分组成,第一年组合费率主要由医院实际的医疗成本组成,逐步过渡至第三年费率主要由区域和国家费率的组成,第四年全部为国家费率。

在保证医疗服务可及性的同时,为使医院的利益能够得到合理保障,美国社会保障法要求 CMS 每年对 DRG 的分组及相对权重进行更新,并于 1986 年成立专门的预付制评估委员会(Prospective Payment Assessment Commission,ProPAC)为 DRGs 及费率更新提供建议。首先,由 CMS 委任专业公司对 DRGs 进行更新,被委托公司确认 DRGs 是否需要进行修改。如需要修改,修改之后,进行 2 年的不间断跟踪,以确定修改是否合理。完成更新后,CMS 内部要对 DRGs 相关权重进行校正,某一服务的预计支付费用与未更新之前相比变化幅度不得超过 25%。按疾病诊断相关分组预付费制度在美国的实施过程中达到了一些预期的目标:一定程度上控制了医疗费用的不合理增长;提高了医院的效率和产出率;因为缩短住院天数不是临床医生所能完成的,由此促进医院各部门间的协作以缩短住院天数;加强了医院的经营能力及管理效率,医院必须提高医疗质量和工作效率,才能保证患者在DRGs 最高限额内满意出院,而同时有所结余。同时,在实施过程中也有一些负向影响:一是医疗机构为减少患者的实际住院日,增加了门诊服务,将会导致门诊费用上涨,卫生总费用依然得不到控制;二是医疗机构在诊断过程中,易按收费高的病种诊断收费;三是私立医院因为自身利益的关系不愿收治重病患者;四是部分医院因收入减少,被迫取消了一些必要的但是成本较高的临床服务项目;五是会导致某些医院服务质量降低,阻碍技术进步等问题。

美国针对 DRG 实际操作中容易出现的问题,如患者逆向选择(指医院或医生不愿意接收重症患者)、治疗质量降低、新技术应用受限等,设计不同质量监管和激励约束项目计划。例如美国联邦医疗保险在 2012 年 10 月实施的医院基于价值的支付项目(value-based payment,VBP),通过开展质量绩效评估给予一定的激励。医院再住院减少项目(hospital readmission reduction program,HRRP)对于再入院率高于全国平均水平的减少支付,2014 年主要针对 3 种疾病,分别是急性心肌梗死、心力衰竭和急性肺炎,2015 年又增加髋关节和膝关节手术、慢性阻塞性肺疾病。2015 年 10 月施行了医院获得性条件减负计划(hospital-acquired conditions,HAC),对于绩效排在第四分位的医院给予 99% 支付额。除了发展急性住院病例 DRG 外,对于不适合 DRG 分组的门诊、康复等情况,美国分别研发了门诊版的DRG、护理之家版的 DRG、居家照护版的 DRG。

(2) 瑞典:引入 DRG 是基于医疗服务购买方与医疗服务提供方之间长期博弈的结果。医疗服务提供方希望政府付费能够涵盖医疗机构提供的全部服务,要准确、及时,结算方式还要比较简单、易于操作,同时应当给医疗机构留有一定的利润。而医疗机构购买方(政府)希望控制医疗总费用,公开透明地运用公共资源,在相同花费情况下能够获得数量更多、质量更好的服务。

根据瑞典斯德哥尔摩郡的经验来看,DRG 付费方式主要有以下优点:一是简单方便;二是简单易懂,能够用比较规范统一的语言对患者的病情、诊疗进行描述;三是疾病分组较少,易于操作;四是公平性较强;五是技术标准、分组依据及支持政策都相对完整。缺点是对基础数据的质量要求比较高,同时要有比较完备的诊疗指南和信息系统,并需要有严格的监督检查措施。

(3) 德国:2000 年,通过了法定的健康保险改革法案,规定从 2003 年 1 月 1 日起,对住院费用引入全新的全覆盖的 DRGs 付费体系。德国自从 2000 年通过实行 DRGs 付费制度的法案后,建立了由法定医疗保险协会、商业医疗保险协会和德国医院协会共同建立的医院支付系统研究中心。该中心由德国政府医疗体制改革委员会直接领导。主要工作是建立一套确定 DRGs 疾病组别的规则及相关编码的规则,并通过疾病和费用数据库的建立,测算 DRG 的付费标准。

德国政府采取循序渐进的方法逐步地推进此项改革:首先选择适合德国国情的 DRGs;其次要在全国范围内推行统一的 DRGs 编码;接下来成立了 DRGs 研究中心,并采集数据和测算成本;最后在全国试点,然后在全国推行。

此外,德国还建立了关于 DRGs 支付的两级谈判机制(包括联邦层面和地区层面),主要由疾病基金协会与医院及其联盟组织代表各自利益群体展开。协商谈判主要围绕费用支付和医疗服务质量监控两方面展开。如果双方协商谈判无果,由联邦联合委员会来裁定。

德国 DRGs 付费制度的主要特点及实施效果如下:

1) DRGs 付费制度确定的基本原则:同种疾病的付费标准一致。具体来说是,有以下特点:全国使用统一的 DRG 编码;在适用范围上,DRGs 几乎适用于所有患者,包括 48 小时内出院的患者以及长期住院的患者;在病种覆盖上,DRGs 覆盖了除精神疾病外的几乎所有的疾病病种;在疾病分类及编码上,将内外科分离,并充分考虑并发症等因素;根据健康保险改革方案确定的目标,最终实现权重系数、基础付费标准统一。

2) DRGs 实施后的主要效果:规范了医疗机构的诊疗行为;患者住院时间缩短;使不同医院之间费用平衡;提高了医疗服务质量;提高了医疗服务的透明度。当然在实施过程中也发现了一些问题:存在选择患者,拒绝收治危重症患者、通过分解住院和先出院再入院来增加病例数量;疾病的分类有待进一步完善;费用标准的制定漏洞较大;数据来源不够全;测算的经验不足;不能改变医疗卫生制度的结构问题;试点医院的费用超支情况仍较为普遍;适用病种有一定的局限性等。

3) 德国 DRGs 制度的进一步改革:①改革 G-DRGs 1.0 版本。进一步扩大病种数的同时对部分病例组进行调整。②进一步扩展基础数据库的采集范围,进行深入的成本分析研究。③扩大专项支付的特殊病种数。

(4) 澳大利亚:从 1984 年 2 月开始实行"国家医疗照顾制"的全民医疗保险计划。在这一计划下,所有澳大利亚居民都可免费享受医院医疗服务,患者在公立医院的费用都不需要自己支付。由于公立医院的绝大部分经费来源于州政府的拨款,加重了国家负担,因此,澳大利亚于 1988 年开始引入 DRGs 用于医院内部及院际间评估。

澳大利亚的实施过程中发现存在的问题:① DRGs 导致患者住院时间的缩短。住院时间的缩短虽然有好处,但也会增加"家庭病床"快速需求的额外负担。② DRGs 编码过度问题。编码过度是指当一个患者诊断编码比实际编码更加严重,以此得到更高的费用补偿。这将导致卫生统计数据的不真实和筹资体系的滥用。③ DRGs 体系更关注治疗而忽视疾病预防和健康教育。④ DRGs 付费模式不区分依赖性高低的病例,使得医院避免接受依赖性强的患者,进而威胁到健康服务的公平性。⑤在精神病患者和慢性疾病方面运用 DRGs 系统还存在一定困难,然而希望得到这方面服务的人群却越来越庞大。

DRGs 支付制度的实施是一项复杂的系统工程,AR-DRG 的成功运用是澳大利亚政府和其他组织不断推动的结果:澳大利亚病例组合临床委员会(Australian Casemix Clinical Committee,ACCC)引导医师群体积极参与,保障病例处置过程和诊断编码的准确性;澳大利亚独立医院定价管理局设置以服务为基础的支付政策和定价框架,提高数据质量以确保全国指导价格的合理性和透明度;澳大利亚分组发展委员会基于患者的特征和利益,通过专门设立的技术组和咨询委员会不断对 AN-DRGs 进行更新和改进。AN-DRGs 自开发到现在已经有近 20 个版本,使其 DRGs 软件及基础临床分类系统的设计处在世界领先地位。

澳大利亚支付制度的总体目标是注重效率和控制成本。不仅仅要控制医院的技术效率,还要提高整个医疗卫生服务的配置效率。配置效率是指让患者资源下沉。技术效率是指在医院对每个患者提供服务时,缩短住院天数,节约服务的成本。要实现这样的目标,需要的不仅仅是技术,还包括对单次住院费用的控制,以及对医保基金的控制。而澳大利亚的控费指的是对总体费用的控制,所以必须关注配置效率。

澳大利亚之前采用定价付费的策略,付费的时候采用权重值权益定价。但这样的做法存在一定的问题,如果患者住院不久去世,仍然用权重值代收费用是不合理的。因为在这种情况下,患者根本没有利用卫生服务,反而须交付很多钱。目前澳大利亚采取三段付费,每段根据不同的卫生服务利用、住院天数等情况设定不同的费率。用三段式的费率来控制费用,引导患者自主控制卫生服务利用效率,通过这样的手段约束人们的行为,最终患者、医生都会有积极的行为和正向的驱动力,减少卫生资源浪费或是医疗费用过高的问题。

（二）按人头支付

按人头付费将经济风险从支付方转移到卫生服务提供者,英国、丹麦、荷兰等国最早采用按人头支付的方式,目前在世界各国广泛使用。

英国的初级卫生保健服务以按人头预付为主。英国医生最初也主要采取按服务项目收费方式。1946 年,英国政府通过《国家健康保险法案》,方案的主要内容是政府以购买初级卫生保健服务的方式,向居民提供基本医疗服务、私人诊疗服务和转诊服务等,并按人头向全科医生支付费用,“按人头付费”为主的付费模式开始正式在英国实施。英国国家医疗服务体系(NHS)向地方的临床委托服务组织(Clinical Commissioning Groups,CCGs)进行费用分配,为了提高卫生服务的公平性,改善基层医疗服务,各地的 CCGs 与全科诊所签订全科医疗服务合同,用按人头支付的方法为当地居民购买全科医生的服务,支付包括人员费用在内的基本与附加服务。目前,按人头支付费用约占全科诊所收入的75%。全科医生承担了全部保健的经济风险,按人头支付可以激励全科医生,限制初级卫生保健、专科服务诊断和住院服务,以最大限度地增加自己的年终奖金。但按人头支付的方式也带来了医疗服务质量和效率低下、医生推诿患者等问题。英国政府开始尝试实行以按人头支付为主的按服务项目、按达标付费和工资制的混合支付方式,2004 年以后引入按绩效支付的付费方式,对签约医生采取“购买服务内容 + 购买服务质量”的混合支付方式。

地方 CCGs 为当地居民购买医疗服务时,对不同类型的服务采取不同类型的支付方式,每一种支付方式又辅以相应的绩效考核措施来保证医疗服务质量。例如,对初级卫生保健服务是采用按人头支付方式为主,按质量结果支付为辅。社区卫生服务主要采用总额预付支付方式,对医院服务主要是按照医疗活动按结果支付。

（三）总额预付制

1. 德国是曾经实行总额预付制的典型国家。德国的医疗保险已经有 120 多年历史,在这一百多年里,德国的医疗保险也经过了大量变动。第二次世界大战后,德国重新建立起覆盖全民的医疗保险制度,但 20 世纪 70 年代的全球经济危机使德国经济增长大幅放缓,而医疗费用的过快增长使卫生总费用占 GDP 的比重持续攀升,迫使政府开始控制医保费用支出。20世纪70—90年代,德国开始实施总额预付改革,这是欧洲最早实施支付方式改革的国家。主要做法是根据医疗保险基金收入增长水平设置医疗费用支出上限,限制医保费用支出增速。此外,还有诸如提高个人支付比例、调整医保药品目录和改革药品定价方式等其他政策。政府每年度给出医疗支出总预算及各类医生协会费用预算,特别是在医院服务、药品供应、贵重设备等方面,严格按预算支付。保险金的再分配与被保险者所缴纳的保险费多少无关,参保人的配偶和子女可不付保险费而同样享受医疗保险待遇。对于月收入低于610马克的工人,保险费全部由雇主承担,失业者的医疗保险金大部分由劳动部门负担。18岁以下无收入者及家庭收入低于一定数额的,可以免交某些项目的自付费用。总费用移交医学会后,各医学会按"点数"付费给医生(每一单项服务被规定为若干"点",某一类医疗费用预算除以某一协会的所有医生在一年中的"点数"的总和,就是每一"点"的点值)。医生、医院与患者之间没有现金流通,医生的报酬由疾病基金支付。德国的付费方式能从供方入手,控制医疗费用的增长。德国后来逐步实行单病种付费、床日付费,最后过渡到 $DRG_s$ 付费。

2. 法国也曾经对医疗费用实行"总量控制,层层承包"的总额预算制费用支付办法。1998年,政府将公立医院的医疗费用定额为6 500亿元法郎,这笔费用通过层层签订合同、层层承包的方式分派给每个医院和医生。由法国国家医疗质量监察中心监督医疗质量。对医院的支付(主要是住院费用)是由基金会按照合同规定支付给医疗机构,再由医疗机构拨付给其下属医院。1998年,法国政府确定的住院费用的定额是2 500亿法郎,上下浮动2.1%。医疗费用开支控制在预算范围内的,将预算的2.1%作为奖励拨给医院,超过浮动范围的,将倒扣医院2.1%。对门诊费用的支付是按照地区医生行会和地区基金会签订的合同支付给医院和医生。

由于医疗服务市场和医保制度本身的复杂性,单一的传统的支付方式已经不能对医疗费用进行合理的控制。如上所述,许多国家开始根据本国医疗市场的实际情况,实行多元化的混合支付方式,以弥补一种支付方式带来的缺陷。例如,发达国家的基层医疗机构多是按服务或按人头支付,也有一些国家如英国等采用按绩效支付。医院多为总额预付以及按病种付费。

## 五、我国目前常用的支付方式

### (一) 按人头付费

例如,上海浦东新区在2012年实施了门诊和住院的按人头付费。主要是依据所在镇当年度新农合参加人数、筹资水平的85%等作为预付总额,预付经费实行按季度预付,年终结算。预付经费用于核定人群在各级医疗机构的门急诊和住院基本医疗补偿。区财政每年按照不超过当年基金预算支出总额1%安排项目表彰资金,年终考核后用于当年度"按人头支付"结余社区的表彰。实行按人头付费后,浦东新区的医疗费用快速上涨势头得到了有效遏制。

### (二) 总额预算

新农合门诊支付方式以总额付费为主。门诊总额付费就是针对门诊就诊人次多,但次均费用低,且大多在基层医疗卫生机构就诊等特点,采取的是一种打包购买的支付方式。新农合门诊总额付费一般以乡镇为单位,根据上年或近2~3年区域服务人口、就诊率、次均门诊费用、服务能力等因素通过测算确定年支付总额。经办机构按年支付总额的80%分期支付,并根据年终考核结果,按奖惩规定决定剩余部分的支付额。超支由医疗机构承担,结余归定点医疗机构所有,从而调动了定点医疗机构通过合理用药合理检查来控制门诊医药费用的积极性。全国大多数省区的门诊支付方式改革,都以总额付费为主,各地取得了不同程度的控费效果。云南省禄丰县最早于 2006 年开始在全县实施门诊总额付费的支付方式改革,通过改革,县乡、村两级门诊次均费用水平低于云南省全省平均水平,乡镇卫生院大处方减少、针剂输液率明显下降。

例如,无锡市在 2006 年开始采用总额预付结算方式,即"总额控制、按月结付、超支分担、节余留成"的办法。年初根据各定点医疗机构参保人员住院医疗费用数据测算下达各定点医疗机构年度医保费用预算总额,对于按月平均计算的累计总额控制在指标以内的费用,按实际(项目)结算,年底定点医疗机构实际发生的参保人员医疗费用与总额控制指标对比,按照结余奖励、超额分担的原则,超支在一定比例以内的,由医保基金按支付,节余的则按一定比例奖励留给医院。和控制总额一起下达的还有参保人员医疗费用个人负担率、转外地住院人次等考核指标。新结算办法的实施,使各定点医疗机构对临床全自费药品和卫生材料的使用进行了重点控制和管理,并取得了明显的效果,目录外全自费占总费用的比例从 2006 年初的 11.37% 下降到年底的 5.28%。参保人员住院个人负担率也从年初的 45% 下降至年底的 29%。

按照总额预算、定额管理、基金预付、结余奖励、超额分担的原则,从 2011 年下半年开始,北京的友谊医院、朝阳医院、同仁医院、积水潭医院 4 家医院实施医保基金总额预付试点工作。截至 2018 年,北京市 319 家定点医疗机构实行总额预付。对北京市未实行总额预付的其他中小型医疗机构(除社区医疗机构外)实行医疗费用总量控制,分级下达医保费用增长控制指标,促进医院加强内部管理,控制医保费用不合理增长,提高基金使用效率。

（三）单病种付费

例如,北京市职工基本医疗保险对 20 种疾病实行了单病种付费,病种包括阑尾炎、甲状腺肿、白内障、子宫肌瘤、卵巢良性肿瘤、腹股沟疝、股疝、胆石症、踇外翻、青光眼、股骨骨折、肛周脓肿、肛裂、肛瘘、痔、子宫内膜异位症、乳腺良性肿瘤、前列腺增生、下肢静脉曲张、脑卒中。如单纯性急性阑尾炎,三级医院治疗时,病种支付标准为 3 100 元,其中基金支付 2 263 元,个人自付 837 元;在二级医院治疗时,病种支付标准为 2 500 元,其中由基金支付 1 900 元,个人自付 600 元。

（四）DRGs 付费

2004 年 9 月,北京市正式成立了 DRGs 应用研究课题组。该课题组收集了北京市 12 家三甲医院 2002—2005 年这 3 年内的 70 万份病历,通过与国内外 DRGs 分组对比分析,建立理论分组模型,在 2007 年成功研制出了 600 多个北京本土化的疾病分组,并基于此开发了"BJ-DRG"分组器工具,并为保障北京 DRGs 试点工作的顺利进行,又在 600 多个分组中筛选出一部分病组作为试行病组。该课题组于 2011 年开始选取 108 组疾病对北京市友谊医院、朝阳医院、人民医院、北京大学第三医院、天坛医院、宣武医院 6 家三级医院,就 DRGs 付费方式在试点医院的推行进行了探索。目前,北京已基本建立适合我国国情的 DRGs 研究体系和当地的 DRGs 付费系统,并制定了常见病的临床路径。

2006 年起国家卫生健康委员会卫生发展研究中心开始设计和研究中国 DRGs 支付方式,在美国、澳大利亚等国 DRGs 系统的基础上,结合我国实际情况,研究我国分组框架与标准,在我国临床专家意见的基础上进行 DRGs。2008 年,受财务司委托,《全国按疾病诊断相关分组收(付)费规范》课题组(以下简称"课题组")正式成立,为创建一套符合中国国情的、全国统一的 DRGs、DRGs 权重赋值以及与之配套的管理制度。卫生发展研究中心组织了由 716 家三级医院,及 20 多个国家级临床专业学术组织组成的专家工作团队开展 DRGs、相对权重及相关配套政策研制工作。2017 年中国 DRG(China DRG,C-DRG)首批试点(深圳市、三明市、克拉玛依市 + 福建省三家医院)正式启动。

2019 年 6 月 5 日,我国医保局等四部门发布《国家医保局 财政部 国家卫生健康委 国家中医药局关于印发按疾病诊断相关分组付费国家试点城市名单的通知》(以下简称"通知"),公布了 30 个 DRGs 付费国家试点城市。2019 年 10 月 16 日,国家医疗保障局印发了《关于印发疾病诊断相关分组(DRG)付费国家试点技术规范和分组方案的通知》正式公布了《国家医疗保障 DRG 分组与付费技术规范》(以下简称《技术规范》)和《国家医疗保障 DRG (CHS-DRG)分组方案》(以下简称《分组方案》)两个技术标准。《技术规范》对 DRGs 的基本原理、适用范围、名词定义以及数据要求、数据质控、标准化上传规范、分组策略与原则、权重与费率确定方法等进行了规范。《分组方案》明确了中国医疗保障疾病诊断相关分组(China health care security diagnosis related groups,CHS-DRG)是全国医疗保障部门开展 DRGs 付费工作的统一标准,包括了 26 个主要诊断类别(MDC),376 个核心 DRGs(adjacent diagnosis related groups,ADRGs),其中有 167 个外科手术操作 ADRGs 组、22 个非手术操作 ADRGs 组和 187 个内科诊断 ADRG 组。CHS-DRGs 具有权威性高、兼容性强、实用性强的特点,是由国内研究 DRGs 方面的知名专家,会同中华医学会,以国家医保版疾病诊断和手术操作编码为基础,融合当前主流 DRGs 版本的优点形成的。

我国存在着较大的城乡差异和地区差异,在推进支付方式改革试点时,应该考虑到各地区之间的差异性,根据地区实际情况和医疗机构运行特点实行不同的支付方式。

## 第四节 医疗保险支付改革与发展

保障所有人获得健康的权利,享受所需的基本卫生服务而又不陷入经济困难,是实现全民健康覆盖的基本内涵,在实现全民健康覆盖医疗保险制度中支付方式起着非常重要的经济杠杆作用。随着医疗改革制度不断调整,为确保给人们提供高质量的卫生服务并同时提高服务效率,医保的支付方式也在朝理想的模式改革与发展。

### 一、医疗保险支付改革的背景

2019 年 1 月 24 日,世界卫生组织发表了关于全民健康覆盖报告。其中,列举重要事实表明:①全球至少有一半人口仍无法获得最基本的卫生服务;②大约有 1 亿人因自费支付卫生服务而被迫陷入极端贫困(即每天的生活费不超过 1.90 美元);③超过 8 亿人(近 12% 的世界人口)花费至少 10% 的家庭预算支付卫生服务。可见,实现全民健康覆盖对于全球各国都是个极大的挑战。

世界卫生组织指出,全球性医疗卫生系统改革的根本目标在于实现"全民健康覆盖",而要实现这一目标,任何国家或地区的医疗卫生系统改革都必须致力于解决以下 3 个方面的议题:①卫生系统如何筹资;②卫生系统如何保护人们避免因为疾病和支付卫生服务费用而导致经济后果;③卫生系统如何促进可利用资源的最佳使用。

其中,第二个议题是指通过合理的支付机制,以风险共担、预付和统筹的方式(一般为医疗保险基金),使每个居民或其家庭都可以获得医疗服务且能够负担得起,避免出现"因病致贫,因病返贫"现象,更好地发挥医保制度应有的功能及作用。

医保制度应通过合理的费用风险分担机制的设计、适宜的支付方式和手段的探索以及相关规则体系的建立,实现对医疗机构行为、质量、费用等的监督和控制作用。形成合理的支付机制需要政府、卫生部门、医保部门各方共同的努力,支付制度不仅仅包括狭义的支付政策、支付原则、支付范围、支付标准、支付方式等,还包括有效的激励机制、法律规章制度以及有效的监管、审查制度,并通过卫生部门横向合作以及政府、司法各部门纵向协调配合,最终形成适合本国或本地区的支付方式、支付制度等。

## 二、全民健康覆盖下医疗保险支付面临的挑战

实现全民健康覆盖最大的挑战就是个人现金支出(out-of-pocket payment,OOP)过高造成的灾难性卫生支出,而同样身为亚洲国家的泰国在实现全民健康覆盖降低个人现金支出并且减少灾难性卫生支出的发生做出很好的示范。泰国的全民覆盖计划(universal coverage,UC)在 2001 年开始施行,其目标是在确保公平的前提下满足全人口所需的基本医疗保健。UC 是为公务员医疗福利计划和社会保障计划人群之外的群体提供综合服务,包括门诊和住院服务,疾病预防和健康促进,实施以来大约 95% 的人口已经被 UC 计划和其他两个公共医疗保险计划所覆盖。自 2001 年实施 UC 政策以来,由于医疗保健费用导致的贫困率明显下降。这些灾难性支出的发生率从 UC 之前的约 5.4% 降至 3% 左右。UC 引入后,在 OOP 支出发生后的贫困状况也出现了类似的改善趋势(由于直接支付医疗保健费用,从实施 UC 前的 18.3% 大幅下降到 8%~10%)。

在计划取得效果和灾难性卫生支出发生率下降的同时,也存在一些问题,在计划签约网络之外的私人医院支付费用、癌症化疗及高成本护理也是造成灾难性卫生支出的重要原因。一项研究表明,大约 19.1% 和 19.5% 的 UC 成员分别在 2003 年和 2004 年绕过了指定的提供者,没有行使免费住院服务的权利。由于门诊医疗费用较低,对于轻微疾病,UC 成员经常选择自我药物治疗并全额支付,而不是使用他们有权获得的免费机构护理,如果他们认为他们的期望未得到满足,他们就会绕过指定的提供者。所以,合理的支付比例以及涵盖种类丰富且高质量医疗卫生服务对于实现全民健康覆盖降低个人现金支付减少致贫非常重要。

我国同样也致力于通过医保支付制度改革不断降低个人现金支付,充分发挥医保支付经济杠杆的调节作用,降低灾难性卫生支出发生率,减少因病致贫、因病返贫的现象,最终实现全民健康覆盖,帮助所有人拥有获得健康的权利。

## 三、社会历史背景下支付改革案例

任何政策的建立与改革都不是独立于社会环境而存在的,根据卫生政策改革的循环(图 2-5),政策形成过程中会分别受到来自社会、政治环境、伦理等外部环境的影响,因此支付制度的确立及改革也必然会受到来自政治及社会伦理的影响,同时也会受到卫生系统内部的影响。

本节以德国 DRG、英国初级卫生保健按人头付费、中国台湾总额预付制为例,从社会历史综合的背景下阐述支付方式的发展历程(表 2-12)。不同的国家或地区可以从这 3 种支付方式的发展历程中汲取经验,根据本国或本地区综合的情况寻找适宜的支付方式及支付模式。

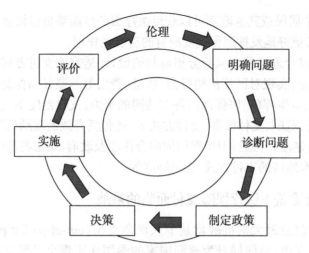

**图 2-5 卫生政策改革的循环过程**

**表 2-12 支付方式改革的社会历史背景**

| 维度 | 德国 DRG | 英国初级卫生保健按人头付费 | 中国台湾总额预付制 |
|---|---|---|---|
| 社会经济压力 | DRG 付费可以促进医院服务的规范化,增加医院绩效与成本的透明度,减少按床日付费带来的住院时间的延长,加强基金对医院的监督职能 | 1948 年改革是为了提高医疗服务的可及性,降低就诊成本;之后 60 年主要是为了提高服务质量 | 控制医疗费用过快上涨、有效分配和利用医疗资源 |
| 影响支付方式选择的主要原因 | DRG 支付方式能够有效解决卫生服务提供不透明、保险基金对卫生服务内容缺乏有效监管的缺失 | 基于对传统支付方式的延续,以及遵循全民健康保障公平性的原则 | 基于对各种支付制度的实验,最终发现总额预付制对于降低医疗费用最有效 |
| 医疗保险体系 | 社会保险体制 | 国家卫生服务体系 | 全民健康保险 |
| 支付方式发展历程 | 1996 之前,主要是总额预付制,包括按床日付费、按特定项目付费等方式;1996 年开始实施按床日付费和按病种付费,按病种付费为DRGs 的实施奠定了历史基础;2000 年开始建立 DRGs | 18 世纪"按服务项目收费";19 世纪初,原始的"按人头付费";1948 年统一采用按人头付费方式;1948 年后逐渐建立按人头付费为主的复合型支付方式 | 1995 年按服务项目付费;1998 年口腔门诊进行试点总额预付制;2000 年中医门诊实行总额预付制;2001 年在西医诊所实行总额预付制;2002 年开始在医院实行总额预付制 |

简言之,医保支付改革主要为解决 3 个关键问题:一是控制医疗费用的不合理增长;二是提高医疗保险基金的使用效率;三是提高医疗服务质量。医保支付改革也并非统一范式,各地区根据当地的实际情况采用不同适宜当地发展的医保改革方式。

从分类看,医保支付方式主要有两大类,一类是预付制,包括按总额预付、按人头预付及按病种支付等几种;一类是后付制,包括按服务项目付费、按服务单元付费等几种。此外,还包含由上述单一支付方式组成的复合支付方式。

目前典型的医保支付改革模式有北京模式、镇江模式、淮安模式,不同的支付改革实践也都起到一定的效果,同时也出现一些问题,各地根据出现的问题不断调整最终实现支付改革目的(表 2-13)。

表 2-13　我国各地区支付改革模式

| 改革模式 | 支付方式 | 背景及具体内容 | 效果及问题 |
|---|---|---|---|
| 北京模式 | 诊断相关组预定额付费(DRGs-PPS) | 北京市自 2003 年开始探索实施 DRGs-PPS,这是一种依据疾病诊断相关分类组合定额付费的支付方式,属于典型的预付制类型。2011 年 7 月,北京市人力资源和社会保障局、卫生局、财政局和发改委联合下发《关于开展按病种分组付费试点工作的通知》,按照"定点医院申请、医疗保险管理部门审核批准"的原则,同年 10 月最终确定在北京市六家三级综合医院开始试点 | 但从实施结果看,由于没有强制全部病例采用 DRGs-PPS 付费,仍有 2/5 的 DRGs 覆盖病例保留了按项目付费。因此医疗机构存在明显的病例选择倾向,费用较高则选择按项目结算,DRGs 支付方式因此不能完全覆盖 |
| 镇江模式 | 总额预算下的以就诊人头为核心的复合式支付方式 | 镇江自 1995 年就开始探索医保支付方式改革,至今已经进行了 6 次重大调整,经历了由"按项目付费"到总额预算下的按人头付费为核心的复合支付方式的转变。虽然会起到一定的控费作用,但医疗机构之间仍产生分解住院、推诿患者等一系列问题。单一的支付方式改革难以起到有效的控费作用。2001 年开始,镇江探索总额预算、弹性结算、部分疾病按病种付费的复合式支付方式,到 2013 年基本形成 | 通过实施总额预算下的按人头付费为核心的复合式结算办法,按统一公式对各医疗机构医保基金预算指标进行计算和分配,实现预算指标分配的规范化 |
| 淮安模式 | 总额控制下的按病种分值结算办法 | 2003 年前后,淮安市在借鉴"总额预付""按病种付费"等支付方式的基础上,参照"工分制"的劳动计量和分配原则,设计了按病种分值结算办法。基本思路是根据不同疾病分组诊治所需的医疗费用之间的比例关系,给每一病种赋固定的分值,大病和重症分值高,轻症分值低,各定点医院以出院患者累计的分值与医保经办机构按照预算的可分配基金(总额)结算费用 | 点数法强调相对价值,实际表明了相应疾病治疗的技术难度、资源消耗程度等,其制度设计逻辑与 DRGs 的逻辑基本一致。但是,该方法对病种分值的计算要求比较高 |

从我国各种模式支付制度的改革经验可以看出,支付制度的改革不是一成不变的,随着医药卫生体制改革的不断深化,支付制度改革虽取得成效但不可避免会出现一些问题,因此

从医保支付方式这一关键点切入,通过设计更加科学合理的支付方式来达到控制医疗服务成本、提高医保资金使用效率,保障患者享受到高水平、高质量的医疗卫生服务。

## 四、医疗保险支付方式改革的历史阶段及发展趋势

20世纪80年代,国际上医疗保险支付方式呈现出以下发展趋势:①支付方式由后付制向预付制发展。预付制包括DRGs支付、按日费用定额支付、按人头定额支付、总额预付制等。预付制的实行对各国控制医疗保险费用起了重要作用。②支付模式由全额支付向部分自付制发展,如法国、德国增加药费中的自付定额,美国、澳大利亚和英国逐步实行自付10%的费用,对控制急剧增长的医疗保险费用起到重要作用。③支付方式由单一方式向复合多种支付方式发展。

经过多年的改革与发展,在实践中逐渐总结出几种支付方式的应用范式,不同医疗机构因业务范围不同而选择与其相适应的单一或复合的支付方式(表2-14、表2-15)。

表2-14　医保在支付方式改革的3个阶段

| 阶段 | 定义 | 内容 | 定价机制 | 核心价值 | 时期 |
|---|---|---|---|---|---|
| 第一阶段 | 数量付费法 FFS 后付制 | 人头、人次、项目、床日数 | 权威机构 | 以医院为核心,关注医疗服务数量,推动了医院的发展,病越看越多;忽略了医生劳动的风险和贡献 | 1883—1980年,始于德国 |
| 第二阶段 | 质量付费法 DRGs 预付制 | 病种疾病分组 | 集体协议 | 以医生为核心,关注医生工作风险和贡献,支持医院预算、规划与创新,控本提质 | 1980—2010年,始于美国,40多个国家采用 |
| 第三阶段 | 价值付费法 VBP 预付 + 奖励 | 医院责任医生组、医院绩效疗效评估 | 社会参与 | 以患者为核心,关注患者的体验和效果;减少了疾病数量,向健康管理发展 | 2010年,始于美国,很少几个国家采用 |

表2-15　不同医疗服务类型对应的支付方式参考

| 医疗服务类型 | 支付方式 |
|---|---|
| 特殊疑难杂症 | 按服务项目付费 |
| 诊断相对容易,治疗方式相对固定的病种 | 按病种付费 |
| 社区卫生服务机构医疗服务 | 按人头付费 |
| 不宜通过延长住院天数来增加医疗费用的疾病;床位利用率较高的疾病;床日费用变动不大的疾病 | 床日费用付费 |

根据国际支付方式改革的经验,以及国内医疗制度、医保制度改革的大背景下,我国支付方式改革也如火如荼地开展,以目前支付改革的现状来看,支付方式的改革整体呈现以下

发展趋势,未来的支付方式发展趋势如何,还需要结合各国、各地区的社会经济环境以及医疗制度的改革与发展。无论支付方式的改革如何变化,最终的目标都是控制医疗费用的不合理上涨,提高医保基金的使用效率,不断提高医疗服务的质量。

（一）支付方式由后付制向预付制发展

支付方式改革的趋势是由后付制转向预付制。之前的后付制以按项目付费为主。这种"点餐式"的按项目付费方式的弊端非常明显,费用仅以服务数量和服务项目计算,不可避免地会产生诱导需求及过度诊疗,医疗费用难以控制,医保基金面临超支风险。

预付制主要包括按床日、人头、病种、疾病诊断相关分组（DRGs）付费等。这种支付方式会先设定支付标准及支付范围,在这种方式下药品、耗材、检查由医疗收入转变为成本,医疗机构为获得更大的效益,会有意识地控制成本,医疗机构的管理模式也由原来的粗放式管理转变为精细化管理,不断提高医疗服务效率。但这种支付方式也可能阻碍新技术的发展,存在医疗机构为控制成本而拒绝开展价格较高的新技术、新项目,不利于医疗服务水平的发展。

（二）由单一支付方式向多元复合式医保支付方式发展

国际经验显示,对医疗机构的支付方式直接改变其医疗行为,然而单一的支付方式难以实现理想目标,根据医疗机构提供不同医疗服务类型而选择多种适宜的支付方式,能更好地调动医疗服务提供方的积极性,控制医疗服务成本,提高服务质量,提升医疗机构的效率。支付方式正在经历由单一支付方式向多元复合式支付方式变革,尽管世界各国医保支付方式改革的具体做法有所不同,但改革的总体趋势却呈现复合性、灵活性、因地制宜等共同特点（表2-16）。

表 2-16　部分发达国家的复合式医保支付方式

| 国家 | 供方支付方式 |
| --- | --- |
| 美国 | 对大型医疗机构住院患者按 DRGs 付费,小型医疗机构住院患者采用按项目付费或按床日付费;门诊患者以按项目付费为主,采用多种付费方式并存的复合医疗费用支付方式 |
| 德国 | 采取复合式支付方式,主要实行总额预算制,且门诊服务和住院服务适用不同的支付方式:住院支付由原来的全额支付向总额预算下的按平均床日支付、按 DRGs 支付以及部分按项目付费转变;门诊服务采用以疾病严重程度和与医生绩效挂钩相结合的付费方式,首先由医疗保险公司以按人头向德国医师协会支付费用,再由医师协会通过计算门诊医师的服务计点积分,按服务项目的相应价值向门诊医生支付费用。 |
| 英国 | 初级卫生保健服务是采用按人头支付为主,按质量结果支付为辅;社区卫生服务采取的是总额预算制,由英国 NHS 以总额预付的方式为慢性病护理等社区卫生服务支付费用;医院则是首先由 NHS 以按服务、按结果付费方式向医院支付费用,再由医院以薪酬形式发放给专科医生 |
| 法国 | 住院主要是按病种支付,基层医疗机构主要采用按服务项目付费和按绩效支付 |
| 加拿大 | 医院采用总额预付和按病种支付,基层医疗采用按服务项目付费为主,其他方式为辅 |
| 澳大利亚 | 公立医院按照总额预付 + 按病种支付;私立医院和门诊按服务项目付费 |
| 日本 | 医院按床日、按病种或按服务项目支付,基层是按服务项目支付 |

2017 年国务院办公厅发布的《关于进一步深化基本医疗保险支付方式改革的指导意见》(以下简称《指导意见》)中提出,进一步加强医保基金预算管理,全面推行以按病种付费为主的多元复合式医保支付方式。到 2020 年,所有医疗机构将逐步实现医保支付方式改革,全国范围内医疗机构将普遍实施适应不同疾病、不同服务特点的多元复合式医保支付方式,按项目付费支付方式比例将显著降低。

（三）医保支付方式改革是一个长期的过程

医保支付方式改革并不是一蹴而就的,需要根据医药卫生体制改革实时调整,并随着医疗卫生领域的发展而不断完善。各国的医疗保险支付方式最初都是在按服务项目支付的基础上逐步发展改进的。随着医疗服务体系的发展,医疗机构提供医疗服务类型的增多,医保支付方式也越来越丰富,出现了按人头付费、总额预付制、按病种付费、按绩效付费等支付方式。

（四）支付方式改革需要因地制宜,考虑地域特征

医疗保险支付方式改革应考虑地域特征,要符合不同国家不同地区的经济发展水平、医疗卫生体制以及疾病谱等,以保证支付方式的可行性与有效性。

我国城乡差异和地域差异较大,在推进支付方式改革试点时,应该考虑到各地区之间的差异性,根据实际情况和医疗机构运行特点实行不同的支付方式。在经济水平较高的地区,可以积极探索并实施 DRGs 的支付方式。经济相对落后的地区,为了满足当地人民的医疗服务需求,支付方式更加简单便捷,目前仍应实施按项目付费为主的支付方式,逐渐向按病种支付为主的复合型支付方式过渡。

（五）逐步增强对总额控费的约束

任何支付方式都有其不可避免的缺点。例如,按床日付费容易导致住院日延长;单病种付费虽然会降低平均住院日,但医院会推诿重症患者和分解住院;DRGs 支付方式相对合理,不仅是一种科学的支付方式,更是一种评价工具,可以比较不同医疗机构之间的服务水平、质量和效率,但仍然存在诊断升级、增加服务数量的风险。总体而言,预付制可能导致服务数量和水平下降、分解住院、推诿重症患者等。因此,预付制下总额控费就非常必要。

过去单个医疗机构的总额控制有明显的弊端,即推诿重症、减少服务。为杜绝此现象,《指导意见》建议,设计基于区域的支出上限总额控制。在这种模式中,医疗机构实际获得的补偿是"相对分值",这样能够促进同级医疗机构之间良性竞争,有效避免医疗机构筛选患者和刻意减少服务的行为。同时,建议对危重复杂病例采取按项目付费。需要注意的是,在预付制下,控制费用不是唯一的目标。在支付方式改革的过程中,比控制费用更为重要的是不断提高医疗质量和水平。

（六）发展以价值为导向的医保支付方式

"价值医疗"在中国的提出始于 2016 年。中国政府、世界银行、世界卫生组织联合发布医改报告——《深化中国医药卫生体制改革——建设基于价值的优质服务提供体系》,其中明确提到,探索如何在最低成本下获得最佳的治疗效果,倡导从传统医疗服务转型为"以人为本的一体化服务",实现供给侧与需求侧利益的平衡。2017 年,第一届中国价值医疗高峰论坛提出了中国版"价值医疗 5E 框架",即效益（efficacy）、效率（efficiency）、效果（effectiveness）、患者主导（empowerment）、同理心（empathy）。新时代背景下,实现价值医疗是我国健康服务体系转型的必要举措。

在医疗卫生领域,"价值"可以定义为每单位成本的医疗服务产出。但从患者、医疗机构和支付方角度看,价值的定义各不相同,从支付方来看,其内涵在于通过医疗服务质量评价和奖惩机制,规范和激励医疗服务提供者行为,提高医疗质量、提升患者就医满意度、避免过度医疗。

在医疗保险领域,"价值"更多用于医保支付层面,"以价值为导向的支付制度改革""按价值付费"成为多数行业专家的共识,"价值"意味着患者健康状况改善,包括医疗质量提高、患者满意度提升、医疗费用减少。

"价值"被看作医疗服务成本(费用)与质量(效果)的比值,对于医疗机构和医保支付方若想提高医疗价值创造效益,需要考虑是降低分母即减少服务成本或扩大分子即提高医疗服务质量。而事实上,在社会政策领域,"价值"不仅仅涉及经济价值,还涉及社会价值和政策价值。社会价值体现为患者价值和医生价值两个方面,前者即保障患者健康、减少患者因疾病产生的痛苦、提升社会适应能力;后者即实现医生的价值和追求,获得尊重和社会声誉。政策价值体现在医保和医疗服务两个领域,前者即健康责任分担,实现国家健康治理的目标;后者即体现临床价值、尊重医学、重视医疗专业技术。社会价值和政策价值归根结底以患者价值为前提,对个人来讲,最大的价值不是作为患者的价值,而是作为健康人的价值;对国家而言,最大的价值不是全民看病高保障,而是实现全民健康。

因此,从国家治理的角度,医疗保障领域的"价值",即"价值医保",不单单指"质优价廉",更是"全民健康"。2007年,美国医疗保健改善研究所(Institute For Healthcare Improvement,IHI)提出了优化卫生系统绩效的框架,称为"三重目标":改善人群健康,改善患者就诊体验,减少人均医疗费用。从理念上看,"三重目标"与"健康中国"战略目标殊途同归;从治理上看,"以价值为导向"不仅仅是医保部门的任务,也不完全是卫生健康部门的责任,而应站在公共利益的立场重新审视"价值",站在公共政策的角度平衡医保方和医疗服务方的关系,找到多方共治、互利共赢、全民健康的"第三条道路"。

我国目前实行的医保支付方式多为总额预付下的混合支付方式,然而,仅考虑控费这一目标容易导致医疗服务供给方过度压低成本,降低医疗质量,损害患者利益。按价值付费能更好地弥补这一缺陷,一方面能促使医疗服务供方更注重对患者疾病治疗全过程的跟踪与考评,另一方面能激励医疗服务供方选择治疗效果最佳且费用最低的治疗方案,以减少成本。因此,在以预付制为主的多种混合支付模式下,医疗保险支付方需要引入按价值付费这一指标,鼓励医疗服务供给方重视医疗服务质量和数量。

当前,我国医保支付方式改革越来越强调医疗费用和医疗质量的双重控制,各地也开始探索按价值付费引入价值医疗。但总体来说,我国目前仍以总额预付、按人头付费、按病种付费、按项目付费、按床日付费等混合支付方式为主,这些支付方式更多关注医疗费用的控制,在医疗服务质量方面关注度不足。因此,我国在实施医保支付方式改革时,应及时纳入按价值付费,作为支付方式改革的重要补充。

(马 祎 王 宏 李抒彧)

# 参 考 文 献

[1] 卢祖洵.医疗保险学[M].4版.北京:人民卫生出版社,2017.

[2] 陈仰东.支付制度内涵及改革路径研究[J].中国医疗保险,2011(10):23-25.

[3] 王保真.医疗保险支付制度的完善与配套改革[J].中国医疗保险,2012(3):52-55.

[4] 褚福灵.建立基于价值导向的医保支付制度[J].中国医疗保险,2017(11):34-35.

[5] 陈文.基本医疗保险支付制度改革的关注点[J].中国卫生资源,2013,16(1):7-8.

[6] 王禄生.新型农村合作医疗支付方式改革试点研究报告[M].北京:北京大学医学出版社,2010.

[7] 孙丽,吴进军,苏汝好,等.医疗保险支付方式的研究进展[J].医学与哲学(人文社会医学版),2008,29
(11):46-47.

[8] 王禄生,杨青.新型农村合作医疗支付方式改革操作指南[M].北京:人民卫生出版社,2015.

[9] 王莉.医疗保险学[M].广州:中山大学出版社,2011.

[10] 黄国武,刘青.制度可持续才是支付改革的目标[J].中国社会保障,2016(8):80-81.

[11] 孙秀均.社会医疗保险中的道德风险及其控制策略[D].武汉:武汉大学,2004.

[12] 高丽敏,刘国祥.卫生经济学(案例版)[M].北京:科学出版社,2008.

[13] 胡月,冷明祥,黄晓光,等.对医保定点医疗机构支付方式改革的思考[J].中国医院管理,2011,31(2):
50-52.

[14] 王阿娜.医疗费用的控制与医疗保险支付方式的改革[J].宏观经济研究,2012(5):76-79.

[15] 吴群红,高力军,梁立波.医疗保障制度理论、变革与发展[M].北京:人民卫生出版社,2018.

[16] 方蕾.湖北省黄冈市城镇职工基本医疗保险金支付方式的研究[D].武汉:华中师范大学,2012.

[17] 孙纽云,梁铭会,王敏瑶,等.按绩效支付的国际视角——从理论到实践探索[J].中国医院,2012,16(4):
14-17.

[18] 仇雨临,孙树菡.医疗保险[M].北京:中国劳动社会保障出版社,2008.

[19] 许怀湘.美国医保支付方式的演变及对中国医保支付改革的启示[J].中国医院,2012,16(9):69-72.

[20] 王宗凡.合力激发改革综合效应[J].中国卫生,2017(8):21-23.

[21] 靳淑雁.深圳市住院病人的病例组合分析[D].成都:四川大学,2007.

[22] 何子英,郁建兴.走向"全民健康覆盖"——有效的规制与积极的战略性购买[J].浙江社会科学,2017
(2):59-65,157.

[23] 国务院办公厅.医药卫生体制五项重点改革2009年工作安排[R].2009.

[24] 周绿林,张心洁.加快医保支付方式改革的对策建议[J].中国医疗保险,2018(4):18-21.

[25] 官波.我国医保支付方式选择的建议[J].中国卫生经济,2004,23(8):47.

[26] 顾雪非.支付方式改革将成深化医改"引擎"[J].中国卫生,2017(8):19-20.

[27] 国务院办公厅.关于进一步深化基本医疗保险支付方式改革的指导意见[EB/OL].(2017-06-20)[2018-
12-04].http://www.gov.cn/zhengce/content/2017-06/28/content_5206315.htm.

[28] 顾昕,郭科.从按项目付费到按价值付费:美国老人医疗保险支付制度改革[J].东岳论丛,2018,39(10):
79-87.

[29] 王思敏,徐伟,崔子丹,等.价值医疗导向的医保支付方式初探——以中美典型按价值付费项目为例[J].
卫生经济研究,2019,36(2):11-14.

[30] 顾雪非,刘小青.从数量到价值:医保支付如何驱动医疗卫生体系整合[J/OL].卫生经济研究,2020(1):
7-10.

[31] 王冬.基于价值医疗的医疗保险支付体系改革创新[J].社会保障评论,2019,3(3):92-103.

[32] 田国栋.城镇职工基本医疗保险基金平衡的影响因素及对策研究[D].上海:复旦大学,2006.

[33] 郑大喜.医疗保险费用支付方式的比较及其选择 [J].中国初级卫生保健,2005(06):6-9.

[34] 王媛媛.医疗保险按病种分值付费研究 [D].北京:中国社会科学院,2016.

[35] 赵颖旭.美国医疗照顾制度的主要医疗服务支付方式介绍 [J].中国全科医学,2012,15(28):3321-3322.

[36] 彭颖,金春林,王贺男.美国 DRG 付费制度改革经验及启示 [J].中国卫生经济,2018,37(07):93-96.

[37] 胡静,徐勇勇.DRGs 及其对世界医疗费用支付制度的影响 [J].解放军医院管理杂志,1997(02):193-195.

[38] 王海银,周佳卉,房良,等.美国 DRGs 发展演变、支付特征及对我国的启示 [J].中国卫生质量管理,2018,25(06):25-27.

[39] 孙兆泉.长沙市医保参保职工住院费用分析及其控制综合评价模型的研究 [D].长沙:中南大学,2006.

[40] 陆勇.澳大利亚疾病诊断相关分组预付费模式运作机制及效果评价 [J].中国卫生资源,2011,14(05):343-345.

[41] 周绿林.我国医疗保险费用控制研究 [D].镇江:江苏大学,2008.

[42] 齐红明.我国社会医疗保险费用控制研究 [D].沈阳:辽宁工程技术大学,2006.

[43] 陈翔,王小丽.德国社会医疗保险筹资、支付机制及其启示 [J].卫生经济研究,2009(12):20-22.

[44] 栗成强,代涛,朱坤.支付方式对医疗质量的影响分析 [J].中国卫生经济,2011,30(06):63-65.

[45] 杨小丽.区域性统筹城乡医疗保障制度的研究 [D].武汉:华中科技大学,2010.

[46] 钱海波,黄文龙.医疗保险支付方式的比较及对我国的发展前瞻 [J].中国医疗前沿,2007(02):101-103.

[47] 李诗晴,褚福灵.社会医疗保险支付方式的国际比较与借鉴 [J].经济问题,2017(12):6.

[48] 高广颖.支付方式决定行为方式 [J].当代医学,2005(09):88-89.

[49] 马文莉.宁夏三级甲等医院常见疾病诊断相关分组研究 [D].银川:宁夏医科大学,2014.

[50] 董乾.DRG 实施对三级医院住院费用的影响研究 [D].北京:北京中医药大学,2021.

[51] 周宇,郑树忠,孙国桢.德国的 DRG 付费制度 [J].中国卫生资源,2004(03):139-141.

[52] 常峰,纪美艳,路云.德国的 G-DRG 医保支付制度及对我国的启示 [J].2016,35(06):92-96.

[53] 杨迎春,巢健茜.单病种付费与 DRGs 预付模式研究综述 [J].中国卫生经济,2008(06):66-70.

[54] 郭富威,任蒋.DRGs 在美国的发展及在我国的应用对策 [J].中国医院管理,2006(02):32-35.

[55] 甘银艳,彭颖.澳大利亚疾病诊断相关分组支付制度改革经验及启示 [J].中国卫生资源,2019,22(04):326-330.

[56] 张述林,程茂金,王红,等.国外医疗保险制度概述 [J].国外医学(社会医学分册),2005(01):05.

[57] 卢建龙,祁方家,应晓华.社会历史背景视角下的支付方式改革 [J].中国卫生政策研究,2013,6(09):18-23.

[58] 褚福灵.北京市医保支付标准现状分析 [J].北京劳动保障职业学院学报,2019,13(02):5.

[59] 杨燕绥,关翎.医疗服务治理与医保人才需求 [J].中国医疗保险,2017(08):3.

[60] BUSSE R,RIESBERG A.Health care systems in transition:Germany[R].Copenhagen:Regional Office for Europe,2004.

[61] LIMWATTANANON S,TANGCHAROENSATHIEN V,PRAKONGSAI P.Catastrophic and poverty impacts of health payments:results from national household surveys in Thailand[J].Bull World Health Organ,2007,85(8):600-606.

[62] ROSENBAUM L.The whole ball game--overcoming the blind spots in health care reform[J].N Engl J Med,2013,368(10):959-962.

# 第三章
# 针对不同人群的医疗保险筹资与支付

随着社会的发展进步,医疗保障制度也在逐渐发展与完善,各国均有针对不同人群制订的医疗保障制度,特别是针对特需医疗保障的人群。世界卫生组织对于妇女、儿童、老年人、穷人的健康尤为关注,为特需医疗保障人群制订医疗保险计划则成为卫生领域发展中亟须关注的一项内容,只有保障好特需人群的医疗服务权益,才能避免医疗保障体系中出现短板。因此,探索典型国家在特需人群医疗保险的筹资与支付方式具有强烈的现实意义。

## 第一节　妇女与儿童的医疗保险筹资与支付

妇女与儿童是家庭的重要组成部分,保障妇幼健康对家庭和社会的稳定至关重要。从健康的角度来讲,妇女与儿童均属于社会中特需医疗保障的群体。由于妇女的体质与男性有差别,她们极易罹患乳腺、卵巢等妇科疾病。新加坡的研究证明,乳腺癌在该地区女性癌症死因中居于首位,卵巢癌排在第五位。而且女性的预期寿命一般高于男性,因此需要接受健康服务的时间相应要长于男性。同时,由于儿童处在生长发育阶段,会更容易受到外界不利条件的影响而患病。因此,世界各国在设计社会医疗保障制度时都会保护与维护妇女和儿童的权益,并在设计医疗保险计划时,会针对妇女与儿童一生中可能存在的健康风险提供更适合他们的服务项目。妇女与儿童医疗保险更能体现出社会保障的内涵本质,当妇女与儿童等弱势群体罹患疾病时,只有通过社会和国家的互助共济、共同帮助,才能顺利地渡过难关,保证家庭的团结与巩固,保持社会的稳定。

### 一、针对妇女的医疗保险制度

针对妇女的医疗保险,除了要满足参保人享有基本的医疗服务之外,也应专门针对女性的生理特点考虑,提供一些针对女性特有的医疗保险服务项目。妇女负责维系生命的延续,这一职责使得妇女面临的健康风险要高于男性。这些风险主要表现在糖尿病、高血压、肥胖症、抑郁症、不良生活习惯造成的不良生育结果等。乳腺癌在导致女性死亡的癌症排名中位列第二,很多医疗保险中都会为女性参保人提供一些筛查与检验服务,如预防类以及医疗类防治项目。不同的保险合同中,具体条款可能不一样,但是都会包含一些基本的预防服务,例如孕产妇检查、精神咨询、孕产妇营养咨询、健康教育等。美国联邦医疗保险（Medicare）为所有参保的妇女提供两年一次的巴氏涂片检查，如果参保妇女属于高危人群可以一年检查一次，还为 40 岁及以上年龄的女性提供一年一次的乳房 X 线影像检查项目。

（一）针对妇女的医疗保险筹资方式

1. 来源于雇主与雇员共同缴纳保费的社会健康保险　按照经济独立性可分为有工作及无工作两类妇女。有工作的妇女大部分参加了该国的社会健康保险，其保费由本人及其所属企业共同支付。但是对于没有工作收入或低收入妇女人群，参加社会健康保险应交的保费在不同的国家筹集的方式有所不同。例如，法国普通国家健康保险基金允许没有工作的妇女直接作为受助人享有该健康保险所提供的所有服务。此外，法国政府还会对孕妇给予补贴，产科咨询服务费用的 10% 是通过社会健康项目筹集的。

为了保障妇女的基本权益，我国制定了由单位出资的生育保险政策。我国的生育保险是国家通过立法，在妇女劳动者因妊娠和分娩而暂时中断劳动时，由国家和社会提供医疗服务、生育津贴和产假的一种社会保险制度。生育保险待遇主要包括两项：一是生育津贴，二是生育医疗待遇。该保险由单位按照国家规定缴纳生育保险费。在此种筹资方式下，可能存在部分企业不给妇女职工缴纳生育保险的情况，致使生育保险的覆盖面与覆盖水平降低。

2. 由政府出资的健康保险　美国不同的州有不同的针对妇女的健康保险。例如加利福尼亚州有两种面向孕妇的保险项目，其中一个是 Medi-Cal。它是医疗补助计划（Medicaid）项目在该州的一个分项目，是由州政府出资的。只要申请者的收入水平确实处于该保险要求的收入水平范围内，即可在零成本的情况下享受该保险项目所提供的医疗服务。美国的医疗救助计划还为大约 1 200 万低收入女性提供了基本的医疗保险。

如果收入水平高于 Medi-Cal 所要求的最高收入水平，不具有参加 Medi-Cal 医疗保险项目的资格，那么可以选择参加联邦改善医疗保险项目（alliance to improve medicare，AIM）。AIM 项目也是由加利福尼亚州政府出资的，主要为中等收入且没有孕期健康保险的家庭提供保险业务。例如，一个单亲母亲的月收入在 2 453～3 679 美元，就符合 AIM 的参保要求，可以享受医疗保险。

3. 由市场筹集的健康保险　商业医疗保险能够为女性量身定做保险产品，可以针对女性的生育或特殊疾病给予相应的医疗保障服务，如对女性生育期间的花费进行赔付；也有能够针对女性生理特征特别设立的保险，如专门为女性罹患乳腺癌、卵巢癌、宫颈癌等疾病提供医疗保障；还有针对外伤整形手术的健康保险，主要是针对因遭受意外事故而需接受整形手术治疗的女性，可以对其花费的医美整形术的医疗费用进行赔偿。

（二）针对妇女的医疗保险支付方式

医疗保险的支付方式主要有总额预付制、按服务单元付费、按人头付费、按病种支付等支付方式，也有针对具体情况制订的新兴支付方式，针对妇女的医疗保险支付方式可以通过国际案例进行了解。

1. 总额预付下的妇女医疗保险支付方式　美国的医疗补助计划（Medicaid）主要采用的支付方式是总额预付制，包括针对家庭收入处于联邦贫困线（federal poverty level，FPL）133%及以下的孕妇可得到妊娠、生育、产后保健相关服务的资助，以及不在强制性范围内的家庭收入不超过 185% FPL 的周岁以内婴儿、孕妇等群体的资助。各州在总额预付制的支付方式下，补偿方法各有不同。比如，对一些特殊门诊服务，部分州提供建立在成本基础上的支付——即设置支付上限,在限定每年增长率的前提下,在以往成本基础上支付实际成本或者预期费用。美国联邦法律规定,医疗救助对机构单项服务的支出不能超过医疗保健同等服务的合理预期支出,医疗救助支付上限规则也适用于住院服务。

2. 按服务项目的定额支付方式 中国为保障妇女群体的健康所制订的生育保险主要采取的支付方式是复合型的,包括定额、按项目和限额支付相结合的付费方式。定额付费项目一般包括自然分娩医疗费、人工干预分娩医疗费、剖宫产医疗费、引产医疗费、高危人工流产医疗费、流产医疗费、放置(取出)宫内节育器术医疗费、女职工绝育术医疗费等。关于中国生育保险的具体支付内容见表3-1。

表 3-1 中国生育保险制度的具体内容

| 项目名称 | 支付部分 | 不予支付部分 | 备注 |
|---|---|---|---|
| 生育医疗费 | 女职工生育的检查费、接生费、手术费、住院费和药费由生育保险基金支付 | 超出规定的医疗业务费和药费(含自费药品和营养药品的药费)由职工个人负担 | 女职工生育出院后,因生育引起疾病的医疗费,由生育保险基金支付;其他疾病的医疗费,按照医疗保险待遇的规定办理。女职工产假期满后,因病需要休息治疗的,按照有关病假待遇和医疗保险待遇规定办理 |
| 生育津贴 | 女职工依法享受产假期间的生育津贴,按本企业上年度职工月平均工资计发,由生育保险基金支付 | 生育保险基金不予支付下列费用:①不符合国家和省城镇职工基本医疗保险和生育保险的药品目录、诊疗项目、医疗服务设施项目及相关就医管理规定的费用;②因为医疗事故发生的费用;③分娩期外治疗生育并发症的费用 | |

2019年3月,中国针对妇女群体制定的生育保险被并入城镇职工基本医疗保险当中。目前,中国的基本医疗保险体系由城镇职工基本医疗保险与城乡居民基本医疗保险构成,广泛实行的是按服务项目付费,属于后付制度,在运行过程中出现了难以有效控制费用的情况。随着基本医疗保险全面覆盖工作的大力推进,医保支付方式的革新已经成为控制医疗费用过快增长的主要手段。各地根据其实际情况均在探索革新的医保支付方式,形成了各具特色的支付方式典型。例如,江苏省镇江市的总额预算、弹性结算、部分疾病按病种付费都初步达到了鼓励医院形成费用节约机制的目的。

国家医保局发布的《2018年医疗保障事业发展统计快报》显示:截至2018年末,基本医疗保险参保人数13.44亿人。其中,参加职工基本医疗保险人数3.167亿人,全年生育保险参保人数仅有2.04亿人。由于城镇职工基本医疗保险具备统筹基金与个人账户,拥有强大的缴费能力,因此,将生育保险基金并入职工基本医疗保险基金将比单纯的生育保险保障更多人,进一步强化了对妇女职工医疗权益的保障能力。

3. 专项补助计划 妇女医疗保险有专门针对该群体特殊病种的保险模式。比如,中国

"精准扶贫"工作提出的农村妇女"两癌"（乳腺癌和宫颈癌）免费筛查项目。在农村地区全面实施免费孕前优生健康检查、农村妇女增补叶酸预防神经管缺陷、新生儿疾病筛查等项目,有利于提升孕产妇和新生儿危急重症救治能力与我国整体的妇幼健康服务水平。

美国联邦医疗保险提供针对妇女的医疗保健,主要是针对妇女进行宫颈癌、乳腺癌筛查活动。

作为2010年《平价医疗法案》(*Affordable Care Act*, ACA)的结果,从2011年1月1日开始,美国联邦医疗保险放弃了自付费用用于乳房 X 线检查和子宫颈涂片检查,从而消除与这些测试相关的任何自付费用,美国联邦医疗保险计划针对妇女两癌筛查保障的具体内容及相关支付情况见表 3-2。

表 3-2　美国联邦医疗保险针对妇女两癌筛查的保障

| 有效年份 | 项目名称 | 支付形式 | 美国预防服务工作组建议 | |
| --- | --- | --- | --- | --- |
| | | | 乳腺癌 | 宫颈癌 |
| 1989—1990 | 巴氏涂片每 3 年 1 次 | 20% 共付;100 美元免赔额 | 1989 年: 每 1~2 年 1 次 X 线检查(50~75 岁女性) | 1989 年:每 3 年 1 次巴氏涂片(65 岁以下) |
| 1991—1995 | 35~39 岁进行首次乳房 X 线检查;40 岁以上的妇女每 11 个月检查 1 次 | 20% 共付;100 美元免赔额 | 1996 年: 每 1~2 年 1 次乳房 X 线检查(50~69 岁) | 1996 年:每 3 年 1 次巴氏涂片(无年龄限制) |
| 1996—1997 | | | | |
| 1998—2000 | 乳房 X 线检查 | 20% 共付;无免赔额 | | |
| 2001 | 巴氏涂片 2 年 1 次 | — | | |
| 2002 | | | 2002 年: 每 1~2 年 1 次乳房 X 线检查(40 岁以上) | |
| 2003—2004 | | | | 2003 年:每 3 年 1 次巴氏涂片(65 岁以下) |
| 2005—2007 | 首次参加美国联邦医疗保险 B 部分并在 6 个月内完成 1 次筛查 | 20% 共付;100 美元免赔额 | | |
| 2008 | 参加美国联邦医疗保险 B 部分并在 12 个月内完成 1 次筛查 | B 部分免赔额取消;20% 共付 | 2009 年: 每 2 年 1 次乳房 X 线检查(50~74 岁) | |
| 2009—2010 | | | | |
| 2011 | 健康结果 12 个月随访 1 次;参加美国联邦医疗保险;巴氏涂片;乳腺 X 线检查 | 受益人无须支付任何费用 | | |

注:来源于美国预防服务工作组建议(United States Preventive Services Task Force, USPSTF);B 部分为美国联邦医疗保险政府负责承保的一部分。

## 二、针对儿童的医疗保险制度

1989年，联合国大会通过了《儿童权利公约》，该公约对"儿童"一词提出了权威说法：儿童，指18岁以下的任何人，除非对其适用之法律规定成年年龄低于18岁。因此，国际上均将0~18岁的人称为儿童。儿童犹如清晨升起的太阳，是一个国家的未来，是一个民族的希望。为了儿童的健康成长，每个国家都很重视儿童与青少年的医疗保险制度建设，利用不同筹资方式提高儿童医疗保险的覆盖率。

儿童医疗保险的服务范围会根据国家的不同，筹资方式的不同而略有差异。但是大概的服务范围与社会保险的范围基本一致，主要包括预防性疫苗接种、挂号费、检查费、利用各类医疗服务产生的治疗费、住院期间的伙食费、处方药费等。

（一）针对儿童的医疗保险筹资方式

1. 雇主与雇员共同缴纳保费的社会健康保险 由于儿童没有收入，处于被抚养阶段，有很多国家为儿童制定了免费的医疗保险计划。德国在《社会法典》第五卷中针对"家庭保险"规定中指出：国家法定医疗保险应遵循"免费联动保险原则"，即只要家庭中任意一位家长参与了法定医疗保险，那么他（她）的孩子就可以跟随这位家长享受免费的医疗保险。日本社会医疗保险也有与德国类似的联动机制，儿童的监护人如果参加了国民健康保险或社会保险，那么他们即可享受政府或社会保险机构的医疗保险，而无须另外缴纳保险金。

2. 政府筹资的医疗保险 我国的城乡居民基本医疗保险覆盖所有儿童的基本医疗服务，由个人和政府共同筹资。目前城乡居民基本医疗保险并没有全国统一的缴费标准，由各统筹地区设定，与普通城乡居民缴费标准不同的是，儿童的缴费标准和财政补贴都低于普通居民。例如，2020年北京市城乡居民基本医疗保险缴费中，儿童每人每年缴费300元，财政人均补贴1610元，劳动年龄内居民每人每年缴费520元，财政人均补贴2150元。享受困境儿童生活保障的儿童免缴个人部分，由财政全额补贴。

为了保障低收入者及其家庭中的弱势群体享有最基本的医疗服务，1965年美国开始实施医疗补助计划（Medicaid），儿童和青少年是主要受益者之一，联邦政府和州政府采取第三方付款的方式向健康保障提供方支付医疗费。那么，超出申请医疗补助计划资格的儿童及青少年该怎么享受医疗保障权益呢？美国出台了专门面向儿童青少年的医疗保险项目——州儿童健康保险计划（state children's health insurance program of the United States, SCHIP）。SCHIP计划的服务对象主要是无任何保险的低收入家庭儿童及青少年，即年龄在19周岁以下，不符合医疗补助计划的准入条件、没有任何保险、家庭收入低于联邦贫困线2倍的儿童及青少年。该计划同样由联邦或州政府主导并提供资金。

美国各州还有针对儿童群体推出的医疗保障计划，加利福尼亚州儿童服务局（California Children's Services, CCS）就为加利福尼亚州21岁以下身体残障儿童提供医疗保障计划，由州政府与县政府共同资助，CCS为中低收入家庭的孩子提供医疗服务与设备，受CCS保障的儿童必须通过收入检查与健康检查。

3. 非政府组织社区提供的医疗保险 印度政府十分重视发展覆盖妇女儿童的医疗保险制度。除了全国性免费医疗保险，印度政府要求一些医学院及医学研究机构与当地村民合作组成医疗互助保险体系，使得家庭能够承受一般性收入治疗等规模的疾病风险。

4. 商业医疗保险 儿童商业医疗保险作为基本医疗保险的补充，也是一些高收入家庭为获得更优质、更便捷、更舒适的医疗服务的一个选择。商业儿童医疗保险的参保儿童能够获得私人医生的诊治而不需要排队等待。在英国,全科医生(general practioner,GP)守门人制度要求患者需先接受医师的诊疗后,由医师来决定是否需要转诊到医院继续接受治疗。而商业医疗保险甚至都不需要等待 GP 的转院许可,可直接享受专业医生的治疗。在德国,监护人可以为已参加法定医疗保险的监护儿童选择购买商业保险,由私人医疗保险公司提供残疾险以及意外险等保险产品。

(二)针对儿童的医疗保险支付方式

儿童因为处于被抚养阶段,几乎没有收入来源,因此在支付医疗费用时与成年人相比会有一定的优惠。瑞士强制性医疗保险的参保人员在门诊所发生的医疗费用除了保险合同规定的免赔额外,患者还需要自付剩余医疗费用的 10%,直至年度个人自付最高限额。成年人最高限额为 700 瑞士克朗,儿童为成年人的一半,即 350 瑞士克朗。

法国主要的儿童牙科预防计划允许每个孩子在 6 岁、9 岁、12 岁和 15 岁时由牙医(家庭选择)进行免费口腔检查。该计划包括免费看诊、检查(必要时配有 X 线片)和适合儿童及其家人的卫生建议。如果检查显示需要治疗(恢复性治疗或预防性护理,如牙齿裂缝修复),则在另一个疗程期间对牙齿进行治疗,这对患者也是免费的。在该计划中,国民健康保险基金直接支付牙医费用。对于所有其他牙科护理,患者通常支付全部费用,随后基金以 70%的比率向患者报销牙科的保守治疗费用,不包括严格龋齿相关治疗(如口腔正畸、假肢或牙周病)。由患者或者他们的补充健康保险支付最后一部分不报销的费用。

美国州立儿童医疗保险计划资金的支付与使用规定独具特色。各州 1 年获得的儿童医疗保险计划联邦政府分配资金从授予开始,仅适用于本州 3 年。各州在 3 年期限内未能将联邦拨款用完时,需要将未用完资金返还健康公众人类服务部,由健康公众人类服务部负责资金再分配。同时,再次分配资金必须是联邦政府原先的拨款,州政府配套资金只能用于本州开支,不可被再次分配。3 年内未用完原始资金州的余额需要按照健康公众服务部的规定,在 3 年期限内用完原始分配资金的州之间重新划分。这样的资金支付与使用规定使该医疗保险计划的基金运作复杂性加大。

各个国家都有针对具体情况制定相应的妇女儿童医疗保障制度,制度的实施结果也会受到多种因素的影响。美国参加儿童医疗保险计划(children's health insurance program,CHIP)和医疗补助计划(Medicaid)的儿童人数呈下降趋势,如表 3-3 所示。影响医疗补助计划和 CHIP 参保率的因素有很多,如经济、所在州运营能力等因素,每个因素都可能对州及其参与趋势产生不同的影响。例如,在遭受损失的州也可能正在经历就业率下降,医疗补助和 CHIP 参保率也会下降,表明经济情况可能对参保率造成影响。

表 3-3　CHIP 和医疗补助不重复覆盖的儿童数

| 类别 | 人数 / 人 | 类别 | 人数 / 人 |
|---|---|---|---|
| CHIP 2017 财年 | 9 462 794 | CHIP 和医疗补助计划 2017 财年 | 46 405 189 |
| CHIP 2018 财年 | 9 632 367 | CHIP 和医疗补助计划 2018 财年 | 45 919 430 |
| 医疗补助计划 2017 财年 | 36 942 395 | 2017 财年增长率 | −1.0% |
| 医疗补助计划 2018 财年 | 36 287 063 | | |

注:数据来源于统计登记数据系统(SEDS)与 CHIP 登记总报告和表格 CMS-64.EC(截至 2019 年 5 月 1 日)。

对于妇女儿童特殊群体不同的医疗保险制度而言,医保制度筹资与支付方面的具体情况也各不相同。在医保筹资方面,针对妇女儿童的医保筹资模式更加多元化,特定群体的医保基金也更加相对充足、稳健;在医保支付方面,对于妇女儿童特征性的常见疾病筛查与治疗、健康检查等尝试了多种支付方式。通过借鉴国际先进管理经验,结合我国妇女儿童医保制度的实际情况,有针对性地制定妇女儿童医保的改革方案,如何在现有基本医疗保险制度基础上构建针对妇女儿童的医疗保障强大稳固的筹资体系与更有针对性的支付方式具有重要意义。

## 第二节　低收入人群医疗保险的筹资与支付

低收入人群一般是指在一个特定的地理区域和时间周期内的平均收入水平处于一定人群范围末端的群体,在社会经济状况中处于弱势状态。低收入人群生活拮据,长期处于衣食无着、营养不良的状态,患病风险较高,并且一旦患病难以负担医药费用。因此,亟须针对低收入人群建立完善的医疗保障制度。目前大部分国家都通过在主体的医疗保险筹资模式基础上开展医疗救助,并将医疗保险与医疗救助制度相结合,保障低收入人群的医疗需求。医疗救助制度是国家资助中低收入人群参加基本医疗保险,或对中低收入人群中的疾病患者提供专项帮助和经济支持,使他们获得必要的医疗卫生服务的制度。

医疗救助模式主要通过国家举办的医疗机构直接给救助对象提供保险资助或医疗服务,或由政府购买私人医疗服务提供给需要医疗救助的人群。除此之外,政府建立相关的医疗法律救助机构,以帮助医疗纠纷、医疗事故中的弱势群体。政府行为的医疗救助模式下,资金主要来源于国家财政预算支出,在多数情况下实行中央财政和地方财政共同分担,并有社会各界募捐与特别捐税补助等渠道的资金支持。一些慈善机构和社会团体也组织开展一些医疗救济的活动,这种社会行为的医疗救济主要通过筹集慈善物资、开展慈善医疗服务项目等方式,为特需人群提供医疗援助。

### 一、低收入人群医疗救助的纳入标准

1990年,世界银行选取当时一些最贫穷国家居民维持最低生活所需收入,采用购买力平价换算,划定人均日收入低于1美元为国际通用的贫困线(international poverty line)用以衡量绝对贫困状况。2005年,该贫困线调整为日均1.25美元。2015年调整到日均1.90美元。2018年,世界银行提出中等收入国家两条补充性贫困线:人均每天收入低于3.20美元和5.50美元。

由于各个国家经济发展水平的不同,针对低收入人群的医疗保障模式也不尽相同,所帮扶对象的纳入标准自然也有所差别。

在法国,针对低收入人群的医疗救助制度主要由医疗保险普惠制度(CMU)和补充医疗救助津贴(allocation couverture supplémentaire ACS)两种类别的制度构成。CMU包括(CMU de base,CMUB)和(CMU complémentaire,CMUC)两个层次。其中,CMUB受益人免费获得和基本医疗保险参保人同等的医疗保险待遇,享受基本医疗保险所有的全额赔付项目。CMUC提供免费的补充医疗保险权益,CMUC受益人利用基本医疗保险补偿范围内所有项目无须缴纳任何自付费用,根据法律甚至可以免费享受到固定限度内的牙科治疗、眼科及某些医疗设备(助听器、义肢等)医疗服务。法国医疗保险普惠制度的纳入标准如表3-4所示。

表 3-4　法国低收入人群医疗救助制度纳入标准

| 名称 | 类别 | 家庭人口数/人 | 法国本土境内家庭年收入（上限） | 海外省家庭年收入（上限） |
| --- | --- | --- | --- | --- |
| CMU | CMUB | — | 9 601 欧元 | — |
| | CMUC | 1 | 8 645 欧元 | 9 621 欧元 |
| | | 2 | 12 967 欧元 | 14 432 欧元 |
| | | 3 | 15 560 欧元 | 17 318 欧元 |
| | | 4 | 18 153 欧元 | 20 205 欧元 |
| | | > 4 | 每多 1 人加 3 457.807 欧元 | 每多 1 人加 3 848.539 欧元 |

泰国在实施"低收入者医疗福利计划"之初，其救助对象为每月收入 1 000 泰铢以下的人群；自 1992 年，该项目的覆盖范围扩展到没有任何其他医疗保障覆盖的 60 岁及以上的老年人和中小学生；随着该国经济发展水平的进步，2001 年起，救助对象的标准提高到单身者每人每月 2 000 泰铢、家庭每月 2 800 泰铢。在泰国，医疗救助受益者资格一旦确定，受益者可拿到有效期三年的"低收入卡"。同时，其低保制度实行"动态管理"，一旦低保对象的收入超过了低保线，其低保资格就会丧失，那么其医疗救助资格也随之失去。一旦成为医疗救助的受益者，意味着他们基本上可以获得免费医疗服务。

医疗补助计划计划是美国实施的典型医疗救助计划，由联邦政府和州政府合作，为低收入者提供医疗服务的保险。符合标准的美国公民和合法移民可以申请。纳入人群有联邦政府规定强制各州政府救助的特困人群，以及各州政府可以自主决策选择救助的贫困人群。强制各州政府救助的特困人群家庭收入一般处于家庭收入在联邦贫困线（FPL)133% 及以下；自主决策选择救助的贫困人群一般处于收入水平在贫困线以下但是达不到强制性救助标准的老年人、盲人、残疾人等，家庭收入低于 250% 联邦贫困线水平却坚持工作的残疾人，家庭收入不超过 185% 联邦贫困线的妇女儿童，以及因病致贫者等。

我国医疗救助制度建立之初，主要针对低保户和五保户展开救助。随着我国救助制度的不断完善，救助对象扩大到低收入人群和其他弱势群体。我国国务院在《国务院关于印发"十三五"脱贫攻坚规划的通知》中明确了有关健康扶贫工作的具体内容。我国医疗保障精准扶贫政策主要覆盖以下三大类人群：①因病致贫人群；②边缘贫困人群，即收入比贫困标准或低保救助标准稍高，但生活仍然困难的人群；③灾难性卫生支出人群。2015 年国务院办公厅发布了《关于进一步完善医疗救助制度全面开展重特大疾病医疗救助工作意见的通知》，此通知中指出重点医疗救助对象为最低生活保障家庭成员和特困供养人员，并提出要逐步将低收入家庭的老年人、未成年人、重度残疾人和重病患者等困难群众，以及县级以上人民政府规定的其他特殊困难人员纳入救助范围。适当拓展重特大疾病医疗救助对象范围，积极探索对发生高额医疗费用、超过家庭承受能力、基本生活出现严重困难家庭中的重病患者实施救助。在各类医疗救助对象中，要重点加大对重病、重残儿童的救助力度。

## 二、典型国家低收入人群医疗保险的筹资与支付

（一）我国低收入人群医疗保险的筹资与支付

随着改革开放的持续深化，我国对于低收入人群的医疗保障制度也在逐步完善与改进。我

国的医疗救助制度分别于 2003 年与 2005 年在农村和城市建立,其主要筹资渠道是政府财政提供启动资金,同时也有来自社会的资金支持,如来自企业、慈善福利机构、国际组织等的捐赠,从福利彩票中提取部分资金以及社会医疗救助基金等。具体来说分为以下几部分:①中央及省级财政下拨的城乡医疗救助资金;②市及县(市、区)级财政安排的城乡医疗救助资金;③福利彩票公益金支持的城乡医疗救助资金;④社会捐赠;⑤医疗救助基金形成的利息;⑥其他资金。

《关于进一步完善医疗救助制度全面开展重特大疾病医疗救助工作意见的通知》中明确了医疗救助的主要内容为资助救助对象参加社会基本医疗保险,保障其获得基本医疗保险服务,同时进行门诊和住院救助。门诊救助的重点是因患慢性病需要长期服药或者患重特大疾病需要长期门诊治疗,导致自付费用较高的医疗救助对象。国家卫健委已经明确诊疗路径、能够通过门诊治疗的病种,可采取单病种付费等方式开展门诊救助。住院救助是指重点救助对象在定点医疗机构发生的政策范围内住院费用中,对经基本医疗保险、城乡居民大病保险及各类补充医疗保险、商业保险报销后的个人负担费用,在年度救助限额内按不低于70% 的比例给予救助。门诊救助和住院救助的年度最高救助限额由县级以上地方人民政府根据当地救助对象需求和医疗救助资金筹集等情况确定。定点医疗机构应当减免救助对象住院押金,及时给予救治;医疗救助经办机构要及时确认救助对象,并可向定点医疗机构提供一定额度的预付资金,方便救助对象看病就医。

除通过医疗救助的形式资助低收入人群购买医疗保险和提供经济支持外,我国还通过健康扶贫从根本上保障贫困人口享有基本医疗卫生服务,防止因病致贫、因病返贫。2016 年12 月 2 日,国务院在《国务院关于印发"十三五"脱贫攻坚规划的通知》中明确规定了健康扶贫工作的具体内容。在提高医疗保障水平一节当中,明确提出了关于贫困人口医疗保障的筹资制度改革,建档立卡贫困人口参加城乡居民基本医疗保险个人缴费部分由财政通过城乡医疗救助给予补贴,全面推开城乡居民基本医疗保险门诊统筹,提高政策范围内住院费用报销比例。城乡居民基本医疗保险新增筹资主要用于提高城乡居民基本医疗保障水平,逐步降低贫困人口大病保险起付线。在基本医疗保险报销范围基础上,确定合规医疗费用范围,减轻贫困人口医疗费用负担。同时,医疗救助的力度大大增强,贫困人口全部纳入重特大疾病医疗救助范围。对突发重大疾病暂时无法获得家庭支持导致基本生活出现严重困难的贫困家庭患者,加大临时救助力度,支持引导社会慈善力量参与医疗救助。在支付制度方面,提出在贫困地区先行推进以按病种付费为主的医保支付方式改革,逐步扩大病种范围。贫困患者在县域内定点医疗机构住院的,实行先诊疗后付费的结算机制,有条件的地方可探索市域和省域内建档立卡贫困人口先诊疗后付费的结算机制。

2018 年国家卫生健康委、国家发展改革委、财政部、国家医疗保障局及国务院扶贫办联合制定印发了《健康扶贫三年攻坚行动实施方案》(下称《方案》),聚焦深度贫困地区和卫生健康服务薄弱环节,加大政策供给和投入支持力度,防治结合,实施贫困人口大病和慢性病精准救治,贫困地区重点传染病、地方病综合防控,贫困地区基层医疗卫生机构能力提升,深度贫困地区健康扶贫等措施。《方案》提出,目标到 2020 年,基本医疗保险、大病保险、签约服务管理、公共卫生服务对农村贫困人口实现全覆盖;贫困地区医疗卫生服务能力和可及性明显提升,贫困人口大病和长期慢性病得到及时有效治疗,贫困地区艾滋病、结核病、棘球蚴病(又称包虫病)、大骨节病等重大传染病和地方病得到有效控制,健康教育和健康促进工作明显加强,贫困地区群众健康素养明显提升。

随着新医改的持续推进,我国针对低收入人群的医疗保障制度的筹资与支付方式也正在逐步改革与发展。如在医疗救助对象的确定中应逐步将经济贫困与健康贫困有机结合起来,对于长期慢性病患者家庭、残疾家庭等卫生服务需求较高的人群给予关注。此外,对于低保边缘人群的纳入也将有助于避免只针对低保人群救助所产生的悬崖效应。

---

### 江西省关于贯彻落实《医疗保障扶贫三年行动实施方案(2018—2020 年)》

该方案提出要合理提高城乡居民基本医疗保险政府补助标准和个人缴费标准。农村贫困人口参加城乡居民基本医疗保险的个人缴费部分由财政全额资助。各地已实施重大疾病医疗补充保险和其他政府兜底性医疗保障政策,计划 2020 年底前过渡为城乡医疗救助制度提供兜底保障。全面推进城乡居民基本医疗保险普通门诊统筹,参保居民在一级及一级以下定点医疗机构政策范围内门诊费用按 65% 左右报销,在乡镇卫生院(社区卫生服务中心)普通门诊统筹不设起付线,逐步提高并取消大病保险封顶线。农村贫困人口年度累计政策范围内个人负担部分医疗费超过大病保险起付线标准的部分,报销比例在不低于 50% 的基础上再提高 5%。完善重特大疾病医疗救助政策,分类分档细化农村贫困人口救助方案,确保年度救助限额在农村贫困人口政策范围内,个人自付住院医疗费用医疗救助比例不低于 70%。在继续实施"儿童两病"等 10 种大病免费救治以及深入做好对贫困人口患食管癌等 17 种重大疾病专项救治的基础上,逐步扩大救治病种。到 2020 年,救治病种扩大到 30 个,并实现贫困人口大病救治工作规范化。结合分级诊疗制度建设,将家庭医生签约服务费按规定纳入医保支付范围,参加城乡居民基本医疗保险的由门诊统筹基金或统筹基金补助 3 元。全面推进城乡居民基本医疗保险、大病保险、医疗救助和农村贫困人口重大疾病医疗补充保险的信息共享与服务衔接,农村贫困人口在区市范围内实现"先诊疗后付费"和"一站式"结算服务。

---

#### (二)泰国 30 泰铢健康计划

泰国于 2001 年 4 月推出 30 泰铢健康计划。该计划是泰国当时可获得的医疗保险覆盖范围的一种激进扩展,又称全民医疗覆盖计划(UC),旨在为未被任何其他计划覆盖的泰国人提供医疗福利(表 3-5)。参与该计划的穷人在医疗诊所或医院就诊只需要支付 30 泰铢(低于 1 美元),这将是全程治疗的唯一个人现金支出,无论所需治疗的类型或费用如何,而医疗救助对象则可免交 30 泰铢。泰国国家统计局相关研究表明,30 泰铢健康计划是穷人最容易获得的计划(Thailand Development Research Institute 2009)。30 泰铢健康计划的筹资水平很快达到公共医疗支出总额的 60%,因为该计划所涵盖的人员只需支付 30 泰铢的治疗费用,其余的则必须由政府补贴支付。

表 3-5 泰国全民医疗覆盖计划

| 内容 | 基本情况 |
| --- | --- |
| 覆盖面 | 4 700 万人(76%) |
| 原则 | 基础保障 |
| 筹资来源 | 政府补贴 2 100 泰铢/(年·人)(2010 年) |
| 服务提供 | 基于 UC 网络下的合作医院与地方私立医院 |
| 支付方式 | 门诊按人头付费以及 DRG 全球预算加权 |

UC 计划的支付制度采用了一种新的机制,根据事先与医疗保健单位达成的协议,通过支付设计控制成本,从而限制融资以防止超支。

在新制度下,泰国公共医疗保障管理机构作为医疗服务的第三方购买者,更改了购买医疗服务的支付方式。针对普通的门诊服务以及预防和健康促进服务,医保机构取消了原来按服务项目付费的方法,主要采用按人头付费的方法;而对于住院服务以及专科医疗服务,则采用目前世界上比较流行的付费方式,如按病种付费、依照诊断组付费等(图 3-1)。

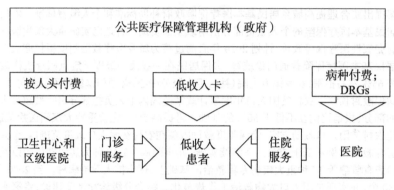

**图 3-1　泰国医疗救助制度支付方式**

（三）美国医疗救助筹资与支付

美国医疗补助计划的资金筹集主要由美国联邦政府筹集,联邦政府根据各州的人均国民收入水平确定匹配供款比例。同时,各州政府也要分担一部分资金筹集,产生的医疗服务费用由州政府提交季度费用报告,以获得联邦报销这些费用的一部分。

在医疗补助计划实施之初,美国各州普遍采取按服务项目付费(FFS)方式为医疗救助受益人支付医疗费用,但按服务项目付费存在诸多不足,如按项目付费无法控制过度医疗。从 20 世纪 90 年代初开始,随着美国私人健康保险领域管理式医疗服务的兴起,各州政府开始利用管理式医疗为医疗救助受益者提供服务,至 2006 年,65.44% 的医疗救助受益者注册了管理式医疗组织,现在管理式医疗救助和按人头付费是医疗补助计划的主导模式(图 3-2)。

此外,美国的志愿者医疗(volunteers in medicine,VIM)诊所模式是根据医疗援助请求在各地创建的社区诊所。目前有 84 个 VIM 成员,为联邦贫困水平在 100%～200% 的低收入人群提供免费的医疗护理,旨在为尚未被医疗保险覆盖的低收入人群提供初级医疗卫生服务,保障这一部分人群的基本权利。

（四）韩国医疗援助计划

韩国的公共医疗系统由国家医疗保险和医疗援助两大部分组成。国家医疗保险制度以社会保险的形式进行管理,医疗援助则是韩国国家基本生活保障制度社会福利计划的一部分,保障医保盲点人群的基本医疗权利。韩国医疗援助计划成立于 1965 年,并为大约 5 800 万人提供医疗保健服务(2011 年),其中包括低收入家庭、老年人、残疾人以及孕妇等特需群体。截至 2012 年,医疗援助有 1 507 044 名受益者,占全国人口的 3.0%。

针对低收入人群医疗保障的筹资方式,大多数国家以国家财政补偿为主,同时不能忽视社会组织在对于特需人群的医疗援助方面起到的重要作用,应该充分利用各方资源,为低收入人群医疗保障构建强大、稳健的筹资渠道,以保障弱势群体的基本医疗权利。在支付方面,将社会基本医疗保险与大病保险、医疗救助、商业保险在对象范围、支付政策、经办服务、监督管理等方面的衔接和信息互联共享,充分发挥制度效能。

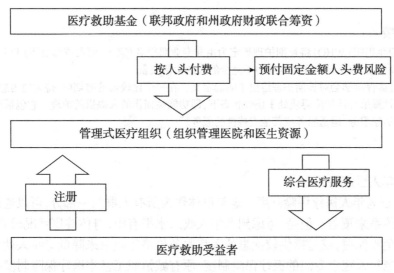

图 3-2 美国医疗救助的筹资与支付方式

## 第三节　针对老年人的医疗保险的筹资与支付

随着世界各国逐渐步入老龄化社会,各个国家越来越关注与重视老年人的健康状况。老年人因劳动能力逐渐丧失,收入也随之大幅度减少,而且随着年岁的增加,身体功能不断下降。因此老年人群罹患疾病的概率非常大,医疗服务的利用率相对较高。老年人为治疗疾病的医疗支出明显高于劳动年龄人群。随着全球大部分国家快速步入老龄化,各个国家老年人医疗支出压力持续增加。同时,老年人群大部分收入能力较低,使得很多老年人医疗负担较重。因此,老年人的医疗保障逐渐受到世界各国的关注。

### 一、老年人群的医疗保险制度模式

（一）长期护理保险

不同国家长期护理保险制度的筹资方式不同。美国的长期护理保险属于商业保险范畴,经过多年的发展,其覆盖面仍非常有限。德国的长期护理保险是强制性社会保险,在 1995 年启动,是德国社会保险中最年轻的分支,其实行"护理保险跟随医疗保险"的原则,由雇员和雇主各承担一半的保费,覆盖面约为 90%。日本的长期护理社会保险于 2000 年正式实施,是社会保险体系的"第五支柱",由税收和社会保险 1∶1 共同筹资。日本政府的中央政府、都道府县、市町村以 2∶1∶1 比例负担 50% 的资金,另外 50% 由公民负担,其中 19% 的保险费来自 65 岁以上的第一类参保对象,31% 的保险费来自 40～65 岁的第二类参保对象。韩国在 2008 年建立了长期护理社会保险制度,采取了与日本类似的护理保险制度。韩国将全民纳入长期护理社会保险制度,其保险费被列入国民健康保险框架内,在原健康保险的基础上增收一定比例的护理保险费。韩国与日本在资金筹集方式上类似,但是与日本相比韩国的保险缴费比例和个人承担部分更高。

> **知识链接**
>
> 世界卫生组织(WHO)将长期护理界定为由非专业照料者(家人、朋友或邻居等)和专业照料者进行的照料活动,以保证自我照料能力不完全的人的生活质量。
>
> 美国健康保险学会对长期护理给出了明确定义:"在一个比较长的时期内,持续地为患有慢性疾病,如早老性痴呆等认知障碍或处于伤残状态下,即功能性损伤的人提供的护理。它包括医疗服务、社会服务、居家服务、运送服务或其他支持性的服务。"

（二）老年人医疗保险

1. 普惠制老年人医疗保险制度　老年群体作为所有人群的一部分,可以通过全民普及的医疗保障体系来覆盖。但是,考虑到老年人收入水平有限,身体健康状况较差,一般会采取降低甚至免收保费,或是提供较优惠的医疗服务价格等政策来降低老年人就医负担。我国尚未针对老年人建立专门的医疗保险制度,原有城镇职工基本医疗保险制度的老年人仍按照该制度享受保险待遇,其他老年人均可参加城乡居民基本医疗保险制度,有些地区老年人参保可享有缴费优惠。

2. 单独设立老年人医疗服务相关的保险制度　独立设置老年人医疗保障制度能够根据老年人的特殊性,制定有针对性的制度设计。普惠制老年人群医疗保险在实际运营过程中存在着一些问题,一是老年人医疗费用不断增长的压力。全世界大部分国家日益加重的人口老龄化意味着,不断攀升的患病人数和高速增长的医疗费用给患者及其家庭带来沉重的财务压力;二是老年人对于医疗保险的需求明显高于其他年龄层段,而现行的社会医疗保险制度虽覆盖面广,但是保障水平低,并不能满足老年人的需求。因此,随着老年人医疗保险制度的不断变革,出现了为老年人单独建立的医疗保障制度。

独立的老年人保障制度普遍采取了政府财政直接资助或在税收、投资政策上给予特殊照顾政策,政府财政的支持已经成为老年医疗保险的社会安全网,意义十分重大。例如美国联邦医疗保险以及日本为75岁以上的老年人单独建立的老年医疗保险基金。

3. 商业性老年医疗保险　商业医疗保险是社会医疗保险的重要补充,一方面商业医疗保险是社会医疗保险未保障部分的补充保险;另一方面,商业医疗保险是普惠制老年人医疗保险未保障人群的补充保险。

商业性老年人医疗保险和普惠性医疗保险存在内容上的互补性。商业医疗保险产品的设计具有一定的灵活性与差异性。商业医疗保险与强制性的社会医疗保险不同,供求关系是由市场决定的,它是根据单位和个人的意愿自愿购买的,但是老年人参加商业医疗保险的保费相对年轻人来说也较高。政府在市场医疗保险中担当监管市场的责任,制定相关法律法规,但是不干预商业保险公司的经营管理。

## 二、国际做法与经验

### (一) 美国

美国是一个以私立医疗保险为主的国家,老年医疗照顾和穷人医疗救助是美国到目前为止仅有的两项全国性的医疗保险政策,由政府承担向贫困者和老年人提供医疗健康服务的责任,而其余公民均参加私营的商业保险或者自费负担自己的医疗费用。1965 年美国议会通过《社会保障法修正案》,医疗照顾制度正式建立,并在美国全国范围内实施。

与社会护理保险相比,商业护理保险为参保人提供了更多样化的护理服务,参保人可以根据自身经济状况选择适合的护理保险品种,其中以美国的长期护理保险最为典型。美国长期护理保险采用商业化运作模式,各个年龄段的人均可投保。不同保险公司的保险费率不同,根据投保人投保时的年龄以及能够享受的福利收取保险费。保险福利内容包括护理院费用、中级护理和日常护理。赔付方式主要以现金赔付。在实际赔付时,保险金通常在等待期(30～180 天)后开始支付。这一保险制度将心理缺陷和精神错乱定为除外责任,因而投保前已患有严重疾病的人群将无法投保。

1. 美国联邦医疗保险覆盖对象　规定只有 65 岁及以上,并领取社会保障津贴(退休金)或铁路退休津贴的老年人才可以享受老年医疗照顾,对不属于上述两个范围内的人,即使年满 65 岁也没有享受老年医疗照顾的资格。

2. 美国联邦医疗保险服务提供的医疗服务项目与资金来源　共分为 4 个部分,具体内容如表 3-6 所示。

表 3-6　美国联邦医疗保险服务提供的医疗服务项目与资金来源

| 美国联邦医疗保险计划 | 提供服务 | 资金来源 |
| --- | --- | --- |
| A 部分 | 住院、长期护理、临终关怀等 | 雇主和雇员 |
| B 部分 | 门诊服务、医生和护士的服务、实验室检验、透析、门诊手术、疫苗、化疗等 | 联邦政府的财政拨款;参保者缴纳的保险费;医疗保险基金的利息收入 |
| C 部分 | 提供部分增值服务 | 由 CMS 按照人头付费的方式向商业保险公司支付保险金,由商业保险公司对参保人群进行管理 |
| D 部分 | 药物保险 | 部分自费 |

3. 美国联邦医疗保险支付方式　见表 3-7。

表 3-7　美国联邦医疗保险支付方式

| 美国联邦医疗保险计划 | 支付方式 |
| --- | --- |
| A 部分 | 以诊断相关组(DRGs)为代表的预付制为主 |
| B 部分 | 门诊服务支付方式美国医疗服务的支付是建立在按项目付费的基础上,按照美国联邦医疗保险支付列表进行支付 |
| C 部分 | 按风险调整的人头付费 |
| D 部分 | — |

（二）日本

日本是世界上老龄化程度最严重的国家之一。在如此沉重的老龄化压力下，日本及时调整了健康服务模式，其改革主要体现在高龄者医疗制度和护理保险上。

1. 高龄者医疗保险制度　在老年人医疗方面，1972 年，《老人福利法》被修改，实现了免费化，用公费填补了老年人应负担的医疗费部分。但随着日本老龄化进程加剧，老年人医疗费用逐步上涨，2011 年日本 75 岁以上老年人医疗费用接近 12 兆日元，给财政带来巨大的压力。经过多年的讨论，日本于 2006 年建立高龄者医疗保险制度，并于 2008 年实施"有关确保高龄者医疗法"。新高龄者医疗保险制度的对象分为前期高龄者及后期高龄者，分别指 65～74 岁的老年人及 75 岁以上的老年人。前期高龄者医疗保险与传统的老年保健制度更接近，而后期高龄者医疗保险制度的变革很大。后期高龄者医疗保险资金的筹集方式如图 3-3 所示。

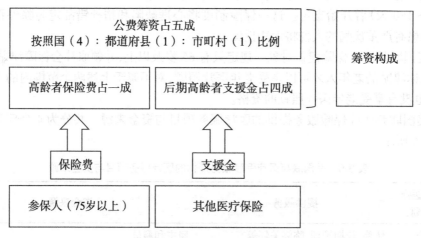

图 3-3　日本高龄者医疗保险制度的资金筹集

2. 长期护理保险——《护理保险法》　日本长期护理保险制度属于强制性社会保险制度，依靠市町村和特别区等各级政府来管理运行。

（1）覆盖对象：日本护理保险制度强制要求 40 周岁以上的民众全部参保，将参保人员分为两类：第一类被称为第 1 号被保险人，是指 65 周岁及以上的所有老年人；第二类被称为第 2 号被保险人，指 40～64 岁的民众。

（2）筹资：日本护理保险服务的保费是通过全社会来共同承担的，主要由国家、都道府县、市町村的财政补助和被保险人支付的保险费两部分组成。保费的具体构成是公共财政承担 50%（其中，国家占 50%，都道府县占 25%，市町村占 25%），剩下的 50% 由单位和参保人以 1：1 的比例共同承担。由于日本护理保险筹集资金来源广泛，使得护理保险基金能够维持稳定，降低了因老龄化引致护理需求快速增长所带来的社会风险。

在 2005 年 4 月通过护理保险制度改革设立的地区支援事业，对其费用的负担比例也按照政府的相关规定确定了下来。按照规定，每年获得的养老金在 18 万日元（每个月 15 000 日元）以上的第 1 号被保险人，将从其养老金中直接扣除护理保险费，被称为特别征收。对于其他经济困难、无法从养老金中直接扣除保险费的老年人，政府将实行个别征收，称为普通征收,这类老年人约占第 1 号被保险人的 20% 左右。普通征收与强制性扣除的特别征收不同,可能会出现被保险人不缴纳保险费的情况,因此为了确保护理保险费的收取,《护理保险法》中规定了被保险人的配偶及其他家属具有支付护理保险费的连带义务。对于迟迟拖欠保险费的被保险人,还会实行债务偿还保险费、限制享受护理服务等措施。

第 2 号被保险人的保险费和医疗保险费一起缴纳给医疗保险的保险人。第 2 号被保险人的保险费由企业和国库负担,同时公司员工的保险费和健康保险费一样也是以工资为基数按比例计算。第 2 号被保险人缴纳的保险费将被放进社会保险诊疗报酬支付基金内,以护理保险支付金的方式支付给市町村。

(3) 支付项目:日本长期护理保险的保险责任是被保险人在 65 岁以上丧失了日常生活活动能力或是在 40~64 岁患有特定疾病所接受的护理服务,内容十分广泛,包括专门机构护理和居家护理,以及出借轮椅、特殊床等福利用具。

护理保险提供的服务,也称护理保险的支付内容,包括居家服务、地区密集型服务、设施服务、居家护理支援(由专业公司的护理管理者提供的护理管理服务)和护理预防支援(地区综合援助中心的保健师提供的护理预防管理活动)。

(三) 德国

德国是世界上人口老龄化程度排名第三的国家。为解决人口老龄化问题,德国在 1993 年颁布了护理保险法,成为第一个以社会立法形式实施护理保险的国家。法律规定每个参加法定医疗保险的人在其法定医疗保险机构参加护理保险,购买私人保险的人则必须参加一项商业护理保险。

德国法律规定护理保险制度按照收支平衡的原则筹集资金。1995 年长期护理保险的保险费按照雇员总收入的 1.00% 缴纳。但是 1999—2005 年以及 2007 年,保险基金的收入弥补不了支出,因此 2008 年保险费上调到总收入的 1.95%,2014 年调整到 2.05%。护理保险制度的筹资方式主要由劳资双方各支付一半。退休人员曾经只需要支付一半的保险费,另一半保险费由养老保险基金来支付。但是从 2004 年开始保险费全部由本人负担。由于考虑到没有子女的参保人从长期护理保险获得的赔付比有子女的老年人多,从 2005 年开始没有子女的参保人需要额外缴纳其总收入 0.25% 的保险费。

德国雇主们最初反对长期护理保险制度,认为这个新的保险制度会增加企业的劳动力成本。雇员们同意减少一个公共假日,即增加一个工作日作为对雇主的经济补偿。因此,德国的长期护理保险费虽然看起来是雇主与雇员平均分担,但实际上雇员通过增加一个工作日补偿了雇主应该负担的费用。

德国长期护理保险支付的服务项目主要分为居家护理和住院护理两个层次,居家护理的老年人可以选择现金给付、服务给付或是混合给付。尽管服务给付的实际价值高于现金给付,大约 70.3% 需要居家护理的老年人选择现金给付。如果选择服务给付,被保险人可以请专业护理人员上门为老年人或患者进行护理,它包括一般护理和重病、长期患者的护理。德国联邦卫生部门的数据显示,长期护理保险理赔案件中,60 岁及以上人群占 33%。

(四) 加拿大

在加拿大安大略省,政策规定对 65 岁以上的老年人和社会救助人员提供处方药品费用的部分给予补偿。当一些家庭的药品支出与其家庭收入比较而言偏高时,安大略省的延龄草药品计划可以为这些家庭提供帮助。这个计划规定:当个人或家庭每年的药品支出达到一定金额时就可以为其提供药品补贴,这个金额被称为可扣除额,它的依据是家庭成员人数和家庭净收入。

（五）新加坡

新加坡于 2019 年通过了长期照顾社会保险法案,推出了强制性的终身保障计划。2020 年 10 月 1 日起所有的新加坡国民和永久居民,只要是公积金会员,在他们 30 岁时,就会被自动纳入终身保障计划。终身保障计划是一项针对严重残疾老年人的低费保险项目,以满足其所需长期照顾的经济支出。新加坡政府在设计终身保障计划时选择了保险覆盖的广度而牺牲了深度。他们的目标愿景是创建一个具有包容性并可持续的保险项目,以较低的保费提供终身保护。因此,该保险能够提供的保障程度并不高。终身保障计划对严重残疾有非常明确的界定,即吃饭、穿衣、如厕、洗澡、下床、在室内走动这 6 项基本生活自理能力活动中至少有 3 项不能独立完成。参保人如果不幸达到了重度残疾标准,每月可获得定额保险金(以现金形式发放),直到参保人去世或经治疗后不再符合重度残疾状态。最初保险金为每个月600 新币,之后每年增长 2%(2020—2025 年)。参与计划的残疾老年人可将每个月收到的现金用于任何合理支出,例如医药费用、家庭护工服务、日常康复治疗或者雇佣佣人。终身保障计划的筹资来源主要是参保人缴纳的保险费。保险费将根据参保人参保时年龄以及性别来决定。例如,在 2020 年一位年龄为 30 岁的男性参保人需要缴纳每年 200 新元的保险费,而他的妻子则需要缴纳每年 250 新元的保险费。当然保险费也会随着参保人年龄的增长而发生变化。保险费可以用其私人存款支付,也可以用保健储蓄账户中的存款支付。老年人一旦进入重度残疾或是达到 67 岁,就不需要进行保费的缴纳。另外,会员还可为其父母、配偶支付终身保障计划的保费。

### 三、我国针对老年人建立的医疗保险制度

我国自 2000 年进入老龄化社会,2010 年全国 65 岁及以上老年人口占比为 8.9%,到2020 年这一数据上升到了 13.5%,人口老龄化程度在不断加深。随之而来的社会问题、经济问题已给我国老年人医疗费用及老年人照顾服务提出了新的挑战。

我国城镇职工医疗保险与城乡居民基本医疗保险具备保障全民医疗服务的水平,能够为老年人提供基本医疗服务的补偿。同时也在探索有特色的老年人长期照护保障制度,如山东省青岛市开展的长期医疗护理保险。

山东省青岛市于 2012 年 7 月率先建立了长期医疗护理保险制度,为我国积极应对老龄化问题,在建立全国性的长期护理保险制度探索上迈出了第一步。青岛市的长期医疗护理制度探索虽然在全国范围内走在了前列,但与发达国家的长期护理保险制度相比仍然存在差距,需要我国在未来的探索中不断完善。

青岛市长期医疗护理保险的服务内容主要包括急性期后的健康管理和维持性治疗、长期护理、生活照料、功能维护(康复训练)、安宁疗护、临终关怀、精神慰藉等基本照护服务。根据失能人员多样化照护需求,确定了专护、院护、家护与巡护 4 种服务形式;根据失智人员多样化照护需求,确定长期照护、日间照护和短期照护的服务形式;参照我国基本医疗保险体系的划分,将长期医疗护理保险分为职工护理保险和居民护理保险,政策规定参加职工社会医疗保险、居民社会医疗保险的参保人全部纳入长期医疗护理保险的覆盖范围。参保职工发生的符合规定的基本生活照料和与基本生活密切相关的医疗护理费用,报销比例为

90%。参保居民发生的符合规定的医疗护理费用按照缴费档次报销,一档缴费成年居民、少年儿童和大学生报销比例为80%,二档缴费成年居民报销比例为70%。巡护期间发生的出诊费、治疗费、医用耗材等费用由护理保险基金按上述标准支付,但是发生的药品费用与检查费用,按基本医疗保险中门诊大病或门诊统筹的相关规定结算。

青岛市长期医疗护理保险的资金来源主要有5种渠道:①按照基本医疗保险缴费基数总额0.5%的比例,从职工基本医疗保险统筹基金中按月划转;②按照基本医疗保险个人缴费基数0.2%的比例,从应划入在职职工本人医疗保险个人账户的资金中按月代扣;③按照每人每年30元标准,财政予以补贴;④按照《青岛市社会医疗保险办法》第三十四条第一项规定,从职工基本医疗保险历年结余基金中一次性划转;⑤社会捐赠。

针对老年人提供特殊的医疗保险制度应根据各国国情而定,一般存在"基本医疗保险保基本,长期护理保险制度保需要"的基本模式。发达国家对于老年人的健康保障水平一般较发展中国家高,在针对老年人特需健康保障的群体中建立起一个具有个性化、系统化的医疗保险制度需要借鉴国际的先进经验,更需要探索因地制宜的政策选择与实现路径。

(石林梅　韩　璐　付文琦　李　翠)

# 参 考 文 献

[1] 国务院办公厅.国务院办公厅关于全面推进生育保险和职工基本医疗保险合并实施的意见[EB/OL].(2019-03-06)[2019-03-25]. http://www.gov.cn/zhengce/content/2019/03/25/content_5376559.htm.

[2] 国务院.国务院关于印发"十三五"脱贫攻坚规划的通知[EB/OL].(2016-11-23)[2016-12-02]. http://www.gov.cn/zhengce/content/2016-12/02/content_5142197.htm.

[3] 严运楼.国外儿童青少年医疗保障的实践与借鉴[J].中国学校卫生,2008,29(5):471-473.

[4] 孙蓉,叶成徽.美国儿童医保模式及启示[J].中国社会保障,2011(3):74-75.

[5] 李丹丹.试析美国《州儿童医疗保险计划》[D].苏州:苏州大学,2017.

[6] 程蹊,陈全功.较高标准贫困线的确定:世界银行和美英澳的实践及启示[J].贵州社会科学,2019,8(6):141-148.

[7] 刘芳.社会医疗保险逆共济问题研究[D].上海:复旦大学,2011.

[8] 丁栋兴,马亚娜.国外医疗救助支付方式对我国的启示[J].卫生经济研究,2009(8):22-24.

[9] 李小华,董军.美国医疗救助及启示[J].市场与人口分析,2006(6):67-72.

[10] 廖辉霞,代安琼.中美两国医疗救助模式比较分析[J].医学与哲学,2014,35(19):60-61.

[11] 成海军.当前我国医疗救助中的重点和难点问题研究[J].学习与实践,2015(8):84-92.

[12] 张泰.我国医疗救助制度建设研究——美国模式的借鉴与启示[D].厦门:厦门大学,2008.

[13] 陈雄清.论我国社会医疗救济制度[J].医院管理论坛,2007,24(4):19-22.

[14] 郭家宏,徐佳星.旧济贫法体制下英国贫民医疗救济探析[J].学术研究,2017(4):131-138.

[15] 国卫财务.关于印发健康扶贫工程"三个一批"行动计划的通知[EB/OL].(2017-04-12)[2017-04-20]. http://www.cpad.gov.cn/art/2017/8/16/art_1747_847.html.

[16] 赵美英,丁一磊,李孜,等.医疗保障制度推进健康扶贫的国际做法和启示[J].中国农村卫生事业管理,2019,39(5):315-318.

[17] 谢春艳,何江江,胡善联.英国卫生服务支付制度经验与启示[J].中国卫生经济,2015,34(1):93-96.

[18] 光明网.第二批中国红十字援外医疗队赴巴基斯坦开展医疗救助服务[EB/OL].[2018-04-30]. http://gongyi.cnr.cn/news/20180430/t20180430_524217106.shtml.

[19] 赵曼,韩丽.长期护理保险制度的选择:一个研究综述[J].中国人口科学,2015(1):97-105+128.

[20] 周绿林,师文,和田康纪.日本高龄者医疗保险制度的改革及借鉴[J].中国卫生经济,2015,34(7):93-96.

[21] 程诚.商业保险经办社会补充医疗保险的路径与模式探析[J].内蒙古金融研究,2014(7):60-62.

[22] 李强.城乡居民长期照护社会保险制度构建研究[D].泰安:山东农业大学,2015.

[23] 杨清红,刘俊霞.医疗保障与老年人医疗服务需求的实证分析[J].上海经济研究,2013,25(10):64-74.

[24] 马骁.长期护理保险需求评估和等级评定的国内外比较研究——分别以青岛市和日本为例[J].中国市场,2017(20):60-63.

[25] RODWIN VG,SANDIER S. Health care under French national health insurance[J]. Health Aff(Millwood),1993,12(3):111-131.

[26] JOHNSON K. Addressing women's health needs and improving birth outcomes:results from a peer-to-peer state Medicaid learning project[J]. Issue Brief(Commonw Fund),2012,21:1-19.

[27] DAVIS K,GUTERMAN S. Rewarding excellence and efficiency in Medicare payments[J]. Milbank Q,2007,85(3):449-468.

[28] SALLOUM R G,JENSEN G A,BIDDLE A K. The "Welcome to Medicare" visit:a missed opportunity for cancer screening among women?[J]. J Womens Health(Larchmt),2013,22(1):19-25.

[29] CRIVELLI L,SALARI P. The inequity of the Swiss Health Care system financing from a federal state perspective[J]. Int J Equity Health,2014,13(1):17.

[30] BAS AC,AZOGUI-LéVY S. Evaluation of children's participation in a national dental programme in France[J]. Community Dent Oral Epidemiol,2019,47(4):291-298.

[31] Statistical Enrollment Data System. Federal Fiscal Year(FFY)2018 Statistical Enrollment Data System(SEDS) Reporting[EB/OL]. [2019-10-17]. https://www.medicaid.gov/chip/reports-and-evaluations/index.html.

[32] FRANC C,PIERRE A. Compulsory private complementary health insurance offered by employers in France:implications and current debate[J]. Health Policy,2015,119(2):111-116.

[33] GUTHMULLER S,JUSOT F,JÉRÔME W. Improving takeup of health insurance program:a social experiment in France[J]. Journal of Human Resources,2014,49(1):167-194.

[34] Congressional Research Service. Medicaid and SCHIP Section 1115 Research and Demonstration Waivers[EB/OL]. [2008-05-23]. https://crsreports.congress.gov/product/pdf/R/R43949.

[35] ELAINE M. A social history of medicine:health,healing and disease in England,1750—1950[J]. Medical History,2003,47(4):233-530.

[36] CITIZENSADVICE. Help with health costs[EB/OL]. [2018-12-21]. https://www.citizensadvice.org.

[37] Volunteers in Medicine. Eligibility protocol until the emergency medical period is over[EB/OL]. [2017-04-20]. http://www.volunteers in medicine.org.

[38] ABZUG R,SABRIN M. The bergen volunteer medical initiative:financing a retirement dream[J]. Nonprofit Management & Leadership,2011,21(3):325-334.

[39] LEE YY,JUN JK,SUH M,et al. Barriers to cancer screening among medical aid program recipients in the republic of Korea:a qualitative study[J]. Asian Pac J Cancer Prev,2014,15(2):589-594.

[40] National Health Insurance Service. Customer support program(2012)[EB/OL]. [2020-08-01]. http://www.nhis.or.kr/menu/boardRetriveMenuSet.xx?menuId=F3323.

# 第四章
# 不同病种的医疗保险筹资与支付

　　疾病有多种分类方法,发病原因、严重程度、病变性质、发生频率和主要病变部位等都可以作为疾病分类的依据。疾病按照严重程度可以分为普通疾病和重大疾病,按照发生频率又可分为常见病和罕见病。重大疾病及罕见病患者是一个不可忽视的庞大社会群体,为缓解疾病所导致的沉重负担,各国在进行医疗保险制度设计时,尤其重视重大疾病及罕见病的医疗保险筹资和支付两大方面。另外,鉴于其他疾病医疗保险的筹资与支付已于其他章节展开介绍,因此本章聚焦于重大疾病以及罕见病医疗保险的筹资和支付。

## 第一节　重大疾病医疗保险的筹资与支付

### 一、重大疾病

　　重大疾病通常具有严重性、复杂性和高费用3个特点。严重性指重大疾病可能造成人们暂时性或永久性劳动力丧失,甚至死亡;复杂性指重大疾病病情复杂、并发症较多或病程迁延反复,需要在医疗技术水平较高的医疗机构诊治;高费用指重大疾病通常需要支付较高的医疗费用,给个人或家庭带来沉重的经济负担。目前,重大疾病没有统一的界定标准,已有文献主要从病种和费用两个角度对大病进行界定。

　　从医学角度来说,重大疾病的判断标准是疾病对患者身体伤害的严重程度,通常指会在较长一段时间内严重影响到患者正常工作与生活的疾病。在医疗保险中,比较常见的前6位重大疾病病种包括心脏病(急性心肌梗死)、恶性肿瘤、脑卒中、冠状动脉旁路移植术、肾功能衰竭和主要器官移植。具体到各个国家,按病种列入大病的范畴不尽相同。如南非人寿协会将心脏病、恶性肿瘤、脑卒中和冠状动脉旁路移植术确定为四大核心疾病;而英国保险协会规定重大疾病保险产品必须涵盖中晚期恶性肿瘤、严重心脏病和导致永久性症状的脑卒中3类疾病;加拿大针对18岁以下儿童的重大疾病险主要覆盖的疾病有脑性瘫痪、先天性心脏病、囊性纤维化、肌营养不良和1型糖尿病。我国是继英国、新加坡、马来西亚之后第四个在医疗保险行业制定并使行业统一重大疾病定义的国家。在2007年,中国保险行业协会与中国医师协会合作完成了我国首个保险行业统一的重大疾病保险疾病定义的制定工作,在《重大疾病保险的疾病定义使用规范》中,根据成年人重大疾病保险的特点,对我国重大疾病保险产品中最常见的 25 种疾病的表述进行了统一和规范,要求我国销售的商业"重大疾病保险"必须包括以下 6 种主要疾病:①恶性肿瘤——不包括部分早期恶性肿瘤;②急性心肌梗死;③脑卒中后遗症——永久性功能障碍;④重大器官移植术或造血干细胞移植术——须异体移植手术;⑤冠状动脉旁路移植术(或称冠状动脉搭桥术)——须开胸手术;⑥终末期肾病(或称慢性肾衰竭尿毒症期)——须透析治疗或肾脏移植手术。

重大疾病除了具备"病情严重"的特点外,通常还"治疗花费巨大",给患者及其家庭造成严重的经济负担,国际上有着与"重大疾病"并行的概念——"灾难性卫生支出"。灾难性卫生支出的测算主要涉及两个基本变量即家庭支付的医疗卫生费用和家庭生活标准。家庭生活标准通常采用家庭消费作为衡量指标,因为它反映每个家庭的实际生活状况,在无法获得家庭消费数据的情况下,也可以利用家庭支出作为替代衡量指标。世界卫生组织提出"家庭现金医疗支出达到家庭支付能力的 40%"即可界定为重特大疾病,家庭支付能力指除了维持生存需要之外的家庭支出。

以上两种方式界定重特大疾病都有其优势和弊端。第一种方式比较简单,虽能够有效确定重点病种,但可能造成不同病种之间的不公平。例如,某情况下乳腺癌被纳入重大疾病,但是同样常见的、高费用的肺癌却没有被纳入。第二种方式可以为患病人群提供精准保障,提高医疗保险基金的使用效率,但是需要对患者家庭收入进行调查,管理成本高。

## 二、重大疾病保险

重大疾病保险指被保险人在保险期间内发生保险合同约定的疾病、达到约定的疾病状态或实施了约定的治疗时给付保险金的健康保险产品。重大疾病保险的根本目的是为病情严重、花费巨大的疾病治疗提供经济支持并分担经济风险。

文献显示,重大疾病保险最早于 1983 年在南非问世,这一产品的创意由外科医生马里优斯·巴纳德最先提出。他发现部分患者在实施心脏移植术后财务状况会陷入困境,没有资金维持后续康复治疗。为了缓解被保险人患上重大疾病或实施重大手术后承受的经济压力,他与南非一家保险公司合作开发了重大疾病保险。此后(1986 年),重大疾病保险被陆续引入英国、加拿大、澳大利亚以及东南亚等国家和地区并发展迅速。我国于 1995 年引入了重大疾病保险,现已发展成为人身保险市场上重要的保障型产品之一。重大疾病保险在发展过程中,保障范围逐渐扩大,保障功能日趋完善,但该类产品的设计理念一直延续至今。

## 三、重大疾病医疗保险的筹资与支付

重特大疾病保障机制健全与否是衡量一个国家医疗保障制度是否完备的重要标志。为缓解重大疾病带来的沉重负担,国际上多个国家都建立了不同模式的大病医疗保障制度。基于重特大疾病保障机制的独立性及其与基本医疗保险制度的关系,可将重大疾病医疗保险的筹资和支付划分为 3 种模式:整合型大病医疗保险模式、专项型大病医疗保险模式和补充型大病医疗保险模式。

（一）整合型大病医疗保险模式的筹资和支付

整合型模式主要通过基本医疗保险制度中的各项政策设计提供重特大疾病保障,而非单独的制度安排。这也是世界上大多数国家通行的做法,即在本国医疗保障体系框架内综合采取各项政策措施,对重特大疾病患者面临的高额医疗费用进行经济补偿,而不再单独建立专门针对某个群体的大病保障制度。该模式各项措施通常与基本医疗保险衔接紧密,政策调节较为灵活,也容易受到基本医疗保障政策变动的影响。典型如德国、日本、韩国等都是在其基本医疗保险体系内通过综合运用各项措施来提高重特大疾病患者保障水平。这种大病保障模式具有很强的互助共济色彩,受益面广且公平性也较高。实施该模式的国家或地区通常经济发展水平较高,基本医疗保险的保障水平也相对较高,为落实各项大病保障政策提供了必要的资金支持。

1. 德国　是最早实行社会保险的国家。早在 1883 年,德国就颁布了《蓝领工人疾病保险法案》。按照法律规定,德国居民必须参加社会保险或商业医疗保险,参保标准通常与收入水平相关。以 2017 年为例,月收入低于 4 800 欧元的德国居民必须参加社会医疗保险,而月收入高于 4 800 欧元的居民既可以选择参加社会医疗保险又可以参加商业医疗保险。社会医疗保险基金主要来自雇主、雇员的缴费,而政府要为低收入群体提供的缴费性补贴。

德国居民在支付医疗费用时通常要求自付一定比例。为了防止因此给患者带来沉重经济负担,通常实施医疗费用自付费限额制度。德国重大疾病的判断标准是基于家庭收入和医疗费用支出进行划定的。通常情况下参加社会医疗保险患者支付的医疗费用限额为评估收入的 2%。如果是慢性病患者,限额则调整至评估收入的 1%。这里的评估收入是家庭总收入扣减每个家庭成员豁免收入后的数额,家庭总收入是在扣减之前的家庭可支配收入。家庭成员的豁免收入因家庭结构不同而存在差异,一般情况下孩子的豁免收入数额比成年人的豁免收入数额要高。以 2017 年为例,某家庭第一位成员豁免收入的数额为参照年收入的 15%,成年人的豁免收入数额为 5 355 欧元,而儿童的豁免收入数额为 7 356 欧元,额度明显高于成人。由于在测算评估收入时是从家庭总收入中扣除家庭成员的豁免收入,这意味着德国医疗费用支付限额受家庭人口多少的影响。而对于社会救助、社会福利或失业保险待遇享受者等特殊群体,其自付医疗费用限额评估标准相对于一般人群有所下调,如 2017 年用来计算自付医疗费用限额的标准收入为 4 809 欧元,该类患者年自付医疗费用限额如下:慢性病为 4 809 欧元的 1%,即 48.09 欧元;非慢性病为 4 809 欧元的 2%,即 96.18 欧元。如果在某一既定的年度,患者自付的医疗费用达到自付费用限额,则需要法定健康保险基金必须将该情况通知参保人。在参保人申请的基础上,法定健康保险基金为该参保人发放该年度剩余时间免费就医通知。

2. 日本　20 世纪初,日本政府参考德国经验后相继制定了《健康保险法》《国民健康保险法》等医疗保险相关法律。至 20 世纪 50 年代末,日本已经建立起比较完备的医疗保障体系。

为解决国民因患大病而导致家庭发生灾难性医疗支出的问题,日本于 1973 年制定了高额疗养费制度。该制度创立之始仅覆盖了部分弱势群体,到 1984 年覆盖到所有人群。

日本高额疗养费制度的补偿方案可称为自付封顶补偿模式,即参保者的医疗自付费用达到某预定额度(封顶线)时将享受全额的补偿。日本高额疗养费制度规定:如果患者一年中医疗费用和护理费用的个人负担额超过一定额度时,高出部分个人只承担 1%。如果患者在一年内已经接受 3 次及以上高额疗养费支付情况下,当月自付限额可进一步降低,其中自付限额主要依据个人的收入水平和年龄划分。年龄 70 岁以上者按收入划分为 5 个级别,不同级别自付限额不同(表 4-1)。此外,由于 70 岁以上的患者年龄较高,社会保险经办机构设定了单独的门诊封顶线。

表 4-1　日本国民健康保险满 70 岁患者不同收入的一次和多次报销个人自付额

| 年收入 / 万日元 | 每月个人自负金额 / 日元 | 多次报销时自负金额 / 日元 |
| --- | --- | --- |
| ＞ 901 | 252 600+（医疗费 –842 000）× 1% | 140 110 |
| 600～901 | 167 400+（医疗费 –558 000）× 1% | 93 000 |
| 210～600 | 80 100+（医疗费 –267 000）× 1% | 44 400 |
| ＜ 210 | 57 600 | 44 400 |
| 居民税免税者 | 35 400 | 24 600 |

另外,日本的高额疗养费制度还提出了"家庭合计"概念,即参保人与家庭成员 1 个月的医疗费用可以合算作为参保人个人的负担额。如果在同一个医疗机构中个人负担的费用额度(包括院外的处方费用)没有超过高额疗养费制度中所规定的个人负担上限,可以将 1 个月内在多个医疗机构中的个人负担合起来计算。同一家庭中,除患者外其他家庭成员在该月所支付的医疗费用也可纳入计算。但是,若未满 70 岁的人接受诊疗,个人负担超过 2.1 万日元才可以加和计算。如果这个合算额超过负担上限,其将成为高额疗养费制度的支付对象。

此外,日本自 1972 年开始实行特定疾病财政补贴政策。特定"疾病"是指一些难以治愈的疾病或罕见病。特定疾病的遴选须满足以下 4 个原则:①稀少性,通常指整个日本患者人数少于 5 万;②原因不明,即发病原因或发病机制尚不明确的疾病;③尚未发现明确有效的治疗方法;④在生活方面有长期障碍(需要长期疗养)。截至 2014 年,日本已经确定了 56 种特定病患,主要包括无法治愈的疾病、小儿慢性疾病等方面的重特大疾病,如贝赫切特综合征、多发性硬化症、重症肌无力等,受益患者总人数达 925 646 人次,即平均每 10 万人中,有 728.4 人享受特定疾病财政补贴政策的福利。日本推出严格的自费项目特定疾病认证,即只有那些持有特定疾病认定书的患者(家庭)才可享有特定疾病财政补贴。

3. 韩国　从 1977 年单位医疗保险的开展到 1989 年城市地域医疗保险的实施,仅 12 年间韩国便建立了全民健康保险制度。2002 年,韩国又将单位医疗保险、地域医疗保险和公教医疗保险三大社会医疗保险子系统合并成统一的制度医疗保险,保险基金筹集以投保人缴费为主,以政府财政补助或其他利息收入为辅。保险费额度原则上是按照收入征收,其中,单位医疗保险和公务员、私立学校教职员保险保费为标准月薪的 3%～8%,由单位和个人各负担一半;地域医疗保险按收入、财产、家庭人口等实行定额制,全部由投保者负担。

韩国重大疾病保障的主要特点是明确了个人负担上限标准,超额部分由公共机构负担。近年来,韩国政府不断探索减免重症高危疾病患者诊疗费用负担的举措。自 2004 年起,韩国将包括各种癌症及帕金森病等 62 种疑难疾病诊疗费用的个人负担比率下降至 20%。2009 年 12 月起,为减轻不同阶层人群的重大疾病医疗费用负担,《国民健康保险法试行修正令》(2009 年)规定个人负担上限随着收入降低而减少:收入标准在前 20% 的人群,个人负担上限标准为 400 万韩元;收入在前 20%～50% 的人群,个人负担上限标准为 300 万韩元;收入标准在后 50% 的人群,个人负担上限标准为 200 万韩元,超额部分将由公共机构负担。

政策的出台使得韩国健康保险整体保障率水平上升,重大疾病患者如癌症、心脏病、疑难杂症患者的保障水平均显著提高。

(二)专项型大病医疗保险模式的筹资和支付

专项型大病医疗保险模式是在基本医疗保险体系框架内单独设立大病保障基金,该模式具备独立性以及强制性。相对于整合型大病医疗保险模式而言,该模式独立筹资,稳定性较强,不易受到医疗保险政策变动的影响。其与原有基本医疗保险政策能否有效衔接,将在一定程度上影响其保障效果。采取专项型大病医疗保险模式的国家比较少,其中比较有代表性的是墨西哥大病保障基金制度。

墨西哥医疗保障制度主要由3个部分组成,即由国家公务员社会保障和福利局(ISSSTE)主管的覆盖政府及公立机构公务员的医疗保险、墨西哥社会保障局(IMSS)主管的覆盖其他正式就业家庭的医疗保险以及联邦卫生部主管的覆盖非正式就业及无业家庭的大众健康保险。2003年,墨西哥医疗改革时仍有55%的人群没有医疗保险,2004年,墨西哥出台大众健康保险制度,其目的是向原来医疗体制下的无保障人群提供预防和基本医疗保障。

墨西哥大众健康保险基金的筹资包括3个渠道:税收、共同责任保险费(政府投入)和家庭保险费。其中家庭保险费的额度根据家庭支付能力确定,按照可支配收入的一定比例缴纳,但最高比例不超过家庭可支配收入的5%。自愿参加该保险的家庭根据收入由高到低分为10组,缴费水平亦由高及低,其中收入最低组家庭不需缴纳任何费用。令人意外的是,尽管缴费水平已经很低,但是缴纳此部分费用的家庭仍然不足1%。此外,大众健康保险在联邦水平还有3个子基金,分别是灾难性支出基金(8%)、用于贫穷地区基础设施投资的基金(2%)和用于应对需求波动和各个州之间交叉利用服务的临时支付基金(1%)(主要是从联邦政府的社会税款和一致性保险费中按一定比例抽取,这有助于分担疾病风险)。大众健康保险定期更新(周期通常为一年)保险金覆盖范围。确定覆盖范围包括两个步骤:首先健康委员会(General Health Council)负责确定灾难性疾病(重大疾病)类型,然后基金技术委员会(Technical Committee of the Fund)决定这些疾病的哪些服务和费用可以被基金覆盖,选择依据包括可支付性、经济性(经济学评价)、资源的可获得性、风险保护性、社会可接受性等。大众健康保险强调对于灾难性医疗费用的分担,对于纳入覆盖范围的疾病患者不需支付任何共付费用。

墨西哥大病保障基金是墨西哥政府基于本国经济发展环境、社会人口结构以及医疗保障水平进行的一项制度创新,在一定程度上为发展中国家解决低收入群体大病保障问题提供了参考。

(三)补充型大病保险模式的筹资和支付

补充型大病保险模式是为补充基本医疗保险而设计的补充医疗保险制度,为患有重大疾病的患者提供经济保障。这一模式通过缴纳保费进行筹资,并非强制性制度安排,参保人可以自由选择加入或退出该保险计划。世界上很多国家都建立了补充医疗保险计划,对基本医疗保险保障水平之上或是保障范围之外的医疗费用提供经济保障。其中,新加坡的终身健保计划比较具有代表性。

新加坡的医疗保障制度由3M计划组成,即由保健储蓄计划、健保双全计划和保健基金计划3个计划共同组成。其中,新加坡政府于1990年推出的健保双全计划是一项大病保险计划,主要是为了满足个人和家庭的重大疾病保障需求。该计划于2015年11月被新加坡政府改革,将其全面过渡为终身健保计划。终身健保计划覆盖范围为所有新加坡国民,由个人自愿投保,政府指定的商业保险公司承办,保费从个人保健储蓄账户中扣除,缴费标准随年龄逐渐递增。

新加坡公立医院将病房分为 A 级、B1 级、B2+ 级、B2 级、C 级 5 个等级,A 级为最高级,条件最好,C 级为最低级别,条件最差,终身健保计划主要保障 B2 级、C 级病房以及在公立医院享受津贴门诊的医疗费用,其他级别病房补偿比例较低。新加坡中央公积金局对终身健保计划未覆盖的项目列有明确的清单,如整形手术、变性手术、牙科治疗、购买肾透析机、人工呼吸器等 19 项不在终身健保补偿范围之内。大病患者需支付起付线下自付额、共付金额以及超出封顶线部分的医疗费用,剩余部分由终身健保计划支付。

为了满足居民更高水平的医疗服务需求,新加坡政府在终身健保计划的基础上推出了一个补充项目——私人综合健保计划,其可以给大病患者更多选择和更多补偿。

尽管各国重大疾病医疗保险存在差异(表 4-2),但仍具有一些共同规律可以探讨,总体上具有"政府主导、立足国情、综合措施、降低负担"的特征。此外,各国采用多项措施,如自付封顶、超额补偿、减免医保费用缴费额度等以降低大病患者经济负担。

表 4-2　典型重大医疗保险模式比较

| 主要模式 | 代表国家 | 是否独立 | 与基本医疗保险体系的关系 |
| --- | --- | --- | --- |
| 整合型重大病医疗保险模式 | 德国 | 否 | 基本医疗保险体系内 |
| | 日本 | 否 | 基本医疗保险体系内 |
| | 韩国 | 否 | 基本医疗保险体系内 |
| 专项型重大病医疗保险模式 | 墨西哥 | 是 | 基本医疗保险体系内 |
| 补充型重大病医疗保险模式 | 新加坡 | 是 | 基本医疗保险体系外 |

## 四、我国重大疾病医疗保险的筹资与支付

（一）重大疾病医疗保险制度发展

1. 计划经济时期　中国医疗保障体系在计划经济时期主要经历了公费医疗、劳保医疗以及农村合作医疗制度建设 3 个阶段。改革开放之前,计划经济背景下的中国在城市和农村实施了不同的医疗保障制度,在城镇施行的是公费医疗(1952—1979 年)与劳保医疗制度(1951—1979 年)。公费医疗主要针对国家机关、事业单位工作人员,劳保医疗制度覆盖企业职工、退休人员及其家属,由劳动者所在企业承担责任。公费医疗和劳保医疗的共同特点是提供免费的医疗服务,此背景下患者无须承担由疾病风险所带来的经济负担,也就不存在重大疾病的概念。同时期针对农村地区的合作医疗(1956—1979 年)由于基金筹资水平较低,保护能力有限,所以"广覆盖、低成本、保基本"成为那个时期新农合工作的基本原则,其主要目的是解决农村居民的常见病和小病问题,因此当时背景下同样不存在大病概念。

2. 市场经济时期　中国医疗保障体系在市场经济时期包括公费医疗与劳保医疗的改革时期、城镇职工基本医疗保险制度建设时期、新型农村合作医疗制度建设时期、城镇居民

基本医疗保险制度建设时期和重大疾病保障建设的新时期 5 个阶段。

(1) 公费医疗与劳保医疗的改革时期(1980—1997 年):伴随着我国市场经济体制改革进程的开启,传统的公费医疗与劳保医疗制度性弊端逐渐显现,成本高昂及公平性差等问题对我国经济体制的转轨、企业所有制结构及医疗机构的市场化改革造成了极大的障碍。为了应对这些问题,我国政府开始对公费医疗和劳保医疗进行改革,主要措施:一是实施参数性改革,即在原有制度框架中引入对供需双方的制约机制;二是进行结构性改革,即开始向社会医疗保险的转型。此阶段,基于当时控制医疗费用快速增长和提高医疗保险统筹层次的现实需求,在我国基本医疗保险制度的改革进程中首次提出大病的概念。

(2) 城镇职工基本医疗保险制度建设时期(1998—2002 年):在城镇职工基本医疗保险制度建设时期(1998—2002 年),相关文件中大病保险的概念再次被提及。这一阶段大病的界定主要是以医疗费用的划分为基础,泛指累计医疗费用超过基本医疗保险基金年度报销最高支付限额的部分。由此可见,此时期提出大病保险概念主要为了适应我国多层次医疗保险体系建设的需求,目的是有效缓解职工大额医疗费用的负担。

(3) 新型农村合作医疗制度建设时期(2003—2007 年):改革开放以后,随着农村合作医疗制度的瓦解和医疗卫生领域的市场化改革,农民的健康保障问题愈加突出,农民因病致贫或因病返贫现象愈加普遍。为了解决广大农村居民的看病就医问题,自 20 世纪 90 年代起,中央陆续出台了一系列文件恢复和重建农村合作医疗制度(后称新型农村合作医疗制度)。在新型农村合作医疗制度(简称新农合)建设阶段,随着新农合的不断发展和完善,在政策的实际运行中也出现了大病与大病统筹的概念。此时期大病的概念以医学上病种的划分为基础,其目的是帮助农民减轻疾病所带来的经济负担,解决因病致贫和因病返贫问题。

(4) 城镇居民基本医疗保险制度建设时期(2008—2009 年):在城镇职工基本医疗保险和新型农村合作医疗迅速发展的情况下,为了构建覆盖城乡居民的医疗保障体系,我国政府开始推进城镇居民医疗保险。在城镇居民基本医疗保险制度建设时期提出了大病和门诊大病概念。门诊大病则是指城镇居民基本医疗保险报销范围内的一些特殊类门诊疾病,一般为治疗周期长、费用高且治愈率较低的疾病(如高血压、糖尿病等)。

(5) 重大疾病医疗保险建设的新时期(2010 年至今):随着全民医保体系的初步建立,我国居民就医有了基本保障,但由于我国的基本医疗保障制度,特别是城镇居民基本医疗保险(以下简称城镇居民医保)和新农合的保障水平比较低,人民群众大病医疗费用负担仍然比较沉重。为了减轻人民群众大病医疗费用负担,解决因病致贫、因病返贫问题,我国开始推进大病医保制度。

2010 年卫生部下发了《关于开展提高农村儿童重大疾病医疗保障水平试点工作的意见》,决定开展提高农村儿童重大疾病医疗保障水平的试点工作。这标志着我国重大疾病保障建设新时期的开启。2011 年,卫生部下发了《关于做好 2011 年新型农村合作医疗有关工作的通知》,要求以省(自治区、直辖市)为单位推开提高儿童白血病、先天性心脏病保障水平的试点,逐步扩大重大疾病救治试点的病种范围(可优先考虑妇女宫颈癌、乳腺癌、重性精神疾病等病种)。2012 年 1 月,民政部等发布《民政部 财政部 人力资源和社会保障部 卫生部关于开展重特大疾病医疗救助试点工作的意见》,要求各省(自治区、直辖市)选择部分县(市、区)开展大病医疗救助试点;同年 8 月 30 日,国家六部委发布《关于开展城乡居民大病保险工作的指导意见》,要求建立大病保险制度,减轻城乡居民大病负担,并规定大病医保报销比例不低于 50%。2015 年 8 月,国务院办公厅印发《关于全面实施城乡居民大病保险的意见》,要求到 2015 年底,大病保险覆盖所有城镇居民基本医疗保险、新型农村合作医疗参保人群,到 2017 年,建立比较完善的大病保险制度,与医疗救助等制度紧密衔接(表 4-3)。本节后续内容将围绕新时期我国重大疾病医保制度展开叙述。

表 4-3　我国重大疾病保险产生与发展的历史脉络

| 时间段 | | 重大疾病概念 | 重大疾病界定标准 | 来源文件 | 目的 |
|---|---|---|---|---|---|
| 计划经济时期(1951—1979 年) | 公费医疗(1952—1979 年) | 无 | 无 | 无 | 无 |
| | 劳保医疗(1951—1979 年) | 无 | 无 | 无 | 无 |
| | 农村合作医疗(1956—1979 年) | 无 | 无 | 无 | 无 |
| 市场经济时期 1980 年至今 | 公费医疗与劳保医疗改革时期(1980—1997 年) | 某些费用开支较大的病种 | 医学上的病种及企业的财务承受能力 | 无 | 解决医疗保险制度统筹层次较低的问题 |
| | 城镇职工基本医疗制度建设时期(1998—2002 年) | 泛指医疗费用超过医保基金年度最高支付限额的疾病 | 医疗费用 | 国务院《国务院关于建立城镇职工基本医疗保险制度的决定》(国发〔1998〕44 号) | 适应我国多层次医疗保险体系建设需要,有效缓解职工大额医疗费用的负担状况 |
| | 新型农村合作医疗制度建设时期(2003—2007 年) | 传染病、地方病等病种 | 医学上的病种 | 中共中央 国务院《中共中央 国务院关于进一步加强农村卫生工作的决定》(中发〔2002〕13 号) | 帮助农民抵御个人和家庭难以承担的大病风险、解决因病致贫和因病返贫问题 |
| | 城镇居民基本医疗保险制度建设时期(2008—2009 年) | 泛指参保者的住院及门诊大病 | 不是单纯地以医学上的病种或医疗费用的划分为基础 | 国务院《国务院关于开展城镇居民基本医疗保险试点的指导意见》(国发〔2007〕20 号) | 突出城镇居民基本医疗保险制度设计的原则,即用有限的医疗保险基金重点解决给城镇居民造成沉重经济负担的医疗服务项目 |

| 时间段 | 重大疾病概念 | 重大疾病界定标准 | 来源文件 | 目的 |
|---|---|---|---|---|
| 重大疾病保障建设新时期(2010年至今) | 第一种概念：危及儿童生命健康、医疗费用高、经积极治疗预后较好的病种；第二种概念：超过一定标准的大额自付医疗费用 | 第一种概念：医学上的病种；第二种概念：医疗费用 | 卫生部《关于开展提高农村儿童重大疾病医疗保障水平试点工作的意见》(卫农卫发〔2010〕53号)；国家发展和改革委员会、卫生部、财政部、人力资源和社会保障部、民政部、保险监督管理委员会《关于开展城乡居民大病保险工作的指导意见》(发改社会〔2012〕2605号)；国务院办公厅《国务院办公厅关于全面实施城乡居民大病保险的意见》(国办发〔2015〕57号) | 有效解决个人高额医疗费用负担 |

（二）保障对象

我国基本医疗保险体系由城镇职工基本医疗保险制度、城镇居民基本医疗保险制度和新型农村合作医疗制度构成，已基本实现医疗保险全民覆盖。然而，三项医疗保险制度之间补偿水平差距较大，尤其是新农合和城镇居民医疗保险，其补偿水平仍然较低，明显低于城镇职工医疗保险，居民患病后经济负担依然较重。城镇居民医保主要面对具有城镇户籍但没有工作的居民，其中老年居民、低保对象、重度残疾人、学生儿童及其他城镇非从业人员等比重较高，这些人群的经济来源没有保障，在遇到大病时医疗负担更重，更需大病保险的保障。因此，多数省市所实施的城乡居民大病保险的保障对象为城镇居民基本医疗保险和新农合的参保人，不包含城镇职工。只有部分省市(如浙江省、山东省青岛市等)将城镇职工纳入了大病保险的保障范围。

（三）重大疾病的界定

我国重大疾病保险中大病的界定主要有两种方法：一种是按病种划分，另一种是按一定的医疗费用额度划分，两种界定方式各有所长。

1. 按病种界定　原国家卫生计生委最初推进新农合重大医疗保障是从病种起步的。如2014年纳入大病的病种有22种。包括儿童先天性心脏病、急性白血病、终末期肾病、乳腺癌、宫颈癌、重性精神疾病、艾滋病机会性感染、耐多药肺结核、肺癌、食管癌、胃癌、结肠癌、直肠癌、慢性粒细胞白血病、急性心肌梗死、脑梗死、血友病、1型糖尿病、甲状腺功能亢进症(甲亢)、唇腭裂、苯丙酮尿症、尿道下裂。目前，部分省市大病保险的保障范围沿用了按病种界定的方法。例如，福建省对大病保障范围进行了特殊规定，即同时满足4个条件，其中一条就是疾病诊断须符合大病保障的病种范围。按病种界定短期内效果明显，操作性强，较易推广,医疗费用可测可控,有利于基金安全,但同时存在公平性差,导致一些医疗费用较高的人群无法得到保障,从而违背了大病保险制度设立的初衷。

2. 按医疗费用界定　与按病种界定相比,按费用支出界定其公平性更好,有利于发挥大病保险的保障功能。2015 年 8 月 2 日,国务院办公厅发布的《国务院办公厅关于全面实施城乡居民大病保险的意见》(国办发〔2015〕57 号)指出按照发生医疗费用的高低程度来界定"重大疾病"更加合理。

从各地具体情况来看,包括湖北、山东、北京在内的大部分省市已取消了大病保险对病种的限制,通常以发生的高额医疗费用作为界定大病保险保障范围。例如,湖北省规定保障对象因患大病发生的高额医疗费用,由新农合(城乡医保)按政策报销后,年内个人累计合规医疗费用超过起付线部分纳入大病保险保障范围,给予适当补偿且不受病种限制。

(四) 筹资方式

《国务院办公厅关于全面实施城乡居民大病保险的意见》提出大病保险的筹资方式,即从城乡居民基本医保基金中划出一定比例或额度作为大病保险资金。城乡居民基本医保基金有结余的地区,利用结余筹集大病保险资金;结余不足或没有结余的地区,在年度筹集的基金中予以安排。完善城乡居民基本医保的多渠道筹资机制,保证制度的可持续发展,并且要求提高统筹层次。大病保险原则上实行市(地)级统筹,鼓励省级统筹或全省(自治区、直辖市)统一政策、统一组织实施,提高抗风险能力。具体到各地,各省市大病保险的基金来源差异不明显,都来源于城镇居民医保、职工医保以及新农合基金的结余;结余不足或没有结余的地区通过提高城镇居民医保、职工医保、新农合筹资来解决,不需要患者另外缴费(表 4-4)。部分经济较发达地区大病保险的部分资金来源于政府补助,例如江苏省规定大病保险筹资标准每人每年不低于 15 元,其中,人均财政补助不低于筹资水平的 80% 和国家规定的财政最低补助标准;浙江省规定大病保险的筹资标准为每人 25 元,所需资金的支付比例为政府或单位 70%、个人 30%。

表 4-4　部分省市大病医保政策

| 省市 | 保障人群 | 保障范围 | 筹资方式 | 支付方式 |
|---|---|---|---|---|
| 浙江省 | 城乡居民、城镇职工 | 高额医疗费用 | 医保基金 | 分段按比例报销 |
| 青岛市 | 城乡居民、城镇职工 | 高额医疗费用 | 医保基金 | 按人群分类报销 |
| 北京市 | 城乡居民 | 高额医疗费用 | 医保基金 | 分段按比例报销 |
| 安徽省 | 城乡居民 | 高额医疗费用 | 医保基金 | 分段按比例报销 |
| 湖北省 | 城乡居民 | 高额医疗费用 | 医保基金 | 分段按比例报销 |
| 天津市 | 城乡居民 | 高额医疗费用 | 医保基金 | 分段按比例报销 |
| 福建省 | 城乡居民 | 高额医疗费用 + 病种 | 医保基金 | 分段按比例报销 |
| 江苏省 | 城乡居民 | 高额医疗费用 + 病种 | 医保基金 + 政府补助 | 病种报销 + 分段按比例报销 |

（五）支付方式

通常情况下,参保人患大病发生高额医疗费用时,由大病保险对经城乡居民基本医保按规定支付后个人负担的合规医疗费用给予保障。为了有效减轻大病患者经济负担,我国政府规定年大病保险支付比例应达到50%以上,并且随着大病保险筹资能力、管理水平不断提高,进一步提高支付比例。同时鼓励地方探索向困难群体适当倾斜的具体办法,努力提高大病保险制度托底保障的精准性。基于此,各省市建立了动态调整机制,地方政府根据实际情况确定研究细化支付方式,比如分段支付方式、基于特殊药物目录的支付方式等。

1. 分段支付方式　医疗费用分段支付指按照医疗费用高低分段制定大病保险支付比例,医疗费用越高支付比例越高。目前分段支付仍是各地大病保险支付方式的首选。通常做法是属于基本医疗保险范围以内医疗项目先经基本医疗保险报销,当自付费用达到大病保险起付线时,再由大病保险按金额分段报销。浙江省、北京市、安徽省、天津市、河北省等大多数地区都采用该种支付方式来控制患者的疾病负担。

2. 基于特殊药物目录的支付方式　特殊药物目录指针对重大疾病建立单独的特药目录,对特药目录中的药品单独规定报销比例,报销过的药品费用不再通过基本医疗保险及大病保险进行报销。例如浙江省舟山市规定一个自然年度内,特殊用药起付标准为8 000元,超过起付标准的部分按50%报销,2015年度支付最高限额为35.33万元。青岛市明确规定,属于医疗补充保险目录范围内的特殊药品,参保患者可以在指定药店购买并结算,不设立救助起付线,同时报销过的特殊药品不再纳入住院和大病保险的报销范围。江苏省也规定参保人员个人按比例负担的特药费用不再纳入大病保险、城镇职工基本医疗自费补充保险等保障范围。

3. 基于病种的支付方式　科学合理的医保支付方式可以有效发挥对医疗服务供需双方的激励约束作用,调节医疗服务行为,引导医疗资源配置。我国部分省市的大病保险采取按病种付费的方式。比如,江苏省自2010年开展提高农村儿童白血病、先天性心脏病医疗保障水平试点工作,实行定点收治、定额补偿;2011年,重大疾病救治的病种范围扩大到8个,2012年又将血友病、慢性粒细胞白血病等12个病种纳入大病保障试点工作,实施大病保障的病种达到20种。此外,重大疾病患者全部实行即时结报,参保患者医疗救治时不受医疗保险"三个目录"限制;参保患者报销医疗费用实行即时结算,不设起付线、分段支付比例和最高支付限额。患者完成治疗后,只需缴纳个人自付部分,其余费用由定点医疗机构与医疗保险经办机构直接结算;城镇职工医保和城乡居民医保患者实际报销额分别不低于医保结算价格的80%和70%。

4. 其他补充支付方式　除了基本医保和大病医保对参保人员进行保障外,各省市对报销后负担仍重的参保人员给予其他方面的救助。例如,江苏省加强与医疗救助互补衔接。政策制度方面,加强与民政、卫生计生、商业保险等部门之间的沟通联系,做好基本医保、大病保险制度政策与医疗救助等医疗保障制度衔接,形成保障合力,共同发挥托底保障功能。参保缴费方面,针对最低生活保障家庭成员、特困供养人员等7类重点医疗救助对象参加城镇居民基本医疗保险或新型农村合作医疗的个人缴费部分给予全额资助。管理服务方面,协同民政部门做好医疗救助费用结算信息系统建设,并纳入医保信息系统同步更新、同步运转。例如山东省青岛市对基本医保范围之外的精准诊疗项目进行了补充保障;福建省对大病保险报销后仍致贫的特殊人群开展省红十字会医疗救助,使基本医保、大病保险、医疗救助累计对合规医疗费用的实际报销比例不低于90%。

　　（六）我国大病医保政策启示

　　我国城乡居民大病保险制度已经全面建立,覆盖全体城乡居民超过10亿人,成为我国多层次医疗保障体系的重要组成部分,进一步完善了我国医疗保障体系。大病保险的实施降低了大病患者的医疗费用负担,减少了城乡居民因病致贫、因病返贫现象的发生,有效地保障了人民群众的健康。毋庸置疑,大病保险制度发挥了积极作用,但在发展和运行中仍然面临统筹层次较低、筹资水平与保障责任不匹配、产品保障设计不够完善等问题,仍需在筹资、支付、监管等方面加强建设。

　　1. 完善筹资标准,丰富筹资渠道,提高统筹层级　我国大病保险制度的统筹层次仍较低,筹资方式主要依靠基本医疗保险基金的结余,较为单一的筹资方式存在极大风险,不利于大病保险制度的可持续发展。基于此应该积极推进新农合、城镇居民医保和城镇职工医保的对接工作,三者应当并轨运行,统筹管理;逐步提高统筹层次,将地市级的统筹层次上升到省级,减少波动性,增强抗风险能力;此外,应进一步拓宽大病保险基金筹资渠道,加大公共财政的投入力度,建立动态调节机制,保证大病医保基金的持续性和稳定性。

　　2. 进行费用支付方式改革　随着大病医保政策的出台,在医疗需求有效释放的同时,医保资金滥用现象也日益严重。这主要来自两方面的原因:一是大病医保保障对象的界定不够明确,基于治疗费用的大病界定方法使一些不应作为大病治疗的项目也被列入赔偿范围,造成大病医保基金的浪费;二是大病治疗的合理性由医生决定,而医保更多的是被动支付,医生过度医疗会直接导致医保资金大量流出。采取后付制的医保支付方式使得费用管控变得更加困难。所以,需要改革医保支付方式,从单一的粗放型控费转变为集约型控费,并注重医疗质量与效率,转变对诊疗行为的激励机制。探索基于质量和健康结果的按绩效支付方式,比如DIP/DRG等支付方式,采取预付制的同时给予医务人员适度的经济奖励,进而规范其诊疗行为。开源节流,双管齐下,保障大病保险的可持续发展。

　　3. 加快信息系统建设　大病保险在运营过程中,涉及多个部门和人员,如政府相关部门、各级医疗机构、保险公司、医护人员以及患者等。在患者就医、补偿等各环节同样会产生海量信息。但是,当前主体较多,呈现"多龙治水"状态,政府部门和医疗机构的信息系统呈孤岛状态,不便于对接和管理,严重制约了大病保险的保障水平和服务质量。信息系统滞后会产生一系列问题,如道德风险、逆向选择、过度医疗、费用上涨等,给大病保险的运营带来了巨大隐患。因此,保险公司、政府相关部门和医疗服务机构应当加强合作,共同构建大病保险信息服务平台。通过构建大病保险信息服务平台,可以实现不同主体间信息的及时共享,能够带来多方面的益处,不仅有利于规范诊疗行为,控制医疗成本,提高服务质量,还有利于政府实时监管,有效管控,确保保险公司按照合同经营大病保险业务,保证大病保险可持续发展。

　　4. 强化大病医疗保险的监管　大病保险一定程度上释放了医疗需求,同时也带来了不合理医疗费用增长,并且骗取、套取医保基金的违规违法行为时有发生,严重损害了参保人的权益,影响医保基金安全稳健运行。医疗保险监管是大病医疗保险管理的重要内容,对提高基金使用效率、规范医护诊疗行为和用药行为等都具有重要作用。尽管大病医保在监管内容、监管范围、监管方式、监管制度等方面都在不断完善,监管成效显著,但是,大病医保监管依然面临严峻挑战,如在专业人员配置不合理、信息系统建设滞后、医保统筹层次低、跨统筹区监管难度大、骗保手段升级等。这表明大病医保监管工作还任重道远,需要进一步增强医保监管的能力。在当今科技化与信息化程度高度发达的时期,医保的监管手段与方法也需要不断创新,继续加强医保定点协议管理,完善医保医师管理制度。加强医保监管队伍能力建设,加强部门之间协作,尤其应该建立以信息技术应用为基础的多方共建共享监管治理体系,实现大病医保的有效监管。

5. 加强大病保险与其他医疗保障制度的衔接　强化大病保险、基本医保、医疗救助、商业健康保险及慈善救助等制度间的互补联动,明确分工,细化措施,在政策制定、待遇支付、管理服务等方面做好衔接,努力实现大病患者应保尽保。鼓励有条件的地方探索建立覆盖职工、城乡居民基本医保的有机衔接、政策统一的大病保险制度。推动实现新型农村合作医疗重大疾病保障向大病保险平稳过渡。大病保险承办机构要及时掌握大病患者医疗费用和基本医保支付情况,加强与城乡居民基本医保经办服务的衔接,提供"一站式"即时结算服务,确保群众方便、及时享受大病保险待遇。对经大病保险支付后自付费用仍有困难的患者,民政等部门要及时落实相关救助政策。在强化政府作用的同时,鼓励采取商业保险机构承办大病保险的方式,发挥市场机制作用和商业保险机构专业优势,提高大病保险运行效率、服务水平和质量。

# 第二节　罕见病医疗保险的筹资与支付

## 一、罕见病基本情况

罕见病(rare diseases)是部分发病率极低疾病的总称,指仅在极少数人身上发生的稀罕病症,所以也被称为孤儿病。罕见病具有病因不明、缺乏有效诊疗手段、致死致残率极高、治疗花费高昂等特点。由于地区之间的差异,不同国家对于罕见病的定义也不尽相同。世界卫生组织以及美国、日本、欧盟、澳大利亚等30多个国家及地区结合自身情况对罕见病做出了不同界定(表4-5)。我国至今没有官方制订的罕见病定义,目前通常采用中华医学会遗传学分会于2010年5月召开的中国罕见病定义专家研讨会上达成的共识,即罕见病指患病率低于1/500 000 或新生儿发病率低于1/10 000 的疾病。

表 4-5　世界各国罕见病的界定

| 机构、国家或地区 | 依据 | 标准 |
|---|---|---|
| 世界卫生组织 | 患病率 | 患病率为 0.65‰~1‰ 的疾病 |
| 新西兰 | 发病率 | 发病率 < 0.5‰,或危及生命的慢性衰退性疾病 |
| 韩国 | 患病人数 | 患病人数 < 20 000 人或没有合适治疗药物、替代药物 |
| 美国 | 患病人数 | 患病人数 < 200 000 人或药物研制和生产无商业回报的疾病 |
| 欧盟 | 患病率 | 患病率低于 0.5‰,危及生命或严重慢性衰退性疾病,其针对性治疗药品的销售额难以收回研发成本,该疾病没有令人满意的治疗药品 |

续表

| 机构、国家或地区 | 依据 | 标准 |
|---|---|---|
| 日本 | 患病率和患病人数 | 患病人数 < 50 000 人，或患病率低于 0.4‰ 的疾病，目前无合适的用于预防和诊治的药品 |
| 澳大利亚 | 患病人数 | 患病人数 < 2 000 人的疾病 |
| 中国 | 患病率和发病率 | 患病率 < 0.002‰ 或新生儿发病率 < 0.1‰，患病人数少于 14 万的疾病 |

　　国际上已确认的罕见病有 7 000 多种，约占人类疾病种类的 10%。相对于常见病和多发病，社会大众对罕见病的认知度和关注度较低，很多病种甚至在医务工作者中的知晓度也不高。据估计我国罕见病患者有 1 000 万～2 000 万（表 4-6），已经产生了沉重的社会压力和经济负担。众多罕见病患者亟待有效的诊疗和社会救助，但由于无力负担高昂药费或无药可用，很多患者面临着不规范治疗甚至放弃治疗的困境。很多坚持治疗的家庭也因长期负担高额治疗费用致贫返贫。面对如此高昂的费用，大部分患者只能进行最低限度的保守治疗，其治疗效果、生活质量和长期预后都受到显著影响。

表 4-6　中国部分罕见病患病率及患病人数估算

| 疾病 | 患病率 /$10^{-5}$ | 估算患病人数（以 14 亿为基准）/ 人 |
|---|---|---|
| 全身型幼年特发性关节炎 | 6.60～15.00 | 15 000 |
| 成骨不全 | 11.30 | 158 200 |
| 多发性硬化 | 4.85 | 67 900 |
| 肝豆状核变性 | 3.20 | 44 800 |
| 朗格汉斯组织细胞增生症 | 2.50 | 35 000 |
| 原发性肺动脉高压 | 2.05 | 28 700 |
| A 型血友病 | 2.00 | 28 000 |
| 重症肌无力 | 1.55 | 21 700 |
| 阵发性睡眠性血红蛋白尿症 | 0.80 | 11 200 |
| 马方综合征 | 0.75 | 10 500 |

## 二、典型国家和地区罕见病医疗保险的筹资和支付

　　通常国际上罕见病保障机制有 3 个共性：一是将罕见病纳入本国或本地区的医疗保障体系；二是将罕见病用药作为罕见病保障的重点；三是大部分国家和地区都专门对罕见病立法。由于国情差异，各国关于罕见病的医疗保险的筹资和支付有所不同。比较典型的地区和国家有欧盟、美国、日本等。

（一）欧盟

欧盟在罕见病医疗保障领域取得世界瞩目的成就,制定了多个关于罕见病的政策制度用于指导各成员国罕见病的保障。欧盟于 1999 年 12 月 16 日颁布了《孤儿药法规》,该法定义了孤儿药标准,规定了研发孤儿药的奖励措施,以此来鼓励罕见病药品的研发和上市。欧盟还出台了一系列罕见病共同行动方案,如《罕见病共同行动方案》(1999—2003 年)、《罕见病第二共同行动方案》(2008—2013 年)、《罕见病第三共同行动方案》(2014—2020 年),用于指导各成员国制订罕见病领域的保障计划和战略。在成员国层面,由于政策、战略和方式的不同,各国在罕见病医疗保障制度上存在差异较大,以下将德国作为代表性国家进行介绍。

德国于 2010 年 3 月 8 日成立了全国罕见病患者联盟,该联盟成为各方交流和协调的平台,并履行协调相关工作和公开相关成果的委员会职责。德国罕见病行动方案于 2013 年 8 月出台,该方案共计提出涵盖 7 大领域的 52 项政策措施。在德国,其社会医疗保险体系已经将罕见病纳入了保障范围,对于罕见病患者的住院诊疗费用 100% 医疗保险给付,药物治疗部分的费用由个人和医疗保险共同承担,个人按照自付比例承担,超出规定额度后就可予以免除。因此,德国罕见病患者的费用个人自付比例有限,疾病经济负担可控。

德国运用卫生技术评估手段,从临床疗效、安全性、经济性以及社会价值等多个维度对新型药物及其他技术手段进行评估,决定其能否进入医疗保险报销范围。德国对孤儿药实施整体预算影响分析,当药品生产企业提供数据证明该药物总体预算影响值不超过 5 000 万欧元时,德国联邦联合委员会(德国的新药评估和谈判机构)会在相应评估指标上放低要求。而对于普通药物,这一阈值比较严格,要求总体预算影响值不超过 100 万欧元时才放宽对该药物疗效证据的要求。

除了将罕见病报销纳入社会医疗保险外,德国政府在全国范围构建罕见病中心。这些罕见病中心被嵌入初级和专科护理的地方医疗机构中,根据中心提供的待遇是门诊服务还是住院服务以及疾病有无特定鉴别方式进行分类,将中心由高到低分为 A 型、B 型和 C 型 3 个级别,A 型是参考中心,B 型是专家中心,C 型是合作中心。

（二）美国

1. 通过立法强化药品保障 由于罕见病药物的受众少且销量低,一直以来美国制药企业在孤儿药研发上投入较少。为了激励制药企业积极开展相关研发工作,美国于 1983 年颁布世界上第一部针对罕见病药品的法律——《孤儿药法案》。这部法律的出台激发了制药企业对药品研发的投入,尤其助推了美国中小型创新生物制药企业的快速发展,保障了罕见病用药的研发和上市。目前美国活跃的中小型生物技术企业有 1 500 多家。据统计,超过 60% 的美国上市孤儿药产品是由这些创新企业最初研发推动的。美国通过立法有力保障了罕见病患者所需的孤儿药。此外,美国政府对部分罕见病药品实行国家采购和储备,作为福利计划发放给患者(图 4-1)。

2. 强化商业保险公司的社会责任 商业医疗保险在美国医疗保障体系中占有重要位置,在罕见病领域亦是如此。调查数据表明,美国 99% 的罕见病患者都通过购买商业保险享受费用报销。罕见病患者只要购买了商业保险就能够获得医疗费用的报销。与一般患者相比,罕见病患者只需增加每年 1 000 美元的保险费,就可以享受保险公司承担其使用任何药物的费用。根据美国《罕用药法案》的规定,商业医疗保险是不能拒绝罕见病患者投保的,美国强化商业保险公司的社会责任,带有一定强制性。

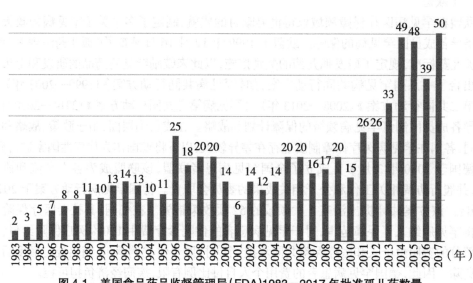

图4-1　美国食品药品监督管理局(FDA)1983—2017年批准孤儿药数量

3. 公共医疗保险覆盖罕见病　美国公共医疗保险中的美国联邦医疗保险覆盖了部分罕见病用药,美国联邦医疗保险B部分涉及了部分罕用药的费用报销,美国联邦医疗保险D部分规定了若自付部分费用超过灾难性限额则可享受高达95%的报销。联邦政府对各州的医疗补助计划(Medicaid)以及退税规定有利于提高罕用药的可负担性。此外,美国规定了罕见药品个人负担和终身给付额度上限(通常为100万美元),符合收入要求资格但没有购买保险的罕见病患者可通过"紧急药品获得计划"获得药品。

除了上述国家和地区外,其他国家也根据自己的实际国情建立了相应的罕见病医疗保障制度(表4-7)。

表4-7　世界部分国家医疗保险制度

| 国家 | 保障方式 |
| --- | --- |
| 加拿大 | 公共卫生服务保健计划为主体,扩展健康服务中对价格昂贵的灾难性药物提供报销福利,罕见病患者用药达到灾难性药物标准就可以获得补偿 |
| 日本 | 《国民健康保险法》规定,国家健康保险将全额支付罕见病患者的用药费用,且覆盖全体国民。罕见病患者还能得到直接政府补助,低收入者可以获得更高补助 |
| 法国 | 社会保险覆盖罕见病和罕用药的基础上,又单独制定了罕见病的诊断和治疗计划,其中又涉及了罕见病患者的费用报销 |
| 韩国 | 国民健康保险法修正案,将罕用药纳入了健康保险责任范围的疗养院目录,卫生主管部门和社会保障部门制定报销水平。如戈谢病患者可以得到80%的报销,自付20%。患者还可以申请医疗救助 |
| 澳大利亚 | 80%的费用由药品福利计划支付,对不能纳入福利计划的特殊药品,由原卫生部和财政部联合制定标准,纳入"救命药项目"特殊保障计划 |

| 国家 | 保障方式 |
|------|---------|
| 意大利 | 政府建立罕见病治疗基金,通过申请基金对其医疗费用进行支付和报销 |
| 波兰 | 设立了国家健康保险基金,罕见病患者可以通过基金进行治疗费用的报销 |
| 比利时 | 满足特定标准,如临床必需、缺少替代治疗、罕见病特殊疗法以及治疗成本高,患者可以通过申请"特别团结基金",要求报销罕用药或治疗费用 |
| 匈牙利 | 国家健康保险基金,对于大多数患者达到 100% 的报销 |

### 三、我国罕见病医疗保险的筹资与支付

（一）中国台湾地区

早在 21 世纪初,中国台湾地区就开始从制度管理、疾病防治及服务建设 3 个方面着手,逐步为罕见病患者建立起了比较系统完善的保障体系。

2000 年,中国台湾地区颁布了《罕见疾病防治及药物法》和《罕见疾病医疗补助办法》,针对罕见病及罕见病用药管理。主要内容涵盖了罕见病定义,罕见病及罕见病用药审议委员会的设立,罕见病登记制度,罕见病预防、诊断和治疗,患者照护,药物及特殊营养食品的进口和管理,以及孤儿药研发人员培养和研发奖励等问题。其中涉及罕见病医疗保险方面的要点包括:①将已经认定的罕见病纳入健康保险的重大疾病范畴;②保障范围包括了罕用药和罕见疾病特殊营养品,并且全额报销;③医学中心以及区域教学医院承担罕见病患者在此处就医治疗的全部费用;④罕见病患者的医疗费用由医院向健保局申请,不得让患者预先垫付。

为了保障罕见病治疗药品的可及性,中国台湾地区创新性地为罕见病设置药品专款专用制度,为确保罕见病用药资金,针对罕见病用药设置专款并实施单独管理。相关数据显示,2016 年罕见病用药(不包括血友病,健保对血友病进行单独管理)专款支出了 45.9 亿元新台币,占整体健保药物支出的 2.6%。在纳入多种孤儿药的情况下,中国台湾地区在罕见病用药专款上的支出占整体健保药物支出的比重仍然处于可控范围,预计未来对健保基金的整体预算影响也将维持在一个可持续发展的水平。

尤其值得关注的是根据中国台湾《烟品健康福利捐分配及运作办法》规定,烟品健康福利捐的部分资金需单独划出,用作卫生健康补助款项。烟草税的 24.2% 需要用于罕见病的医疗费用、癌症防治、烟害防治及卫生保健,其中的 2.7% 专门用于罕见病的居家医疗照护、诊断和营养费用。根据 2018 年中国台湾《烟品健康福利捐补助罕见疾病等之医疗费用》统计,2017 年中国台湾烟品健康福利捐补助罕见病的金额达到 2.43 亿新台币,罕见病患者平均每人得到补助 29 098 新台币,烟品健康福利捐为全民健保提供了有力补充。

（二）中国大陆地区

我国现行的医疗保险制度是以城镇职工基本医疗保险和城乡居民基本医疗保险为基础,以大额医疗费救助金、补充医疗保险、大病保险、长期护理保险、医疗救助、医保扶贫六大医保制度为补充,基本上实现了全民医保。我国医保的保障重点为对常见病和基本药物的

保障。对于罕见病,我国还没有专门的医疗保险制度,国家层面尚未出台罕见病、罕用药的相关法规或政策。自 2009 年新医改实施以来,罕见病防治工作逐渐引起了各级政府的重视。党的十九大做出了"实施健康中国战略""为人民群众提供全方位全周期健康服务"的重大部署和战略安排。习近平总书记等党和国家领导人对罕见病的关注度也不断提高,在不同场合下提出应把罕见病作为工作重点之一,提高药品供应保障能力。2018 年 5 月我国《第一批罕见病目录》正式发布。建立健全罕见病综合保障体系,是保障患者健康权、生存权的迫切需要,也是实施健康中国战略的必然要求。在中国的医保制度创新和改革过程中,地方医保一直以来承担着重要的试点角色,推动着国家医保的创新与升级,在罕见病保障体系建设领域也是如此。部分省市最早于 2005 年开始就对罕见病的保障体系设计进行了多方面的探索,如青岛、浙江、上海等地(表 4-8)。

表 4-8　各地区不同模式的探索

| 特点 | 青岛市(2005年开始) | 上海市(2011年开始) | 浙江省(2015年开始) |
| --- | --- | --- | --- |
| 部门 | 医保部门为主导推动;多部门协作(财政、人社、卫计、民政、慈善) | 政府主导、多方参与;卫生计生委、教委、红十字等创建的"少儿住院互助基金"负责罕见病特异性药物的支付 | 政府整体推动;多部门协作,财政出资、医保经办 |
| 病种确定 | 陆续纳入 20 多种"临床急需、疗效明确"的罕见病特药特材 | "经国内外医疗实践证明,具有特异性药物治疗且疗效较为稳定"。例如蓬佩病、戈谢病、黏多糖贮积症、法布里病 | 根据"临床急需、疗效明确"原则,首先确定渐冻症、戈谢病、苯丙酮尿 3 种罕见病 |
| 筹资 | 政府主导、多方参与共付。以财政资金为主,以及社保、个人自付和社会捐款 | 医保对个别疾病进行报销85%,"先垫付,后报销" | 财政资金为主,由基本医保、大病保险(特殊药品)、医疗救助逐层化解合规医疗费用 |
| 支付 | 经多层保障,个人自付比例低 | 由互助基金实行全市少年儿童住院和大病门诊医疗费用的统筹,罕见病特异性药物每学年最高报销 10 万,罕见病特殊食品每月最高支付 500 元 | 按基本医保、大病保险规定的比例予以核销 |
| 药物管理模式 | 青岛市特药特材保障政策较早地运用谈判机制降低高值药品价格 | | 采取大病保险特药类似的准入谈判,孤儿药不做竞争性谈判;明确风险共担机制;不纳入药占比考核 |

1. 山东省青岛市　是国内最先开始关注建设罕见病医疗保险制度的地区之一。早在 2005 年就将贝赫切特病、多发性硬化、重症肌无力 3 种罕见病纳入了城镇职工医疗保险门诊大病范围。2012 年,青岛市出台的《关于建立城镇大病医疗救助制度的意见(试行)》,将血友病、重症肌无力、肢端肥大症、多发性硬化症、贝赫切特病、原发性肺动脉高压和四氢生物蝶呤(tetrahydrobiopterin,BH4)缺乏症 7 种罕见病被纳入大病医疗报销范畴。其主要通过财政投入和医疗保险基金对罕见病实施特药(临床费用较高、疗效显著且难以使用其他治疗方案替代的药

品)救助。青岛市于 2017 年开始实施补充医疗保险制度,罕见病特药救助自此被纳入补充医疗保险范畴,其筹资来源进一步扩大,包括财政投入、补充医疗保险费、职工医保个人账户资金历年和当年保值增值收入。实施补充医疗保险后特药的报销比例提高到 80%。除了医疗保险以外,罕见病患者还可以按规定享受相应的民政救助和慈善援助。此外,在为罕见病患者提供医疗服务过程中,青岛市除了设置定点医疗机构外,还引入了定点药房以保障相关特药的供给。

2. 上海市　是国内关注罕见病这一特殊群体的先行者之一,在罕见病医疗保险方面一直走在国内前沿。2011 年 8 月,上海市发布了《关于罕见病特异性药物纳入少儿住院互助基金支付范围》的文件,上海市少儿住院互助基金在保障上海市少年儿童罕见病患者医疗费用方面发挥了重要作用。该基金实行全市少年儿童住院和大病门诊医疗费用的统筹和风险共担,是对基本医疗保险的重要补充。自 2011 年起,糖原贮积症 Ⅱ 型(又称蓬佩病)、戈谢病、黏多糖贮积症、法布里病这 4 种罕见病被纳入基金支付范围。对纳入支付范围的特异性药物,每人每学年最高可报销 10 万元。2012 起,对这 4 种罕见病儿童每年给予不多于 20万元的救助。此外,上海市还成立了专门的保障基金,由医保、民政和红十字会共同筹资并管理,规定苯丙酮尿症、枫糖尿病等 12 种可治疗的罕见病可获得不同程度的医保报销和基金资助。2013 年 1 月,上海提出将戈谢病医保报销比例提高到 50%,其中上海籍戈谢病患者药物报销比例为 80%。2016 年,已有 56 种罕见病纳入《上海市主要罕见病名录(2016 年版)》。2017 年,由上海市罕见病防治基金会牵头编写的《可治性罕见病》发布,这是我国一部较为系统的关于罕见病的诊疗指南类书籍,书中共收录 117 种罕见病(包含上海名录中的56 种疾病)。同年,启动了对二甲医疗机构以上医务人员为期 3 年的罕见病防治培训。

---

**知识链接**

### 上海市少儿住院互助基金

上海市中小学生、婴幼儿住院医疗互助基金(少儿住院互助基金)是上海市红十字会、市教育委员会、市卫生和计划生育委员会于 1996 年成立的公益性、非营利性医疗保障互助基金,为上海市0~18 周岁常住少年儿童及部分 18~20 周岁的在册学生提供医疗保障。该基金由家长每学年度统一缴费,实现了全市少儿住院及大病专科门诊的费用统筹与风险共担,每人每年最高支付金额达 20万元。2011 年,少儿住院互助基金将戈谢病、法布里病、蓬佩病和黏多糖贮积症纳入支付范围,并规定其特殊药物报销参照大病报销程序,暂不设起付标准,限额为每人每学年 10 万元。2012 年将报销额度提高到 20 万元。少儿住院互助基金的成功经验表明,在医保体系外针对特殊人群设立补充保障机制,进行单独筹资管理,是一种合理有效的保障模式。

---

3. 浙江省　于 2015 年将纳入保障范围的罕见病特殊药品列入大病保险用药报销范围,并依据浙江省大病保险政策报销相关医疗费用。以杭州市为例,该市的特殊药品大病保险起付标准为 20 000 元,年度支付最高限额为 450 000 元;一个年度内,参保人员在指定的定点医疗机构或定点零售药店发生的符合大病保险支付范围的特殊药品费用,起付标准以上最高限额以下部分药品费用报销如下:费用在 20 000~200 000 元的报销比例为 60%;200 000~450 000 元,报销 70%;特殊药品大病保险最高限额以上部分的药品费用,由参保人员个人承担。

2016年,浙江省将戈谢病、肌萎缩侧索硬化(渐冻症)、苯丙酮尿症纳入医疗保险体系,患者在治疗过程中产生的合规费用可以通过"基本医疗+大病保险+医疗救助"的渐进通道进行分层分级分解,明确了财政对保障费用于托底,费用分段包干,形成了更加严密的医疗保险体系,建立了覆盖全浙江省的罕见病保障机制。通过"五个确定"(明确各部门的职责、确定列入罕见病医疗保险的病种、确定罕见病医疗费用保障组成、明确罕见病医疗保险对象、建立罕见病特殊药品的管理模式)来保证罕见病保障体系的有效运行,其中,在药品谈判和纳入的制度设计上,浙江采取与大病特药类似的谈判准入模式,规定孤儿药不做竞争性谈判。同时,浙江省医保部门也与制药企业通过设定量价挂钩、梯度支付等风险共担机制,在保障罕见病患者用药可及性的同时也保证了保障体系的可持续发展。

此外,河南省、安徽省铜陵市、广东省深圳市和佛山市、四川省成都市等地也根据各地实际情况,对罕见病医疗保险制度进行了探索,这些举措都为我国建立和完善罕见病医疗保险制度提供了有益参考。

### 四、我国罕见病医疗保险体系建设

（一）我国罕见病医疗保险体系现存问题

1. 缺少罕见病保障制度顶层设计　缺乏顶层设计的罕见病保障属于社会准公共品,需要政府干预,如果没有良好的社会保障系统,患者个人很难支付得起治疗费用。因此,已有多国通过制定罕见病的法律、国家计划或战略(表4-9)推进罕见病的保障。近年来,我国出台了《新药注册特殊审批管理规定》《罕见病诊疗指南(2019年版)》《关于罕见病药品增值税政策的通知》《2019年国家医保药品目录调整工作方案》等一系列罕见病药物注册与研发、诊疗、医疗保障等方面的相关规定。2022年5月发布的《中华人民共和国药品管理法实施条例(修订草案征求意见稿)》首次将罕见病药物的市场独占期写进法规,但目前尚未出台系统的罕见病保护法律法规。

表4-9　部分国家和地区罕见病相关政策法规

| 年份 | 国家或地区 | 政策法规名称 | 主要内容 |
|---|---|---|---|
| 1983 | 美国 | 孤儿药法案 | 针对孤儿药研发、生产和销售的激励措施 |
| 1991 | 新加坡 | 孤儿药豁免政策 | 孤儿药认定标准和进口规定 |
| 1993 | 日本 | 孤儿药用药管理制度 | 罕见病认定与药品研发激励措施 |
| 1995 | 澳大利亚 | 救生药品计划 | 孤儿药的资格认证和评估、患者纳入条件 |
| 2000 | 欧盟 | 孤儿药条例 | 罕见病预防、诊疗和药品研发政策 |
| 2000 | 中国台湾 | 罕见疾病防治及药物法 | 预防、诊疗、患者照护、药品研发奖励 |
| 2003 | 韩国 | 罕见病用药指导 | 孤儿药使用和管理规范 |
| 2012 | 俄罗斯 | 罕见病相关法律 | 罕见病患者认定标准和医疗援助程序 |
| 2013 | 英国 | 罕见病国家战略 | 预防、诊断及早期干预、医疗协作、科研 |

2. 医保体系对罕见病覆盖不足　我国还没有专门的罕见病医疗保险制度,只有部分省市进行了罕见病保障的相关探索,总体上医保体系对罕见病覆盖不足,且各地差异较大。罕见病有7000多种,国内罕见病医保制度相对完善的青岛、上海、江苏等省市仅仅覆盖了血

友病、白血病、再生障碍性贫血、系统性红斑狼疮、帕金森病、重症肌无力等几类罕见病,覆盖比例较低。罕见病主要治疗方法是药物治疗,在国家层面,治疗罕见病的孤儿药中只有少数纳入了社会医疗保险目录。据陈敏等研究,国内已上市孤儿药品种中,共 33 种药品纳入 2009 年版《国家基本医疗保险、工伤保险和生育保险药品目录》,其中甲类 5 种,享受全额报销待遇;乙类 28 种,患者仍需自付一定比例。2012 年的《国家基本药物目录》中收录罕用药比例比 2009 年有所提升,但数量仍然有限。在 2017 年第二批通过谈判纳入国家医保目录的 36 种药品中包含了两种罕见病用药。总体来看,医保覆盖药品种类仍显不足。

3. 罕见病费用医保报销比例低,患者负担较重　2018 年年初,病痛挑战基金会、香港浸会大学和华中科技大学合作,对全国性罕见病患者进行调查并出版了《2018 年中国罕见病调研报告》。该调查报告显示,尽管有医保分担,罕见病患者及其家庭仍需要负担高昂的医疗费用。调查对象(1 867 人)2017 年度罕见病就医平均支出为 50 773.6 元,医疗保险可以报销的数额为 10 366.1 元,占所有医疗支出的 20.4%,即患者需要个人负担近 80% 的医疗费用。户籍在农村的罕见病患者 2017 年的医疗开支是个人年收入的 1.42 倍,占其家庭年收入的 78.1%。与此类似,产业工人和个体工商户罕见病患者个人收入中的 97.9% 和 94.8% 都用于支付医疗费用,这些费用分别占到家庭年收入的 45.3% 和 35.8%。此外,罕见病对患者健康产生了较大影响,易造成患者的残障和早亡(表 4-10)。可见,罕见病患者负担依然较重。

表 4-10　基于 DALYs 衡量国内部分罕见病患者疾病负担

| 疾病名称 | DALYs/10 万人 |
| --- | --- |
| 遗传性球形红细胞增多症 | 1.98 |
| 多发性硬化 | 3.20 |
| 硬皮病 | 2.80 |
| 重症肌无力 | 2.23 |
| 成骨不全 | 1.20 |

注:失能调整生命年(disability-adjusted life year,DALY)。

4. 针对罕见病的商业保险依然不足　商业保险可以在社会保险的基础上提供额外补充,切实减轻罕见病患者经济负担。然而调查研究表明,我国罕见病患者拥有商业保险的比例较低,绝大多数患者未曾参与任何商业保险。这是因为根据我国商业医疗保险相关规定,除了一些法律规定必须接受的重大疾病外,商业保险公司拥有自主选择病种的权利。由于罕见病的特殊性,商业保险公司往往会从自身利益出发,拒绝接受罕见病家庭投保,或将罕见疾病列入免责范畴,患者无法获得相应赔偿。

5. 社会救助力量薄弱　社会救助是罕见病保障领域的一个重要筹资方式。目前大致可分为民间慈善基金、地方专项基金与国家专项基金 3 种类型。我国虽然有"瓷娃娃罕见病关爱中心""蝴蝶宝贝关爱中心""企鹅之家"等 20 多家罕见病非营利组织,但由于本来就资源稀缺,加上政府的政策和资金支持有待完善,相当比例此类社会组织存在运营艰难,能够为罕见病患者及其家庭提供的救助依然有限。

(二) 我国罕见病医疗保险体系建设

健康中国战略提出将以治病为中心转变为以人民健康为中心,关注全人群、全生命周期、全方位的健康服务,建立系统、连续、一体化的健康服务体系和健康保障体系。我国已实现了基本医疗保险全民覆盖,并初步建立了多种形式的医疗救助制度和社会慈善制度,各地也对罕见病医疗保障制度进行了有意义的探索,这些为我国建立罕见病保障机制奠定了良好基础。

1. 制定国家层面应对罕见病的战略方案　尽管罕见病发病率较低,但其种类较多,患者总量庞大,因此罕见病问题是一项重大健康问题。罕见病保障作为一项准公共品,既不可能完全由患者个人和家庭解决,也不可能完全由社会慈善解决,因此做好罕见病患者保障工作需政府的有形之手实施干预并承担相应责任。从其他国家和地区的经验来看,一般是通过实施罕见病国家计划和推动立法来提供制度保障。我国应该为罕见病制定国家战略,制定罕见病相关法律,出台国家罕见病目录,并明确纳入和更新原则。应明确罕见病政策制定与执行的责任部门,可以考虑成立由卫生行政部门牵头的罕见病工作组,专门负责罕见病相关事务。

2. 完善罕见病医保的国家顶层设计　尽管各地也对罕见病医疗保障制度进行了一系列探索,由于各地发展水平不均衡,地方性医保制度有一定局限性,因此罕见病保障的全面展开应尽快从国家层面实现突破。建议推动国家层面资源整合、建立独立的罕见病筹资和救助体系,由国家财政划拨部分资金,慈善机构、协会等社会组织筹集部分资金,并适当降低基本医保筹资,增加到罕见病筹资,从源头上解决制度独立性的问题。

3. 保障药品供给,提高医保保障水平　药物治疗是罕见病治疗主要方式之一,目前亟须大力引进国外已上市的罕见病用药。需要加快罕见病用药的审批,落实罕见病用药附带条件批准上市的细则。应探索制定罕见病用药的相关研发政策,激励国内药企开展药品研发。此外,从国家医保和地方医保纳入的病种和药品种类来看,医保覆盖种类较少,整体医疗保险处于较低水平,患者用药经济负担仍然较重。因此,应积极推动更多种类的罕见病用药纳入医疗保障体系,并采用多元筹资的模式保障资金来源,医保部门可扩大支付覆盖范围,降低患者经济负担。

4. 强化商业医疗保险在罕见病保障中的作用　商业医疗保险是我国医疗保障体系的有益补充,然而我国商业保险公司往往把罕见病写入免责条款,拒绝罕见病患者参保。在这一方面,我国可以借鉴美国的经验,通过立法强制商业保险公司不得将罕见病患者拒之门外。可以设立罕见病特种医疗保险,如果投保人患上了该特种疾病,就可以获得商业保险公司的相应赔偿。通过引进商业保险,可以大大减轻政府的财政压力,同时,对于商业保险公司而言,也可以树立其乐于承担社会责任的良好企业形象。

5. 完善多层次医疗保障和综合救助体系　罕见病患者家庭因病致贫、因病返贫问题较为严重。因此需要政府主导、社会积极参与,共同为罕见病患者构建基本医疗保险、商业保险、慈善捐赠、专项基金等多层次医疗保障和综合救助体系。做好罕见病患者信息管理制度,引导、组织各种组织形成合力,有针对性地对罕见病患者开展救助。

6. 加强罕见病预防、筛查、早期干预和治疗　长期以来,坚持"预防为主""防治结合""预防控制重大疾病"一直是我国医药卫生政策的大方针。总体来说,我国罕见病筛查和产前诊断仍局限于大中城市,整体人群覆盖率较低,常规筛查的病种数量较少。国家应大力普及三级预防措施,并划拨专项资金予以补贴。针对疾病高发地区的人群以及有家族罕见病史的家庭,提供具有针对性的遗传咨询和疾病筛查服务。目前,我国在罕见病治疗方面与国际有较大差距,针对罕见病的专业救治中心较少。应增加经费投入,积极与其他国家、国际组织在人员培训、预防控制、规范化治疗和患者服务方面开展深入合作,尽快建立针对罕见病的专业救治中心、临床和药物研发中心,组建专业治疗团队,推行规范化治疗标准,为患者提供专业、有针对性的治疗方案。

(黄卫东　刘　洋　刘加卓　隋明洁)

# 参 考 文 献

[1] 罗会秋.基于 UHC 视角的农村居民大病保险补偿模式及实施效果分析 [D].武汉:华中科技大学,2016.

[2] 王伟.重大疾病对贫困的作用机制及其应对策略研究 [D].南京:南京大学,2013.

[3] 田源.我国大病保险制度建设研究 [D].南宁:广西大学,2017.

[4] 刘阳.我国城乡居民大病保险制度存在的问题及对策研究 [D].天津:天津财经大学,2017.

[5] 王琬.建立重特大疾病保障机制的国际经验 [J].中国医疗保险,2014(7):67-70.

[6] 杜雪萍.河北省城乡居民大病保险运行评价与策略研究 [D].石家庄:河北大学,2017.

[7] 张籍元,马爱霞,唐文熙.典型省市大病保障模式探究 [J].卫生经济研究,2019,36(01):41-43.

[8] 福建省人民政府办公厅.福建省人民政府办公厅关于巩固和完善城乡居民大病保险制度的实施意见 [R]. 2016.

[9] 江苏省人社厅.江苏省城乡居民大病保险及重大疾病保障工作综述 [EB/OL]. http://www.jshrss.gov.cn/xwzx/ztbd/gzcj/jsrs/201709/t20170908_211114.html.

[10] 青岛市人社局.青岛市补充医疗保险特殊药品和特殊医用耗材及精准诊疗项目目录 [R]. 2017.

[11] 浙江省人社厅.关于开展省级大病保险工作的通知 [R]. 2014.

[12] 江苏省人社厅.关于进一步做好城乡居民大病保险有关工作的通知 [R]. 2015.

[13] 北京市人社局.关于城乡居民医疗保险有关问题的通知 [R]. 2017.

[14] 安徽省卫计委.关于印发《安徽省新农合大病保险指导方案(2016 版)》的通知 [R]. 2016.

[15] 荆门市人民政府.市人民政府办公室关于进一步做好城乡居民大病保险工作的通知 [R]. 2015.

[16] 天津市人民政府办公厅.关于印发天津市城乡居民大病保险办法的通知 [R]. 2018.

[17] 中华人民共和国国家卫生和计划生育委员会.国务院办公厅关于全面实施城乡居民大病保险的意见 [J].中国实用乡村医生杂志,2015(16):3.

[18] 程斌,应亚珍.提高农村居民重大疾病医疗保障水平策略探讨 [J].中国农村卫生事业管理,2012,32(6):551-553.

[19] 孙冬悦,孙纽云,房珊杉,等.大病医疗保障制度的国际经验及启示 [J].中国卫生政策研究,2013,6(1):13-20.

[20] 张小娟,朱坤.墨西哥全民健康覆盖发展历程及对我国的启示 [J].中国卫生政策研究,2014,7(2):17-23.

[21] 宋大平,任静,赵东辉,等.墨西哥医疗保障制度概况及对我国的启示 [J].中国卫生政策研究,2010,3(7):49-51.

[22] 孙嘉尉,顾海.国外大病保障模式分析及启示 [J].兰州学刊,2014(1):79-84.

[23] 王超.中国生物医学文献数据库中罕见疾病数据回顾性研究 [D].济南:济南大学,2015.

[24] 赵恒.山东地区罕见疾病流行病学现况调查研究及分析 [D].济南:济南大学,2014.

[25] 刘晓.中国八省份罕见疾病流行病学调查与数据分析 [D].济南:济南大学,2016.

[26] 康琦,杨燕,何江江.我国罕见病保障工作的进展、问题与建议 [J].卫生软科学,2018,32(07):20-23.

[27] 梁土坤,尚珂.青岛模式:罕见病医疗保障制度的实践与展望 [J].社会保障研究,2014(3):64-73.

[28] 赵泽宇,张瀚文,褚荣伟,等.加强中国罕见病患者用药保障行业研究和政策建议报告 [R].上海:复旦大学健康金融研究室,2018.

[29] 赵艺皓,王翔宇,丁若溪,等.罕见病疾病负担研究进展与医疗保障政策的方向抉择 [J].中国卫生事业管理,2018,35(09):644-648+656.

[30] 吕梦凝,殷伊蓉,常峰.国际环境下我国罕见病医疗保险的问题及对策分析 [J].中国医药导刊,2017,19(08):846-851.

[31] 倪沪平.罕见病医疗保障问题研究 [J].中国医疗保险,2015(05):18-20.

[32] 谢莉琴,高星,胡红濮.罕见病综合保障体系建设的国际经验与启示 [J].社会保障研究,2018,59(04):98-103.

[33] 项薇.江苏省罕见病医疗保障制度研究 [D].南京:南京大学,2016.

[34] 病痛挑战基金会,香港浸会大学,华中科技大学.2018 中国罕见病调研报告 [R]. 2018.

[35] 刘菲,周静,胡明.我国罕见病用药医疗保障政策及医保目录收载情况分析 [J].中国卫生经济,2018,37(03):71-76.

[36] 肖建华,王超群.罕见病防治和保障的支持体系:台湾的经验与启示 [J].社会保障研究,2018(02):92-105.

[37] 张延军,王静波,郭剑非.美国孤儿药法案及其对新药研发的影响 [J].中国药物经济学,2010(01):27-34.

[38] 杨丹琳.宁夏城乡居民大病保险测算研究 [D].银川:宁夏医科大学,2015.

[39] 陶四海,赵郁馨,万泉,等.灾难性卫生支出分析方法研究 [J].中国卫生经济,2004(04):9-11.

[40] 肖作传.人生必备保单之重大疾病保险 [J].现代商业银行,2019(18):45-49.

[41] 徐文娟.我国重特大疾病医疗保障制度研究 [D].北京:中央财经大学,2019.

[42] 姜学夫.新加坡、日本、墨西哥三国大病保险补偿方案经验借鉴及启示 [J].保定学院学报,2019,32(01):33-42.

[43] 褚福灵.德国法定健康保险制度框架与借鉴 [J].中国医疗保险,2017(08):69-72.

[44] 徐伟,马丽,高楠,等.日本重大疾病保障制度经验借鉴及启示 [J].中国卫生经济,2017,36(05):93-96.

[45] 成呈.大病医疗救助对象范围与救助标准探讨—基于全国 29 省《大病医疗救助实施方案》的比较 [J].卫生经济研究,2016(11):47-50.

[46] 刘伟.吉林省新农合医疗大病补充保险合作模式研究 [D].长春:吉林大学,2014.

[47] 董黎明.我国城乡基本医疗保险一体化研究 [D].大连:东北财经大学,2011.

[48] 庞国明.重疾险定义规避理赔难题 [J].中国医药指南,2007(06):21-25.

[49] 陈燕萍.数据挖掘在广西城镇居民大病保险试点中的分析和应用 [D].南宁:广西医科大学,2015.

[50] 李晨阳.财政对大病保险支持力度进一步加大 [N].经济日报,2018-03-26.

[51] 范玉改,张福康.城乡居民大病保险:进展成效和未来展望 [J].山西医药杂志,2018,47(16):1867-1869.

[52] 王从从,万泉,张毓辉,等.国际基本药物筹资经验及对我国的启示 [J].卫生经济研究,2014(06):35-38.

[53] 王珩,徐舒曼,陆华,等.国外医保支付报销政策对我国基本药物合理使用的启示 [J].中国执业药师,2013,10(Z1):69-73.

[54] 张维.大病保险将覆盖所有城乡参保人群 [N].法制日报,2015-08-03.

[55] 钟军,郜文,霍记平,等.罕见病医疗保障的国际比较研究 [J].药品评价,2014(6):8-11.

[56] 胡善联.国内外罕见病的保障政策研究 [J].卫生经济研究,2018,373(05):3-5.

[57] 李彤彤,戴罡,张方.国内外罕见病领域研究进展对比分析 [J].中国药学杂志,2017,52(06):506-512.

[58] BUSSE R,RIESBERG A. Health care systems in transition:Germany. Copenhagen[R]. WHO,2004.

[59] RODWELL C,AYMÉ S. Rare disease policies to improve care for patients in Europe[J]. Biochim Biophys Acta,2015(10):2329-2335.

[60] NICODE,ANNEMANS L,BUCSICS A,et al. HTA programme response to the challenges of dealing with orphan medicinal products:Process evaluation in selected European countries[J]. Health Policy,2019,123(2):140-151.

[61] Food and Drug Administration. Developing products for rare diseases conditions[R]. 2018.

# 第五章
# 不同项目的医疗保险筹资与支付

药品和基本医疗服务作为医疗保障体系最主要的内容,其筹资与支付直接影响医疗保障体系效用的发挥。为提高药物的可及性,世界银行提出了基本药物制度,该制度在部分国家的实践中得到了逐步完善;部分发达国家为缩小不同人群药品可及性差距,对补充性的药品计划进行了探索。其次,随着医疗新技术的不断出现,各国医疗保障体系对建立相应的准入机制进行了尝试。此外,以我国中医药为代表的具有鲜明文化特征的传统与补充医疗作为医疗服务体系的有力补充,因其在特定领域的优势越来越受到关注。本章将从筹资与支付角度对以上内容进行分析,为完善我国医疗保障体系给出建议。

## 第一节 药 品

当今世界主流的药品筹资主要有公共筹资、个人缴费、志愿者筹资、药物捐赠及发展贷款等方式。无论是发达国家还是发展中国家都不可能只通过一种筹资方式来对药品提供充分的保障,大多数是通过混合筹资模式来提高药品的可及性。同时,药品的支付制度直接关系到药品的费用问题,进一步影响卫生总费用。随着经济的不断发展和医疗水平的进步,卫生总费用不断上涨,以致有些国家和居民无力承担,其中药品费用在卫生总费用中占有相当大的比重,建立合理的药品支付制度,控制药品费用,促进合理用药,减轻居民用药负担目前已成为每一个国家面临的重要难题。

### 一、药品筹资与支付现况

充分、有效的筹资模式与支付机制是确保药品可及性的关键,也是世界各国药物政策的重要组成部分。根据不同应对药品可及性、提高卫生服务效率的政策措施,世界银行将药物政策分为3个层面,分别是基本药物政策、药品的通用名政策和创新药政策,其中,基本药物政策在世界范围内最受推崇。

(一)基本药物筹资与支付现况

1. 基本药物 指能够满足公民卫生保健优先需要,保障居民健康需求的最重要、最基本、最不可缺少的药品。这一概念是 WHO 于 1975 年首次提出,最初主要是针对欠发达国家或地区,力争在医疗资源和国家治理能力有限的情况下,以可承受的药品价格来满足居民一定程度的医疗需求。为了更好地推进基本药物计划,WHO 结合公共卫生需求,依据循证医学原则和药物经济学原理,制订并公布了《基本药物示范目录》,并且每两年进行一次更新。2017 年,在 WHO 发布的第 20 版《基本药物示范目录》中,涵盖 433 个药品大类,新增 30 种成人用药和 25 种儿童用药,同时为列入目录的 9 种药品标明了新的使用方法。截至 2017 年,世界范围内有 117 个国家和地区建立了基本药物目录或用药规范目录,积累了大量经验,但在发达国家几乎未建立专门的基本药物制度,而是将基本药物纳入更为广泛的药品体系当中。

2. 基本药物筹资模式与支付现况　WHO 曾对全球 105 个国家的免费用药政策进行研究,发现其中有 51 个国家的免费用药政策不区分人群,体现了药品公平可及的政策理念。在收入水平中上的国家中,有 74.1% 的国家制定了基本药物免费政策。为了确保基本药物制度的顺利实施,发展中国家多数采用混合筹资模式,既不像美国是典型的商业保险模式,也不像英国通过国家承担大部分的卫生筹资责任,发展中国家更加注重发挥政府和医疗保险的互补作用。例如,在俄罗斯,除了基本药物目录外,联邦政府还建立了补充药品供应计划,负责向一小部分特殊人群(儿童、养老金抚恤对象和阵亡军人的家属)提供免费药品或药品补助。在补充药品供应计划的支持下,患者不需要支付任何药品费用,医生处方费用和药品的供应费用由地方或联邦政府支付。1991 年,俄罗斯颁布《俄罗斯联邦居民医疗保险法》,推行强制性健康保险,促进了联邦强制医疗保健基金的建立,同时各州也建立了相应级别的基金作为非预算性的筹资来源,增加统筹资金规模,护理医疗费用及住院期间的饮食费用均可由医疗保险支付。南非的药物政策是由患者和政府共担药品费用,但政府必须确保基本药物能够提供给所有需要帮助的居民。因此,除了初级保健水平的所有药品,针对艾滋病、结核和霍乱等特殊药品以及 6 岁以下的儿童、孕妇等特殊人群的部分药品也实行免费提供。巴西的统一医疗体系覆盖了巴西 90% 的人口,加上私人医疗保险的补充,实行全民免费医疗为主、个人医疗保险为辅的医疗制度。为提高药物可及性,巴西政府发起了常用药项目和药品救助项目计划,其中常用药项目包括 500 种药品,居民只需自付药品成本费,大约是药品零售价的 10%;药品救助项目包含了 189 种基本药物,在医院药房向民众免费提供,主要包括高血压、糖尿病、哮喘等常见病治疗所需药品,经费由联邦政府和州、市政府负责。

(二) 国际药品筹资与支付现况

根据 WHO 的统计,包括美国、英国、芬兰、荷兰、瑞士、葡萄牙、西班牙等在内的发达国家,由于医疗福利水平较高,国民对多数药品的可获得性较高,区分基本和非基本药物的必要性不大,因此并没有实施基本药物政策。为了确保低收入人群的药品可及性,这些国家都设有补充性的药品保障项目。

1. 澳大利亚药物津贴计划　澳大利亚医疗保险制度核心由 2 个部分组成:一是以政府为主导,覆盖全体国民的医疗照顾制度和药物津贴计划(PBS);二是由政府直接给予部分补助,国民自愿参加的私人医疗保险制度。PBS 是澳大利亚全民健康保险制度中的重要内容,也是卫生保障和服务体系中最具特色的内容。PBS 始于 1948 年,至今已有 70 多年的历史,旨在为澳大利亚居民及与澳大利亚签有互惠医疗协议(reciprocal health care agreements,RHCA)国家的海外游客提供及时、可靠、可负担的必需药品。PBS 筹资独立于全民医保制度筹资之外,由澳大利亚联邦政府全额提供,联邦政府通过 PBS 补贴大部分社区、私立医院和公立医院非住院患者用药,涵盖了大部分疾病用药。PBS 采用全国统一目录式管理,约 90% 的处方通过

PBS 得到补贴。自 2022 年 1 月 1 日起,对于 PBS 目录内的大多数药品,澳大利亚居民和符合条件的外国居民最多支付 42.5 澳元,若患者持有优惠卡则最多支付 6.8 澳元。值得一提的是,自 2022 年 5 月起,澳大利亚将新冠治疗药物纳入 PBS 目录,但可提供的数量有一定限制。在支付方面,从 1960 年 3 月开始,澳大利亚引入共同支付政策,要求患者每张处方自付 0.5 澳元,此后个人自付的比例逐渐升高,时至今日这一比例已经稳定在 15% 左右。共付额有两种类型,且数目固定,这是由年龄、疾病状况和收入情况来决定的,当处方药品价格比共付额低时,支付药品全额费用。在每年 1 月 1 日,相关部门会根据当年的消费者价格指数调整共付额度。如果只购买一种药品,即便是买了所能购买的最大数量之后其金额仍低于一般共付额,那么药剂师可以收取一定额外费用(特许卡患者除外)。其次,澳大利亚也为患者设立了支付的最高限额(即安全网)。特许卡患者达到最高限额后,年内可以免费获得剩余药品。一般患者达到限额后,剩余药品共付额将按照特许卡患者标准进行支付。此外,除 PBS 和私人医疗保险对药品的保障外,澳大利亚政府还制定了补充性药品计划,由澳大利亚公立医院向获得社会安全福利保障特许卡(老年人、残疾人、退伍军人、无业者、学生等)住院患者提供免费药品。旨在于为澳洲居民提供及时、可靠、可负担和必要的药物,符合澳洲整体的药物政策。

2. 美国逐步完善的补充性药品计划　　政府举办的社会医疗保障计划、雇主举办的团体医疗保险计划以及公民个人投保的商业医疗保险计划组成了美国的医疗保障体系。由美国政府承办的社会医疗保障计划主要分为两类:只为 65 岁以上的老年人提供医疗健康保障的美国联邦医疗保险计划和只为符合贫困条件的老年人、盲人、残疾人及穷人等社会弱势群体提供最基本医疗救济与帮助的医疗补助计划。此外,美国各州政府积极探索药品救助项目,该项目属于支付补助计划范畴,一般用来解决未被保险覆盖的人群或者不适用于政府医保计划的人群(如老年人、残疾人、未参保人等)的药品费用,2001—2012 年,至少有 38 个州通过了不同形式的州级药品救助法(表 5-1)。

表 5-1　美国补充性药物保障项目

| 名称 | 保障内容 | 覆盖人群 | 筹资来源 |
|---|---|---|---|
| 美国联邦医疗保险处方药物计划 | 门诊处方药品费用 | 65 岁以上的老年人 | 参保人缴纳税费和联邦政府的补贴 |
| 医疗补助计划 | | 符合贫困条件的老年人、盲人、残疾人及穷人等社会弱势群体 | 联邦政府和州政府共同承担,联邦政府拨给各州的配套费用以各州人均收入为基础,而各州在医疗救助项目筹资途径上有很大的自主权。除了联邦政府的拨款,医疗补助计划资金来源还包括医疗服务提供者的捐赠和税收以及其他资金转移方式来增加医疗救助项目成本中联邦所占的份额 |
| 州级药品救助项目 | | 未被保险覆盖的人群或者不适用于政府医保计划的人群(如老年人、残疾人、未参保人等)其中,有些项目针对特定对象,如艾滋病患者、终末期肾病患者等 | 州政府及社会捐助等 |

3. 以医药分业为基础的德国药品补贴制度　德国是世界上最早建立社会保险制度的国家,很早便实行了医药分业制度,即医院不设门诊药房,门诊患者凭医生处方,到社会药店购药,医生处方权和药店售药权实行严格分离制度。在门诊药品支付上,实行实物给付原则,即所有门诊药品费用都由医疗保险机构与药店直接结算,患者无须事先预付药费。在此基础上又分别引进了患者、医生和药剂师三方责任制度来控制药品费用。对患者,采取门诊药品费用分担制度,患者根据药品零售价格的一定比例(一般为 10%)分担药品费用;对医生,从 1993 年开始,德国医疗保险局联合会与医生联合会共同商定一个固定的药费限额,以此确定医疗保险基金年度内为医药费用支出的最高限额。社区医疗服务机构对全科医生实行药品费用总额预算,严格规定门诊医生不得超过预算,超额部分将从医生工资中扣除。对药剂师,实行处方药品替代使用制度。2002 年,德国通过《医药费用控制法》建立药品使用替代制度。该制度主要内容是:当医生在处方上没有明确禁止的前提下,药剂师应该将该药品替换为价格更为低廉的仿制药和平行进口药;如某种仿制药价格高于一定额度,药剂师应当在调配药品时替换为其他价格低廉的同类药品。

4. 英国全民免费医疗服务体系内的药品保障制度　国家医疗服务体系(NHS)是一种典型的国家医疗保险模式,由政府直接举办医疗保险事业,以税收形式筹措医保基金,通过预算拨款给国立医疗机构,凡英国居民均可享受国立医院的免费医疗,患者只需支付一定的处方费用,即可免费获得药品。和德国一样,NHS 采用"剔除目录"法的管理模式,即目录中所列的药品不予报销。英国药品支付方式分为基层医疗和住院医疗两类,基层医疗的药品支付方式为论量计酬制,药店根据药品数量向 NHS 申请给付;而住院医疗的药品支付是按效果申请 NHS 给付。英国药品共付比例为定额负担,患者需支付固定的处方费。根据患者的年龄、收入,以及得到药品的种类、方式等,大约有一半的患者可免除处方费,并且没有共付比例上限,例如 16 岁以下或 60 岁以上的患者、孕妇、新生儿母亲、慢性病患者、低收入者等。

(三) 我国药品筹资与支付现况

1. 基本药物筹资与支付情况　我国自 1979 年开始实施 WHO 基本药物行动计划,经过几代卫生人坚持不懈的探索与努力,经过多次完善,逐渐制定出符合我国国情的基本药物目录和具有中国特色社会主义的基本药物制度。2018 年 10 月,国家卫生健康委员会公布了《国家基本药物目录》(2018 年版),目录覆盖了 685 个药品品种,其中西药 417 种,中成药 268 种。最新版目录基本能够满足常见病、慢性病、应急抢救等临床需求,同时为不同疾病患者提供多种用药选择,更好地满足了人民群众药品需要。政府支出、社会支出和个人支出是我国基本药物筹资的主要方式,政府支出主要是包括对基本药物 15% 的差价进行补偿,同时对基层医疗卫生机构的基本建设、设备购置、人员经费及其业务经费进行补助;社会支出包括了职工医疗保险、城乡居民医疗保险基金对基本药物的报销;居民个人支出就是居民需要个人承担的基本药物费用。伴随着公立医院改革的全面深入,我国取消了医疗机构所提供门诊药品和住院药品不高于 15% 的加成,医疗机构减少的药品加成收入由国家财政、地方财政以及通过部分医疗服务价格调整的方式予以弥补。不断调整基本药物相关政策的同时,我国部分省份也在进行针对特定人群(新农合参保对象、长期服药患者)或特定疾病(慢性疾病、精神疾病等)在国家基本药物目录和各省增补基本药物目录内相关药品实行免费供应的探索,筹资上主要有财政专项拨款、医保全额报销等。表 5-2 总结了截至 2020 年我国部分地区基本药物免费供应的探索与实践情况。

表 5-2　我国部分地区基本药物免费供应的探索与实践情况

| 地区 | 受益人群 | 配备机构 | 药品范围和目录 | 筹资与支付 |
|---|---|---|---|---|
| 浙江省台州市 | 高血压、糖尿病、重型精神病三类慢性病人群 | 基层医疗单位 | 在国家基本药物目录和浙江省增补基本药物目录里的中标品种中间挑选免费使用的药品 | 财政予以专项拨款。支付方式包括两种:一是通过医保全额报销,患者在购药时享受"零支付";二是由乡镇社区医疗卫生单位根据患者的实际需要发放药物 |
| 福建省福州市 | 农村重性精神疾病参合患者、适合门诊维持治疗的对象 | 全市精神病专科医院 | 将 2012 版国家基本药物目录收录的 21 种精神科药物、3 种辅助治疗药物纳入免费提供服务包内,并根据福建省基本药物增补品种和省药品集中招标采购中标目录进行适当调整 | 新农合基金全额支付,救治对象每人每年限额补助标准为 1 800 元;超过限额补助标准部分由救治医院承担 |
| 福建省厦门市 | 城镇职工和城乡居民保险的参保人员 | 全市 38 家公立基层医疗卫生机构镇中心卫生院 | 国家基本药物目录下的所有药品 | 由基本医疗保险社会统筹基金支付,每人每年不超过 500 元药品费用 |
| 山东省胶州市铺集镇 | 当地参合且在镇卫生院就诊、核实患有免费服药疾病的患者 | 定点医疗机构 | 从国家基本药物目录中遴选出了一批最基本的一线抗高血压和降糖药物 | 药品费用经过新农合报销后,剩余部分全部由铺集镇政府支付 |
| 北京市 | 北京户籍且经具有精神障碍诊疗资质的医疗机构确诊为严重精神障碍的患者 | 部分社区卫生服务中心 | 在国家基本药物目录基础上,按照安全有效、价格合理、使用简易方便、市场保障供应等原则遴选免费基本药品 | 由各区县政府负责保障,并纳入北京市重大公共卫生服务项目 |
| 上海市嘉定区 | 嘉定区内参加合作医疗保险的高血压患者 | | 6 种高血压药品 | 政府财政投入 |

　　2. 两大医保系统药品筹资与支付现况　　按照卫生总费用的定义,中国药品筹资来源可分为政府投入、社会医疗保险、商业医疗保险和个人直接的卫生支出 4 个部分。经过多年的探索与发展,我国已经形成了以主要针对特定贫困群体的医疗救助、健康扶贫等项目为托底,以城乡居民医疗保险和城镇职工医疗保险为主干,以大病医疗保险、商业医疗保险为补充的全民医疗保障体系,其中由政府主导的两大保险覆盖了中国 95% 的人口,其在药品费用的支付方面,由政府和个人共同承担。

　　两大保险均采用目录法作为主要的管理手段,2009 年 8 月,我国相继出台《关于建立国家基本药物制度的实施意见》和《国家基本药物目录(基层医疗卫生机构配备使用部分)》(2009 版)(以下简称《医保药品目录》)标志着我国正式启动国家基本药物制度建设相关工作。2018 年,新版《医保药品目录》重点关注临床主要病种的同时,着重考虑了癌症、儿童疾病、慢性病等病种,在新增药品目录中包括抗肿瘤用药 12 种、临床急需儿童用药 22 种以及世卫组织推荐的全球首个也是国内唯一一个全口服、泛基因型、单一片剂的丙肝治疗新药,此时国家基本药物目录中的抗肿瘤药物的种类达到 38 种。在此基础上国家医保局、人力资源和社会保障部联合印发《关于将 2019 年谈判药品纳入〈国家基本医疗保险、工伤保险和生育保险药品目录〉乙类范围的通知》(医保发〔2019〕65 号),正式公布了谈判药品准入结果:谈判共涉及药品 150 个,包括新增谈判药品 119 个和续约谈判药品 31 个。经过多轮谈判。119 个新增谈判药品成功 70 个,价格平均下降了 60.7%;3 种丙肝治疗用药降幅平均在 85%;肿瘤、糖尿病等治疗用药的降幅平均在 65%。31 个续约药品成功 27 个,价格平均下降了 26.4%。为进一步明确了协议期内谈判药品执行全国统一的医保支付标准,2020 年国家除对《医保药品目录》内容进行调整外,还统筹各地区根据基金承受能力确定其自付比例和报销比例,协议期内不得进行二次议价。2021 年国家医保药品目录调整的范围包括近 5 年新上市或说明书修改的药品、国家基本药物等。新纳入药品精准补齐肿瘤、慢性病、抗感染、罕见病、妇女儿童等用药需求,共涉及 21 个临床组别,患者受益面广泛,群众用药的可及性和公平性进一步提高。调整后,国家《医保药品目录》内药品总数为 2 860 种,其中西药 1 486 种,中成药 1 374 种。中药饮片仍为 892 种。《医保药品目录》分甲、乙两个类别。按照规定,在费用支出上,参保人员使用《医保药品目录》内西药、中成药、医院制剂及目录外中药饮片发生的费用,按基本医疗保险、工伤保险和生育保险有关规定报销。基本医疗保险报销时区分甲类、乙类,甲类药品不设自付比例,按基本医疗保险规定报销,乙类药品根据国家、省相关要求设定自付比例,工伤保险和生育保险报销时不分甲、乙类。

2021 年 5 月,国家医保局发布《关于建立完善国家医保谈判药品"双通道"管理机制的指导意见》,该指导意见共分七部分,分别从分类管理、遴选药店、规范使用、完善支付政策、优化经办管理、强化监管、加强领导等方面,对谈判药品"双通道"管理提出了要求,旨在解决谈判药品"医院买不到,药店买了无法报销"的问题。"双通道"是指两种买药途径——定点医院或定点药店,医保也将其统称为定点医药机构。通过"双通道"的实施,保障患者能够买到已纳入医保的谈判药,与此同时,保障患者在定点医药机构购买谈判药品时能享受到医保报销待遇,且报销政策一致。

## 二、药品费用控制与支付方式改革

从国内外的实践来看,世界各国普遍存在着医药费用增长过快的难题,药品价格的上涨速度通常高于一般商品,给政府财政、医疗保险基金以及个人都带来了较大压力。以中国为例,卫生总费用测算结果显示,2006—2020 年,中国药品费用从 4 486 亿元增长到 20 699.90 亿元,人均药品费用亦持续增长,由 341 元增加至 1 466.23 元(表 5-3),虽然中国药品费用占卫生总费用比重呈现逐年下降趋势,2016 年卫生费用占卫生总费用的比例为 32.73%,但仍远高于澳大利亚的 14%。无论是实施哪种医疗保险制度,几乎每个国家都采取了不同程度的干预措施,通过直接或间接的手段以合理控制药品费用,其中最有代表性的有费用共担制度、参考价格制度和价格控制制度。

表 5-3　2006—2020 年药品费用测算结果

| 年份 | 药品费用合计/亿元 | 门诊药品费用 | | 住院药品费用 | | 零售药品费用 | | 人均药品费用/元 | 占卫生总费用(机构法)比重/% |
| --- | --- | --- | --- | --- | --- | --- | --- | --- | --- |
| | | 绝对数/亿元 | 占药品费用比重/% | 绝对数/亿元 | 占药品费用比重/% | 绝对数/亿元 | 占药品费用比重/% | | |
| 2006 | 4 486.07 | 2 073.30 | 46.22 | 1 445.53 | 32.22 | 967.24 | 21.56 | 341.28 | 43.51 |
| 2007 | 4 903.16 | 2 118.89 | 43.21 | 1 669.54 | 34.05 | 1 114.73 | 22.73 | 371.09 | 40.74 |
| 2008 | 6 202.40 | 2 534.49 | 40.86 | 2 154.71 | 34.74 | 1 513.20 | 24.40 | 467.04 | 41.56 |
| 2009 | 7 543.81 | 3 047.36 | 40.40 | 2 751.06 | 36.47 | 1 745.40 | 23.14 | 565.29 | 40.63 |
| 2010 | 8 835.85 | 3 270.28 | 37.01 | 3 053.97 | 34.56 | 2 511.60 | 28.43 | 658.94 | 41.55 |
| 2011 | 9 826.23 | 3 505.53 | 35.68 | 3 473.10 | 35.35 | 2 847.60 | 28.98 | 729.30 | 38.43 |
| 2012 | 11 860.45 | 4 082.74 | 34.42 | 4 171.31 | 35.17 | 3 606.40 | 30.41 | 875.93 | 40.37 |
| 2013 | 13 307.70 | 4 102.65 | 30.83 | 5 043.48 | 37.90 | 4 161.57 | 31.27 | 977.99 | 39.80 |
| 2014 | 13 925.00 | 4 203.43 | 30.19 | 5 086.89 | 36.53 | 4 634.67 | 33.28 | 1 018.04 | 37.20 |
| 2015 | 16 166.34 | 5 065.84 | 31.34 | 5 674.11 | 35.10 | 5 426.39 | 33.57 | 1 176.06 | 37.16 |
| 2016 | 17 602.44 | 5 471.30 | 31.08 | 6 053.59 | 34.39 | 6 077.55 | 34.53 | 1 280.53 | 36.32 |
| 2017 | 18 203.00 | 5 959.95 | 32.74 | 6 037.84 | 33.17 | 6 205.21 | 34.09 | 1 309.49 | 34.42 |
| 2018 | 19 148.98 | 6 282.22 | 32.83 | 6 074.27 | 31.72 | 6 788.50 | 35.45 | 1 372.31 | 32.73 |
| 2019 | 21 116.82 | 7 227.06 | 34.22 | 6 490.30 | 30.74 | 7 399.46 | 35.04 | 1 508.29 | 33.31 |
| 2020 | 20 699.90 | 7 093.89 | 34.27 | 5 769.35 | 27.87 | 7 836.66 | 37.86 | 1 466.23 | 30.98 |

（一）费用共担制度

费用共担制度（co-pay system）也称患者共付制度,一般分为 3 种方式:一是药品费用按比例自付;二是定额自付;三是年度起付线或止损线。采用按比例自付是基本的共付方式控制需方的道德损害,很多国家按健康保险受益者和药品类别设定不同的共付要求,并对弱势人群实行减免或低标准支付,如在瑞士、荷兰和挪威,老年人和儿童不在费用共担的范围内。德国、澳大利亚、英国等国多采用定额自付这一方式。荷兰、瑞士、瑞典等国采用年度起付线或止损线。意大利与芬兰采用混合方式。为保留需方的制约机制,奥地利、德国、日本、西班牙与瑞士禁止公共健康保险补充保险覆盖药品费用共付部分。

（二）参考价格制度

参考价格制度（reference price system）是一种影响药品价格的费用控制措施,是欧洲许多国家用于制定医疗保险中药品报销标准的一种方法。参考价格制度规定了政府部门或医疗保险机构对药品的偿付形式:按照一定的标准对药品进行归类,然后对每一类药品规定固定的报销价格,即参考价格,如果患者所用药品高于同类药品的参考价格,其差额由患者负担;如低于参考价格,则按实际价格报销。参考价制度中的参考价格经常被人们与参考定价相混淆,参考定价是一种药品定价方法,而参考价格是药品偿付标准,是对药品报销的限制,并不是最终的药品市场价格。德国在 20 世纪 80 年代末期实施了《医疗改革法案》,在其法定医疗保险系统中创新性搭建了全新的参考价格体系,该体系融合定价与补偿的支付标准,通过限制药品补偿水平进而间接控制药品价格,这种价格体系主要是一方面增加患者和医生对药品价格的敏感程度以提高药品价格的需求弹性,降低需方对药品的需求量,避免道德风险行为;另一方面促使供方为避免失去市场份额而自觉限制药品价格,增强供方市场的竞争,最终降低保险者支付的药品费用。

（三）直接药品价格控制

由于药品领域存在的信息不对称、价格弹性较低、药品使用外部性、第三方支付、垄断性、公平性等因素,导致市场失灵,影响药品价格的形成。制药业也因为其市场行为和定价措施导致了对它的审查和批评,降低药品价格和利润也被认为是能够改善药品费用过快增长的重要手段,如英国采用了对制药企业一定时期内的最高利润率进行限制的定价模式。

（四）分类补偿制度

国际上将药品分为 3 类:处方药、通用药和非处方药（over the counter drug,OTC）。针对不同种类的药品实行不同的补偿制度,可以有效地控制药品过度消费,也是许多国家采取的药品费用控制政策之一。

1. 意大利　　1994 年以后,意大利政府经过综合考虑,从不同药品类别上决定将药品的共付比例划分为 3 类,即甲类药涵盖基本药品及慢性病治疗的常用药,由政府 100% 补偿;乙类药为除甲类药以外但仍属于满足基本医疗需要的药品,政府补偿 50%;丙类药为所有的其他药品,由患者全额自付。此外,住院用药也全部由政府补偿。

2. 法国　　法国的社会医疗保险策略与其他西方国家略有不同,药品的补偿率比较低,也就是说,患者的自付率比较高。法国在 1993 年,进一步下调药品的补偿率 5 个百分点,对治疗后能挽救生命且价格昂贵的药品补偿率由 70% 降低到 65%,治疗非严重性疾病的药品补偿率也由原来的 40% 降低为 35%。但是,对于约占法国总人口 10% 的残疾人、孕妇、30 种慢性病的患者免除药品的共付费用。

（五）药品集中采购制度

作为中国药品供应保障体系的核心部分,药品集中采购制度旨在通过实施政府主导,实行跨省联合及以省、自治区、直辖市为单位的网上药品集中采购模式,达到降低药品虚高价格、控制药费增长、预防和遏制腐败行为、促进药品生产流通企业健康发展的目标。通过20 多年的发展和完善,目前中国药品集中采购的主要模式主要有以下几种。

1. 省级挂网,市级议价　　是中国药品集中采购制度采用的主要形式。首先,省级需审核质量,对不同类别的药品进行不同形式的评审,确认药品挂网资格。而后由市级、医联体或医疗机构对挂网药品进行带量议价,以确定最终采购价。简言之就是省级掌握准入权,市级（医疗机构）掌握定价权。最后是对具有挂网资格药品的挂网价、采购价等进行动态持续管理。

2. 第三方集团采购模式　　是指药品社会化采购的第三方中介组织——集团采购组织（group purchasing organizations,GPO）通过集中一定数量医疗机构的采购量,受医疗机构委托与供货商进行谈判以确定价格。这种模式不仅能帮助医院节省费用,提高采购效率,还能使企业产品的销量在一定程度上得以保障。2016 年，上海市医药卫生发展基金会成立上海医健卫生事务服务中心，作为社会第三方药品 GPO，在全市范围内推广。医疗机构自愿加入 GPO，首批会员共涉及 6 家三甲医院和 5 个区属医疗机构，药品采购目录由联盟内医疗机构的药品目录合并形成，通过形成批量优势以引导生产企业和批发企业参与竞争。

3. 跨区域联合采购模式 党的十八大之后，医疗体制改革进一步深化，国务院医改办等三部委积极鼓励建立跨区域联盟，先行先试，探索新模式，形成新机制。2018 年末，国家将 4 个直辖市(北京、天津、上海、重庆)，7 个副省级城市(沈阳、大连、厦门、广州、深圳、成都、西安)划为药品集中采购试点("4+7"城市)。当年采购方案中共涉及药品 31 个品种，约定采购量由各试点地区上报确定，各试点地区统一执行药品集中采购结果，在一个集中采购结果执行周期(自执行之日起 12 个月为一个采购周期)中，试点地区医疗机构须优先使用集中采购中选品种，并确保按试点城市药品集中采购文件约定采购量。医疗机构在优先使用集中采购中选品种的基础上，剩余用量可按所在地区药品集中采购管理有关规定，适量采购同品种、价格适宜的非中选药品。文件中进一步约定，若在采购周期内提前完成约定采购量，超过部分仍按中选价采购，直至采购周期届满。从效果上来看，2018 年 11 个城市中选药品价格平均降幅达到 52%，成效明显，为进一步扩大试点积累了经验。

2019 年，除已参加"4+7"城市试点的省份和自行跟进的福建省和河北省外，25 个省份和新疆维吾尔自治区均参与扩围，取各联盟地区该产品 50%～70% 的用量集中采购。从采购中选结果来看，与扩围地区 2018 年最低采购价相比，拟中选药品价格平均降幅达 59%；仿制药替代原研药的效果明显，原研药在市场竞争中主动降价，值得注意的是，印度仿制药首次出现在拟选名单中。

4. 药品集中采购模式 以澳大利亚、英国等国为代表。澳大利亚的药品零售渠道主要依靠药店。患者在诊所就医后，可凭医生处方到社会药店自行购药，费用由 PBS 支付。是澳大利亚州级政府公立医院的药品首选采购方式也是集中招标采购，特别是在招标过程中针对仿制药进行谈判，旨在拿到最低的价格。以新南威尔士州为例，医院药品采购根据金额分为 3 个层次：州级采购委员会开展 3 000 万澳元以上物资的采购，州卫生部开展 25 万～3 000 万澳元的采购，低于 25 万澳元的物资采取自主采购方式。

药店同样是英国零售药品市场的最大渠道。民众的基本医疗服务是通过税收筹资拨款给国家医疗服务体系(NHS)的方式享受到的。NHS 通过与医药行业协会适当调控药品价格，医药企业则是通过专利药来左右价格，从而获得较大的定价自主权，非专利药支付价格则是通过与英国仿制药协会协作来调控，进行加成控制。这就逐渐形成了由批发商、生产商与药店协商价格，争取 NHS 所需药物的价格折扣，英国卫生部与医药服务谈判委员会再对折扣进行评估和调整，同时药店还通过一定比例返还 NHS 折扣。公立医院非专利药供应也实行集中招标采购，英格兰地区划分为 6 个大区，每区设立一个药品招标机构，代表各自辖区内的医院采购药品，形成采购联盟。卫生部商业药品处(Commercial Medicines Unit，CMU)负责汇总药品需求信息，发布招标消息，邀请企业投标。前述部门再将汇总的投标信息提交给 6 个大区招标机构，各自对价格和质量进行评估，然后把结果向价廉质优企业授标。最后，CMU 与中标供应商签订合同，明确价格、预计采购数量和供应方式。因为专利药单独议价，澳大利亚和英国公立医院集中招标采购主要涉及价格便宜的非专利药。集中招标涉及市场份额有限，对医药市场冲击小，也很少会引发医药企业质疑。

### 三、国际先进经验对完善中国药品筹资模式的启示

#### (一) 建立相对稳定的基本药物筹资模式

结合国际经验以及我国卫生筹资渠道,在建立基本药物筹资渠道时,可以考虑以下3种模式(表5-4)。通过比较这3种模式,发现第3种模式与我国现行的卫生筹资体制最为接近,也能更好地减轻政府负担,降低医保资金的风险,同时不会增加个人支出负担,实现基本药物的公平可及。而其他两种模式虽然也可以为基本药物筹集充足的资金,但会加重政府的财政负担或加重个人负担,短期来看并不符合我国实际。

表 5-4　基本药物三种筹资模式的比较

| 模式 | 主要内容 | 优势 | 劣势 |
|---|---|---|---|
| 政府预算,总量控制 | 将基本药物所需资金,包括医保报销所需资金全部纳入预算,总量控制,超支部分由医疗机构和居民个人解决 | 资金来源稳定,预算支出清晰 | 加重财政负担,可能产生资源浪费,预算编制要求高度精细化 |
| 医保基金单独预算 | 在医保基金中单独制订基本药物预算,实行不同于一般药物的单独报销政策 | 减轻了财政支出负担,提高医保资金使用效益,提高基本药物报销比例,引导合理用药 | 医保基金可能面临风险,提高筹资水平带来的个人负担 |
| 政府预算与医保资金相结合 | 由政府财政和医保资金统筹支付,保证基本药物在公立医疗机构低价或免费提供 | 清晰划分政府支出与医疗保险的筹资责任,避免筹资风险 | 必须合理规制财政与医保的筹资责任 |

#### (二) 探索建立针对特殊人群或病种的基本药物筹资体系

基本药物的特点就是安全廉价、可获得性和可及性高3个方面,但弱势群体依然对廉价药品缺乏购买能力。目前,我国在基本药物筹资中已免费提供部分传染性疾病的药物、儿童疫苗等,但大部分基本药物还是依靠医保筹资保障。针对罕见病群体、老年人和儿童、无支付能力患者等弱势人群,制定有针对性的基本药物筹资保障机制、优惠政策或减免措施仍是十分必要的。

#### (三) 加快制定儿童基本药物目录

第六次全国人口普查统计数据中显示,14岁以下儿童占比高达16%,由于各方面原因,国内药品的儿童专用剂型和规格发展严重滞后,用药缺口庞大。在自媒体发达的今天,时有诸如匹多莫德这样的"神药"被曝出,折射出儿科用药合理性及适应性方面存在较大问题。有资料表明,每年约有3万例儿童因用药不当致聋,儿童药物不良反应发生率是成人的2倍,在每年死于不良用药的人群中,儿童占1/3。WHO虽然近年来已逐步修订并完善了两版儿科基本用药目录,且2018年版《国家基本药物目录》新增了儿科用药分类,但是品种加起来也仅仅20余种,不能满足儿童临床实际需求。因此有必要在今后修订工作中重点考量、单独发布儿科用药基本目录,并出台相关政策鼓励儿童专用剂型加速研发。

#### (四) 进一步释放商业保险对药品筹资的补充作用

除了进一步加大公共资金在药品筹资中的投入,还可通过商业保险方式对药品进行补

充筹资。鼓励发展自愿性质的商业医疗保险,推动社会成员之间的"互保"。政府通过提供税收减免等优惠政策,鼓励用人单位、个人在自愿和自主基础上,购买补充形式的商业医疗保险。使资金配置更加有效,减轻财政负担的同时,也能减少社会大众在获得合理药品中产生的资金障碍。目前,各城市开展的城市定制型商业医疗保险惠民保对创新药、罕见病药品的筹资起到了一定的补充作用。

(五)进一步提高国家卫生健康委与医保部门的联动性,不断完善基本药物目录与医保目录的协调性

为进一步做好基本药物目录和医保药品目录的修订工作,可以把基本药物目录看作是医保药品目录的核心指导目录,符合基本药品目录的药品要优先纳入医保药品目录或调整甲乙分类,保障基本药物落地。反之,也要参考医保基金及药物经济价值,制订优化、合理、符合人民群众用药需求的基本药物目录,提高部门间的联动性与目录之间的协调性。

# 第二节　基本医疗服务

基本医疗服务是医疗保险制度中对劳动者或社会成员最基本福利性照顾,其目的是保障生命健康权利,让劳动者或社会成员在防病治病过程中按照防治要求得到基本治疗。

## 一、基本医疗服务概述

### (一)基本医疗服务的概念

基本医疗服务是一个相对的概念,具有变动性、地域性和阶段性等特点,并受疾病构成、疾病谱、医疗机构性质、地区地理位置特征、经济发展水平等诸多因素的影响,从不同的角度入手,亦对其有不同的理解。从医疗保障的角度出发,基本医疗服务可以定义为在一定社会经济发展水平、医疗卫生资源供给状况和人口文化特征的条件下,在国家或地区规定的基本医疗保障范围以内,由政府作为主要供给者,按照国家或地区确定的基本用药目录和临床诊疗项目,在医疗机构场所内向居民提供的安全、有效、方便、价廉的医疗服务,包括对各种常见病、多发病(基本病种)和诊断明确的慢性病等的基本临床诊疗和护理服务等。基本医疗服务的特点应具备公益性、公平性、可及性、可变性、差异性 5 个特点,其中差异性主要体现在不同经济水平地区、不同人群两个维度上。

### (二)基本医疗服务界定

1. 界定原则及方式　基本医疗服务界定应遵循必需、公益、平等、可及和成本效用原则。基本医疗服务涉及供方、需方和政府及其相互之间的关系,应从三方及其之间的关系综合考虑界定基本医疗服务(表 5-5)。

表 5-5　基本医疗服务界定方式特点及局限性

| 界定方式 | 内容 | 优势 | 劣势 |
| --- | --- | --- | --- |
| 从供方界定 | 基本医疗服务根据医疗机构(供方)提供的服务项目的内容、多少、层次等方面进行界定 | 项目明确,有利于宏观把握 | 由于基本医疗服务到底由谁提供、哪些属于基本医疗服务范围等关键问题没有明确,可操作性较差 |

续表

| 界定方式 | 内容 | 优势 | 劣势 |
|---|---|---|---|
| 以需方来界定 | 按患者实际需求得到最大化满足来界定医疗服务内容 | 最大限度地保证了公平性 | 受经济发展水平影响,实现程度低 |
| 以政府承担能力来界定 | 按照政府财政的承担能力确定内容 | 管理效率高,可确保实施 | 若没有国家层面的统筹管理,不同地区政府财力的差异必将导致基本医疗服务出现差异,影响公平性 |

2. 不同国家对基本医疗服务的界定

(1)根据筹资来源界定覆盖范围:例如,阿富汗将基本医疗服务定义为通过公共筹资为全民提供的基本医疗服务,"公共筹资、覆盖全民、基本"非常贴切地勾勒出基本医疗服务的主要特征。斯里兰卡将基本医疗服务定义为一系列公共部门为所有或者最贫困人民筹资和提供医疗服务。英国则将其定义为一系列公共筹资的卫生相关产品和服务,即由政府出资举办的公共卫生机构提供的服务。

(2)根据服务功能、对象和医院级别界定:孟加拉国在功能上将基本医疗服务定义为有限的临床医疗服务和公共卫生服务,在对象上针对弱势群体,在医院级别上主要是县及县以下医院提供的基本医疗卫生服务。

(3)从服务内容上界定:埃塞俄比亚将其限定为一系列具有成本效果、可负担得起并可接受的、针对造成巨大负担的疾病或相关健康危险因素的干预措施;是人们普遍认为非常重要的,在不同医疗机构可以获得的,与健康促进、疾病预防、基本治疗和康复相关的服务。阿塞拜疆则定义为基本的、成本效益好的临床服务和公共卫生服务。美国俄勒冈州将维护生命的服务、妇幼保健、儿童和成人预防保健、生殖健康及疾病末期的适当照顾等内容作为基本医疗卫生服务。泰国则根据需要和优先程度,为所有人提供基本和能承受得起的服务包,而与收入、社会地位或住所无关。新西兰界定为能提供福利、物有所值、公平使用公共筹资并与社区价值相符的一组治疗或服务。

(4)从实施策略上界定:巴西将其定义为全国统一的、联邦和州政府分权提供的、每个公民公平享有的服务。马拉维定义为一组在各个水平上提供的,有相应行政、后勤和管理体系支持的卫生服务。

(三)基本医疗服务包

1. 基本医疗服务包的概念　基本医疗服务包是按需求顺序和经济能力予以资金投入并实施的、经过分类归并的医疗服务项目组合。基本医疗服务包具有 3 个层次的含义:一是保证全体社会成员实现最基本的健康权利,拥有基本医疗服务是生存权的保障;二是医疗卫生服务机构能够提供的,同时医疗保障基金有能力支付的医疗服务;三是政府有能力承诺提供的服务,因为基本医疗很大一部分具有准公共产品的性质,政府具有承诺的责任。基本医疗服务包包括基本药物目录包、基本诊疗目录包和基本设施目录包。

2. 基本医疗服务包遴选原则　各个国家居民收入差距较大,高收入国家主要根据需要、人文关怀、平等原则来遴选基本医疗服务包,不过多考虑成本效益原则。中低收入国家则是采用世界银行推荐的成本效益、疾病负担原则来确定基本医疗服务包的内容。我国在确定基本医疗服务包时主要考虑如下 5 个方面:一是要结合居民的健康需求来确定基本医疗卫生服务的优先级;二是遵循成本效果、成本效益原则,使健康效益最大化;三是实现覆盖面的最大化,特别是要注意对低收入群体的覆盖;四是保证服务包里的服务内容是政府能够承担、个人能够支付的医疗卫生服务,以确保其持久性;五是充分考虑政治意愿和民众的诉求,努力实现社会效益最大化。

3. 不同国家基本医疗服务的内容　随着社会经济发展水平的提高,各国也在不断扩大基本医疗服务包,如肿瘤治疗等可以逐步纳入其中(表 5-6)。

表 5-6　部分国家基本医疗服务包内容

| 国家 | 基本医疗服务包内容 |
|---|---|
| 墨西哥 | 公共产品和准公共产品等 9 个领域:预防、救护车、牙科、生殖健康、孕产期保健和新生儿保健、急救、康复、住院、手术 |
| 泰国 | 包含广泛的门诊和住院服务:心脏病、糖尿病、创伤、拔牙补牙、产前检查、产后访视、分娩、计划免疫等,住特殊病房也可享受 10% 折扣 |
| 孟加拉国 | 生殖卫生保健、儿童健康保健、传染性疾病控制、有限的治疗服务、行为干预 |
| 斯里兰卡 | 基本医疗服务包包含一级、二级医院提供的所有临床服务,妇产科医院提供的大多数服务,专科、教学医院和转诊医院提供的将近一半的服务,所有门诊机构提供的医疗和牙科服务,所有妇幼保健项目、健康促进项目和疾病控制项目,除了试管婴儿和其他辅助生殖之外的所有计划生育,学校卫生和食品检测 |
| 印度 | 综合性服务包:核心服务包是由公共产品组成的、基本免费的门诊医疗服务和非医疗服务;基本服务包包括核心服务包覆盖的疾病的住院服务,主要的外科手术以及高血压、糖尿病、哮喘等呼吸系统疾病和严重伤害的治疗,由政府举办的社区卫生服务中心提供或者购买私人开业医生的服务,其筹资主要来自公共预算,加上少量个人付费;二级服务包包括心血管疾病、癌症和心理疾病的治疗以及来自社区卫生服务中心的转诊,由县级和地区医院提供,其筹资主要来自社会保险 |

## 基本医疗服务与基本医疗保险的关系

　　基本医疗服务一词的使用与基本医疗保险密切相关。很多人认为,医疗机构按照基本医疗保险规定为参保者提供的医疗服务就是基本医疗服务。然而基本医疗服务与基本医疗保险两个概念中的"基本医疗"并不是对等的,其内涵和外延都不尽相同。我们不能简单地认为,为参保人提供的医疗服务就是基本医疗服务。

　　基本医疗服务是医疗服务供给方基于基本医疗需求而实施的以预防和治疗疾病、维护健康为目标的诊疗行为,是从医学角度来确定针对某一病症如何合理提供基本的诊疗服务。以"因病施治"为基本原则,在服务提供上强调尽力而为。基本医疗服务理论上不涉及费用因素,即使具体实践中必须考虑费用因素,也秉承"等效低价"的理念。基本医疗保险,是经办者基于筹资状况、支付能力、保障水平、卫生技术经济价值来设计基本医疗"服务包"。实质上是出于筹资保护考虑。基本医疗保险从资金管理角度规定针对某一病症只能提供怎样的诊疗服务,在医疗服务提供上强调量力而行。基本医疗保险理论上虽然涉及医疗服务质量,但需要以能够买得起为前提。两者的联系主要表现在两个方面:从基本医疗服务供给来看,一般情况下,基本医疗保险向供给方购买的医疗服务都包含在基本医疗服务之中;从补偿功能来看,基本医疗保险是一种用钱来制约基本医疗服务供给者基本医疗服务行为的补偿和管理方式。

## 二、基本医疗服务筹资与支付现况

### （一）基本医疗服务筹资现况

对国内外筹资机制的研究发现,任何一个国家都不是单纯的税收筹资或社会医疗保险筹资一种筹资方式,但大体上分为以税收筹资为主的筹资模式、以社会医疗保险筹资为主的筹资模式以及混合筹资模式等多种模式。

1. 以税收筹资为主的筹资模式　采取税收筹资模式的国家,其国民收入水平相对较高,基本医疗服务项目广,有健全的法律做保障,而且多以中央政府监管为主。英国的基本医疗卫生服务是指公共筹资的卫生产品和服务,但未规定基本医疗卫生服务的具体内容。1946 年颁布的《国家卫生服务法案》中明确说明采取税收筹资模式,虽时有调整,但整体方向沿用至今。阿富汗和斯里兰卡通过税收或公共渠道为基本医疗卫生服务筹资,满足民众,特别是最贫困人群的最基本的医疗服务需求。1995 年,以色列在《国家卫生保险法案》中明确提出要通过一般税和健康税为基本医疗卫生服务筹资,由 4 家私立非营利疾病基金会为居民提供服务。泰国在 2002 年通过了《国民健康保障法案》,建立了以税收为主、其他社会保险形式相结合的卫生筹资模式,用于为国民提供基本医疗卫生服务。加拿大卫生体系由税收支撑,联邦政府和省级政府为主要筹资渠道,提供涵盖基本医疗卫生服务在内的免费医疗。澳大利亚主要由政府通过税收来筹集资金,从而为居民提供国家卫生项目、口腔服务项目、老年服务项目和国家卫生目标项目四大项卫生服务项目。其他国家如亚美尼亚、白俄罗斯和乌克兰等国家也是通过政府税收筹资为主,为居民免费提供内容广泛的综合基本医疗卫生服务包,波兰、巴西和罗马尼亚通过公共筹资为全民免费提供基本医疗卫生服务包。

2. 以社会医疗保险筹资为主的筹资模式　采取社会保险筹资模式的国家多为国民中高收入水平国家,他们的基本医疗服务涵盖项目广,有健全的法律法规做保障,监管则由中央政府和地方政府共同参与。德国、法国、日本、韩国、南非、斯洛伐克等国就是采取这类筹资模式。德国有强制的社会医疗保险法律体系做保障,居民医疗服务筹资的资金主要来源于参保者缴费。州级卫生部门负责传染病预防和治疗,市县卫生局负责公共卫生服务和基层卫生保健工作,而政府则通过税收来补助儿童、残疾人等社会特殊群体。法国医疗费用77.1% 来源于基本医疗保险基金,基本医疗保险基金的一半来自政府税收,一半来自征缴保险费,其他渠道还有国家医疗救助基金和补充医疗保险。除此之外,采取社会医疗保险模式筹资的国家还有日本、韩国等国,南非和斯洛伐克也通过强制社会医疗保险筹资为居民提供一个最小的、人人享有的服务包。

3. 混合筹资模式　采取混合筹资模式的国家多为国民中低收入国家,涵盖服务项目较少,缺乏健全立法保障,监管层级各有不同。像墨西哥、俄罗斯、哈萨克斯坦、乌克兰等国家采用税收和保险相结合的混合筹资模式,以税收筹资为所有人提供基本包,以保险筹资为被保险人提供福利包。埃塞俄比亚、刚果、冈比亚、加纳和孟加拉国等国或地区财政收入较低,主要采取依靠税收和国际援助结合的混合筹资模式,以此为国民提供最小化的服务包。新加坡、马来西亚、印尼等东南亚国家主要通过储蓄医疗保险筹资,再结合国家税收,为居民提供基本医疗卫生服务。还有部分国家把烟草、酒、药品广告等公共卫生有关的特种税收一部分投入基本医疗保险基金,用以保障居民基本医疗卫生服务。

（二）基本医疗服务支付方式现况

支付方式与筹资制度的匹配是保证资金可持续发展的关键。基本医疗服务的支付方式直接影响着卫生服务提供者的行为，对费用控制、服务质量及服务提供效率产生直接的激励或制约作用，各国在进行筹资模式探索过程中也在不断进行着支付方式的改革，并在实践过程中不断根据卫生体系和经济的发展进行多种支付方式的改革。

1. 英国　NHS 基本医疗服务分为两级提供，初级医疗由全科医生个体或者初级医疗信托（primary care trust, PCT）提供；次级医疗服务由公立医院的专科医生或私立医院的私人医生提供。英国基本医疗服务支付方式主要分为 5 类，包括打包支付（block payments）、按人头付费（global capitation）、定额付费（case-based）、按绩效付费（pay for performance）、按服务付费（fee for service）。在初级保健服务中，按人头付费为主要支付方式，同时还包括根据质量结果框架（quality and outcomes framework, QOF）的按绩效付费方式以及定额付费方式。在社区服务中，主要支付方式是打包支付。在公共卫生服务中，按服务付费为主要支付方式，如免疫接种和健康筛查。在急性保健服务中，主要支付方式是以结果为基础（payment by result, PBR）的定额支付方式，同时存在部分打包支付、按服务付费的支付方式。

2. 德国　医疗保险由法定医疗保险和私人医疗保险两大系统组成。医疗服务分为门诊服务和住院服务两类，但二者支付方式各不相同。1993 年以前，德国以日均费用为依据对住院服务进行补偿，这一支付方式造成了一定程度诱导需求。1993 年，德国出台《卫生保健法案》，规定门诊服务实行总额预算下的按项目付费，超过总额预算部分，医疗保险基金不予支付；住院服务实行总额预算下的按平均床日付费，超过总额预算部分，医疗保险基金承担 75%，医院承担 25%。该举措在控制医疗费用、提升医疗服务质量方面发挥了重要作用。2004 年，德国又在全国范围内强制实施统一的按病种分类支付方式，使医疗资源利用更加高效。德国保险计划对妇幼保健等公共卫生服务采取的是按照服务项目付费，以服务提供者的工作量和"业绩"作为依据进行补偿，这一举措虽然可以激励服务提供者提高工作效率。但是有诱导需求产生的倾向，还可能使医生为了增加服务项目数量而减少花费在单个患者身上的时间。

3. 中国　大部分地区采取混合支付方式，即根据实际将按服务项目支付、按服务单元支付、按总量控制支付、按人头支付及按病种支付等方式有机结合，共同确保医保体系下群众顺利享受基本医疗服务。2021 年 11 月，为深入贯彻落实《中共中央　国务院关于深化医疗保障制度改革的意见》，推动医保高质量发展，促进供给侧结构性改革，加快建立可用、高效的医保支付机制，在三年试点取得初步成效基础上，国家医保局制定并印发了《DRG/DIP 支付方式改革三年行动计划》。2022 年 1 月，该计划进一步明确，到 2024 年底，全国所有统筹地区全部开展 DRG/DIP 支付方式改革工作，到 2025 年底，DRG/DIP 支付方式覆盖所有符合条件的开展住院服务的医疗机构，基本实现病种、医保基金全覆盖。该计划旨在全面建立全国统一、上下联动、内外协同、标准规范、可用和高效的医保支付新机制。在门诊支付方式方面，浙江省率先推动了门诊按人头包干结合 APG 支付方式改革。2020 年 1 月，浙江省金华市本级及兰溪市率先落地实施，2021 年 1 月起金华市全面实施医保门诊"APG 点数法"支付方式改革。《浙江省全面推进医保支付方式改革三年行动计划》提出，全省所有统筹地区要在 2023 年底全面实施 APG 支付方式改革。

2021 年,《国务院办公厅关于建立健全职工基本医疗保险门诊共济保障机制的指导意见》发布,提出根据医保基金承受能力,逐步扩大由统筹基金支付的门诊慢特病病种范围,将部分治疗周期长、对健康损害大、费用负担重的疾病门诊费用纳入共济保障,对部分适合在门诊开展、比住院更经济方便的特殊治疗,可参照住院待遇进行管理。这也意味着我国慢性病筹资新机制的建立。

### 三、中国基本医疗服务筹资与支付方式改革探索

尽管由于政治、经济和文化背景等多种因素影响,不同国家和地区对基本医疗卫生服务的界定和具体实施内容存在很大差异,采用的筹资模式与支付方式也有所差别,但仍有很多值得我国借鉴之处。

第一,建立完善的法律法规体系,依法确立全民基本医疗卫生制度的地位,以立法的形式规范服务包内容和筹资制度。无论是以英国为代表的税收筹资模式为主的国家,还是以德国为代表的实施社会保险筹资模式的国家,都是通过逐步完备的立法来确立基本医疗卫生服务筹资模式,以确保公民享有基本医疗服务,同时提高了基本医疗卫生服务的普及、公平。所以,我国也应加快基本医疗卫生制度的立法步伐,完备法律法规条文,切实为基本医疗卫生服务筹资提供法律保障。合理界定各级政府的筹资责任,避免由于各地经济发展的差异导致的卫生财政支出的较大差异,以及基本医疗卫生服务公平性的差异。

第二,要确保统筹基金的合理分配和可持续利用。合理分配门诊和住院统筹基金的比例,引导患者的合理就医流向。目前大部分地区门诊特殊疾病统筹基金与住院统筹基金并未分开收缴、单独核算和支出,各部分之间呈现此消彼长的制衡局面,任何一部分政策的变化都会引发一系列的连锁反应,最终结果就是医保基金出现支付风险,因此应适当平衡各类门诊特殊疾病统筹支付水平增长幅度。目前,门诊特病统筹支付比增长幅度呈现不平衡态势,个别病种增长过快,有的病种则降幅较大。当然,疾病本身费用特点会产生一定影响,但福利制度具有刚性特征,因此必须考虑可持续性问题。

第三,探索适宜的支付方式。支付风险在很大程度上源自供需双方的道德风险和过度医疗,而改革医保支付方式则是控制过度医疗行为发生的有效手段之一。在目前住院普遍开展按 DRG 和 DIP 支付方式改革的基础上,应进一步探索针对门诊慢性病、特殊疾病等的支付方式,以应对医统统筹基金支出上涨压力。实践中,可借鉴已实行改革地区的先进经验,对部分患病率高、费用增速快、门诊统筹支出占比大的病种,如糖尿病、高血压、尿毒症、中晚期癌症等,探索适宜的支付方式,并逐步扩展至其余门诊特殊疾病。

# 第三节　新　技　术

随着社会经济向前发展,科学技术手段不断进步,人类对健康和疾病诊疗需求逐步提高,新技术手段被广泛应用于医学领域,在提高诊疗水平和减轻患者痛苦等方面发挥了重要作用。同时,如何加强对医学新技术的管理,建立医疗保障体系对新技术的科学准入机制,在确保医疗保障体系与时俱进,更加适宜、合理地发挥保障作用的同时促进新技术的应用和发展是世界各国都面临的重要问题。

### 一、临床新技术的概念和特点

（一）临床新技术的概念

临床新技术是指在一定范围内开展较早，技术含量高，创新性较强，应用价值大，对某种疾病的诊断或治疗有确切效果的临床新业务、新技术、新方法、新标准、新规范，也包括对临床诊疗器械、药物、试剂等进行的技术革新、改造或应用功能拓展。

（二）临床新技术的特点

1. 实用性　随着社会经济的发展，人们对健康和生活质量提出了更高的要求，对预防和医疗服务的衍生需求也持续增长，促使人们寻求最先进的科技成果，采用最先进的手段、技术和方法来提高诊断、治疗水平。生物科技、医疗设备、数字医疗等大量医学领域的新技术的产生和应用给人类战胜疾病、提高健康水平带来了巨大希望，但有些高成本的新技术并未给人群的整体健康水平带来益处。此外，临床新技术还必须满足一定的社会法律法规和伦理要求，才能得到进一步的推广和应用。

2. 创新性　临床新技术属于技术创新范畴，不是一般意义上的常规技术方法和手段，技术创新的主要内涵是创造出改造客观世界的新技术，并为社会广泛利用，主要为新产品、新工艺、新技术、新方法等具有自主知识产权的技术含量高的成果。

3. 综合性　现代医学既高度分化又高度综合，学科相互交叉、渗透与融合，新技术从以前的链条状态发展成系统的网络的立体结构。许多临床新技术是临床医学、材料学、信息学等多学科的综合应用。

4. 人性化　2006 年哈佛大学 Michael Porter 教授提出了"价值医疗"的概念，基本理念是以同样或较低的成本取得医疗质量或医疗效果的最大化。持续改进患者的医疗效果是实现医疗"价值"和节约医疗开支的关键，涵盖了医疗服务可及性、健康结果和满意度三方面的内容，这也应该是新技术应用的判断标准。

5. 时限性和局限性　从"新"的角度来看，任何临床新技术在时间和空间上都是相对的，卫生技术通常会经历从产生、传播、利用到淘汰这样一个生命周期，而无论何种先进技术都有其特点和优势，也有其适用范围和局限性。

### 二、临床医学中新技术的成就和进展

临床医学是一门应用技术学科，它不但需要医学工作者的知识、经验、智慧、技巧和熟练的操作能力，还要依赖于灵敏准确和性能良好的医疗技术设备。而技术设备每前进一步，都意味着医学工作者改造疾病能力的增强，医疗技术水平的提高。从医学发展看，临床医学也随着新技术革命，采用先进的诊断仪器、新型的实验试剂、灵敏的检测方法和高效的治疗手段，使诊疗效果大大提高。在疾病诊断方面，X 射线、发射计算机断层显像（emission computed tomography，ECT）、磁共振成像（magnetic resonance imaging，MRI）等新技术在临床上发挥着越来越重要的作用，帮助医生更容易也更科学准确地对一些疾病进行确诊，还有很多新技术也在临床中发挥了很大的作用，如基因检测技术、免疫诊断技术、生化诊断技术等使疾病可被更加灵敏、快捷地确诊。新技术的日益发展和新药的不断出现，为临床治疗开辟了新的途径，如各类新药物的出现，使许多疾病的治疗有了很大希望，生物制品与免疫调

节剂在临床上得到广泛应用,外科技术不断发展,以前认为危险性非常高的器官移植技术也普遍应用,且成功率也不断提高。

### 三、部分国家卫生技术评估的发展历程

临床新技术的快速发展及其在临床医疗实际中的广泛应用,促进了医疗水平的快速提升,为人类疾病的预防、诊断和治疗提供了有效手段,而一些临床医疗技术的不当应用也带来了卫生资源浪费、医疗安全和社会伦理等方面的问题。因此,从决策的角度,各国政府如何结合自身国情甄别更加质优、高效且性价比高的新技术并将其纳入医疗保障范畴至关重要。卫生技术评估(health technology assessment,HTA)是通过对各种卫生技术的疗效(安全性、有效性)、成本(经济性)、成本效果(物有所值)以及预算影响(支付能力)等方面进行分析,已经应用到多个领域,比如药品、设备、手术操作,以及健康促进项目的遴选和推广,尤其要提到的是在基本药物目录遴选、医保报销目录的纳入以及大型医疗设备规划等方面发挥了重要作用。目前卫生技术评估已经成为诸多国家卫生资源配置的一项基本手段(表5-7)。

**表 5-7 澳大利亚、英国和加拿大卫生技术评估机构的比较**

| 项目 | PBAC 和 MSAC | NICE | CADTH |
|---|---|---|---|
| 工作范围 | 药品评估和医疗服务等 | 临床指南、卫生技术评价、干预程序指南、公共卫生指南 | 药品及其他卫生技术(包括器械、程序和系统) |
| 工作性质 | 申请的药物均要评估,其他选择性评估 | 选择性评估部分技术 | 选择性评估部分技术,除抗癌药物之外的所有药物必须通过统一药物评审程序 |
| 卫生技术评估方法 | 系统综述或 meta 分析、经济学评价(包括模型和预算影响评价在内) | 系统综述、经济学评价(包括模型在内) | 系统综述或荟萃分析、经济分析(包括模型在内)和卫生服务影响分析(如预算影响分析) |
| 卫生技术评估人员 | 由申请方及其咨询人员进行评估,并由独立的学术团体复核 | 并由独立的学术团体及申请人 | CDR 评审小组(由内部和签约的评审人员及外部专家组成) |
| 成本效果分析的使用 | 增量成本效果比,包括 QALY、生命增长年或其他中间指标 | 每 QALY 的增量成本 | HRQOL |
| 成本效果阈值 | 无 | 有 | 无 |
| 决策权力 | 仅有推荐能力 | 有决策权 | 有决策权 |
| 定价和预算影响的责任 | 有 | 无 | 有 |
| 透明性 | 网站仅公布决策意见 | 网站公布所有文件 | 决策过程的透明度缺失 |

注:药品报销咨询委员会(Pharmaceutical Benefits Advisory Committee,PBAC);医疗服务咨询委员会(Medical Services Advisory Committee,MSAC);健康相关生存质量(health-related quality of life,HRQOL);国家卫生与服务优化研究院(National Institute for Health and Care Excellence,NICE);加拿大药物和卫生技术局(Canadian Agency for Drugs and Technologies,CADTH);质量调整生命年(quality adjusted life years,QALY);公共药物评价(common drug review,CDR)。

（一）英国

英国国家卫生与服务优化研究院（NICE）是将卫生技术评估研究结果应用于卫生决策过程的最典型案例。NICE 是于 1999 年建立的医药技术评价机构，为英国卫生服务体系开发技术指南并提供决策建议的国家级研究机构，旨在规范临床服务，确保国民公平地享有高质量的服务。英国政府创建 NICE 的目的是更好地为患者提供高标准临床治疗，同时向政府和公众提供具有临床效果和成本效果的卫生服务信息，对卫生技术医疗市场准入和临床诊治指南进行评估。NICE 在多年的实际运行过程中不仅建立了严谨的临床技术评价流程和社会价值评价原则，对临床专家、企业代表和患者代表等利益相关者进行评价和论证，扩大其决策实证的广度和深度，还开创性建立了多技术评价流程，提高了评价的效率，受到了WHO 的高度赞扬。

NICE 在英国被赋予了独特卫生权利，他们评估通过的新技术，可以直接进入 NHS 卫生服务提供体系，不须经其他部门审批，这是一个相当大的进步。在评估过程中委员们始终坚守独立、科学、透明、经济评估、利益相关者参与的原则，采用多技术评估方法，自始至终贯穿着技术的临床效果数据和成本效果数据这两条线，充分发挥循证医学和决策学在技术评估中的作用。在 NICE 指南推行过程中，建立质量结果框架（QOF），对全科医师进行绩效考核，全科医师在 QOF 下得到的点数越多，收入越高，而对综合医院，NHS 采取总额预付制，医生的工作与其收入不挂钩，相反医生以提高医疗质量和信誉度为其职业价值体现。

（二）法国

法国是实行全民医保的国家之一。2000 年，世界卫生组织对 191 个成员国的卫生服务系统进行的评估中，法国的卫生服务系统被认为是提供了最好的综合医疗服务。但是法国的卫生服务支出相当高，堪称"最贵的全民医保"。

在卫生技术评估方面，法国的非营利机构发挥了重要的作用。1996 年，独立非营利性机构国家卫生服务认证与评价管理局（Agence Nationale D'accréditation et D'evaluation En Santé, ANAES）接替了国家医学评估局（Agence Nationale D'evaluation Médicale, ANDEM），延续了 ANDEM 在 HTA 和临床指南制定上的工作，并运用 HTA 的方法来开展医院评审项目。主要包括除药品以外其他卫生技术的评估，同时为各种合作机构提供关于卫生技术安全性、有效性和成本效果分析的科学证据，为卫生技术在卫生服务系统中的传播和筹资提供帮助。ANAES 成立以后，大部分医疗器械的医疗技术评估从 ANDEM 转移到了法国健康产品安全署（Agence Française Pour la Sécurité des Produits de Santé, AFSSAPS）。AFSSAPS有权决定药品或器械的市场准入、退出，对药品上市有着法定许可权，并有权决定让存在风险的医疗器械退出市场。2004 年，法国政府决定建立一个独立的科学权威机构，这一转变是因为 HTA 以及与 HTA 有关的活动已经延伸到了几项政府项目中。卫生最高委员会（Haute Autorité Française de la Santé, HAS）是在 2004 年医疗保险改革背景下创立的，于 2005 年1 月开始成立运作。HAS 是一个有着财务自主权的独立公共组织，其董事会成员由政府官员任命。HAS 依法执行它的职责，并负有向政府和议会汇报的义务，有专门的资金来源，主要源自对制药公司的广告税收。HAS 注重医疗质量提高和卫生费用控制，它负责科学地评估医疗工作和治疗收益，并评价医疗报销制度的合理性。

（三）澳大利亚

澳大利亚也是一个利用技术评估信息进行决策的国家。HTA 在澳大利亚扮演了相当重要的角色,它不仅为政府的决策提供卫生领域的相关建议,还在提高全民免费医疗的保障绩效方面成果显著,也被应用于澳大利亚的药品定价和报销。澳大利亚是一个全民免费健康保险国家,利用卫生技术评估对药品福利计划和医疗保险做出相关决策。澳大利亚把药品与其他类型技术的评估分开:药品由药品报销咨询委员会(PBAC)负责,医疗服务和技术等由医疗服务咨询委员会(MSAC)负责。

（四）加拿大

魁北克是加拿大最早开展卫生技术评估的省份。1988年,第1项卫生技术评估项目在魁北克开展以来,加拿大的卫生技术评估发展迅速。1989年得益于联邦卫生部和各省、地区卫生部的支持,渥太华成立了国家级卫生技术评估机构——加拿大卫生技术评估协调办公室(Canadian Coordinating Office for Health Technology Assessment,CCOHTA)。3年后,该机构成为永久设立的国家卫生技术评估机构,至2006年4月,加拿大卫生技术评估协调办公室正式更名为加拿大药物和卫生技术局(CADTH),该机构由省、地方和联邦政府提供资金支持,工作范围也由原来的卫生技术评估扩展为卫生技术评估、公共药物评价(CDR)和加拿大最佳药物处方及应用服务(Canadian optimal medication prescribing and utilization service,COMPUS)。

# 第四节　传统和补充医学

在卫生保健费用急剧增加和世界各国普遍出现财政紧缩的情况下,具有较高性价比的传统医疗和传统药品越来越受到推崇。在卫生保健和疾病预防与治疗(特别是慢性病)等方面,传统医学有着悠久的历史,且在文化上往往具有传承性,通常能够得到相应文化群体的信任。

## 一、传统和补充医学概述

（一）传统医学和补充医疗的定义

2013年,WHO发布了《世界卫生组织传统医学战略(2014-2023)》。该战略对传统医学和补充医学进行了定义:在维护健康以及预防、诊断、改善或治疗身心疾病方面,使用不同文化所特有的无论可否解释的理论、信仰和经验为基础的知识、技能和实践的统称为传统医学;有些国家把传统医学或非常规医学称作"补充医学(complementary medicine,CM)"。"补充医学"或"替代医学"是指并非该国自身传统医学或常规医学一部分,且尚未被充分纳入主流卫生保健系统的一套广泛的卫生保健做法。在一些国家,"补充医学"或"替代医学"与"传统医学"交叉使用,为方便叙述及研究,WHO将传统医学和补充医学名称合二为一,称为传统和补充医学。因此,我国传统的中医药学也被纳入这一范畴,并且是补充和替代医学中最主要的组成部分之一。

（二）传统和补充医学产品、实践和技术服务提供者的概念

1. 传统和补充医学产品　WHO把包括草药、草药材料、草药制剂以及含有植物部分、其他植物材料或混合物作为有效成分的草药成品统称为传统和补充医学产品。在有的国家,草药在传统上可包含不源自植物的有机或无机天然有效成分,比如中药取材中会涉及动物及矿物材料等。

2. 传统和补充医学实践　《世界卫生组织传统医学战略(2014—2023)》将传统和补充

医学实践概括为药物治疗和以程序为基础的卫生保健治疗,包括像草药、自然疗法、针刺疗法和脊骨神经医学、整骨疗法等手法治疗,以及像气功、太极、瑜伽、热疗及其他身体、心理、精神和身心疗法。美国国家补充和替代医学中心则把补充和替代医学实践概括为5个主要方面:一是替代医学体系,包括传统的东方医学(包括传统的中医药学)、印度医药、顺势疗法;二是精神与机体互动法,包括静思法和生物反馈疗法;三是基于生物学的疗法,包括草药疗法和特殊饮食疗法;四是推拿按摩疗法,包括推拿和按摩;五是能量疗法。在日本,替代医疗则有着更为丰富的内容,有学者将日本替代医疗的种类进行了详细归纳(表5-8)。

表5-8　日本替代医疗的种类

| 种类 | 举例 |
| --- | --- |
| 中医学 | 中医中药、针灸、指压等 |
| 民间疗法 | 中国传统医学(含气功等)顺势疗法、自然疗法 |
| 饮食草药疗法 | 营养辅助食品绝食疗法、鲜花疗法、中草药疗法、长寿食品素食主义维生素疗法 |
| 安定恢复疗法 | 生物反馈疗法、催眠疗法、冥想疗法、放松疗法、影像疗法、精神疗法 |
| 生物替代疗法 | 生物抗癌疗法、生物健齿疗法、酶疗法、氧疗法、利用鲨鱼和牛软骨的疗法、脏器疗法 |
| 运动疗法 | 温泉疗法、刺激疗法、太极拳、瑜伽 |
| 培育动物安定精神法 | 运动疗法、园艺疗法 |
| 感觉刺激疗法 | 芳香疗法、艺术疗法、舞蹈疗法、幽默疗法、光疗法、音乐疗法、色彩疗法 |
| 物理疗法 | 指压疗法、脊柱按摩术、头部按摩术、反射疗法、整骨疗法、操作疗法、按摩疗法 |
| 宗教法 | 水晶疗法、电磁疗法、信仰疗法、黄教疗法 |

3. 传统和补充医学技术服务提供者　传统和补充医学技术服务提供者可以是传统医学技术服务提供者、补充医学技术服务提供者,以及向患者提供传统医学的医生、牙医、护士、助产士、药剂师和理疗师等常规医学专业人员和卫生保健工作者。

## 二、传统与补充医学发展现状

受环境污染和人口老龄化等因素影响,部分国家慢性病患者不断增加。在这种情况下,更多患者和卫生保健提供者对传统和补充医学寄予厚望,更加强调以人为本的个体化医疗,因此,对传统和补充医学产品、实践和技术服务提供者的可及性要求越来越高。据有关研究显示,在欧洲,使用传统和补充医学的患者已达1亿多人次,非洲、亚洲、澳大利亚和北美使用传统和补充医学的人数更多。同时,随着当前全球普遍的财政紧缩,传统和补充医学在健康促进、自我卫生保健和疾病预防方面的费用优势尤其受到关注。

(一)欧美国家传统与补充医学的发展

1991年美国国会通过《拨款法案》,于1993年在国立卫生研究院内正式增设"替代医学办公室",目的是促进包括针刺疗法和东方医学、顺势医学与集体调整疗法等形式在内的替代医学疗法评估。1998年,美国国会将"替代医学办公室"升级为"国家补充与替代医学中心",定位于"管理和支持传统与补充医学科研、培训、卫生信息传播及其他"。同年,美国应公众要求组建了"白宫补充与替代医学政策委员会",旨在向政府提供立法和行政建议,以促进传统与补充医学更好地为民众服务。美国政府对传统与补充医学的整体态度从警惕且被动转变为主动接纳,正视公众对传统与补充医疗的巨大需求,重新审视传统与补充医学在国民卫生保健中的作用,承认和尊重公众选择治疗权利,在强调应用生物医学研究工具来评价所有使用的治疗方法、技术与体系成果同时,也在医疗体制和实践上推动传统与补充医疗向常规医疗体系靠近。2017 年 11 月,美国国立卫生研究院(National Institutes of Health,NIH)和美国国家癌症研究所(National Cancer Institute,NCI)分别组织了关于肿瘤补充和替代医学治疗研究、肿瘤针灸治疗的讨论会,并发布白皮书。该白皮书高度重视肿瘤补充与替代医学的研究方法学,专门强调了网络药理学等数据分析方法对于揭示肿瘤补充与替代医学的复杂机制和设计临床有效方案的重要地位。

值得一提的是,美国是最早对针刺疗法进行立法规管的国家之一。针刺疗法在美国的立法经历了艰难的过程,尤其在立法初期。对针刺疗法进行规范管理可以有效保障针刺疗法的健康有序发展,保护针灸从业者的合法权益。截至目前,美国 50 个州 1 个特区中已有 44 个州和 1 个特区对针刺疗法进行立法规管。

在瑞士,1990 年以后传统和补充医学的平均使用率为 49%。1998 年,联邦家庭事务部要求在 1999—2005 年,强制性的卫生保健规划应覆盖由取得专业资格的医师所提供人智医学、顺势疗法、神经疗法、植物疗法和中医药(中医草药疗法)这 5 种补充或替代医疗服务。同时,瑞士政府为确保医疗效果,对补充和替代医学进行了综合性的规划与管理,该规划在瑞士医疗系统中发挥着日益重要的作用。规划的评价结果显示,补充 / 替代医学技术服务提供者与提供常规卫生保健的医生在其执业的性质、地点和技术资源方面有所不同。2009 年,瑞士 68% 以上的投票表决者同意对补充 / 替代医学采用新的宪法条例,因此某些补充疗法被重新纳入向所有瑞士公民开放的基本健康险制度。在瑞士,关于补充 / 替代医学的宪法条例将会在相关医学教学和培训机构课程设置、医生和非常规医学执业者的补充疗法标准化培训以及补充 / 替代医学产品可及性等方面进一步加以明确。

（二）亚洲国家传统与补充医学的发展

东亚地区传统医学起源于三千多年前的中国,在西医尚未踏入东亚大陆的 19 世纪以前,传统医学一直是东亚地区的主流医学,用以治疗各种疾病。

1. 以中医药为核心的中国传统医学发展现状　　中国传统医学包括中医和包含藏医、蒙医、苗医等在内的民族医学两个部分。中国有悠久的历史,在漫长的历史长河中,我们的祖先慢慢地把中医发展成为研究人体生理、病理以及疾病的诊断和防治的一门学科,是多民族交汇形成的特有的对生命及其与自然关系认知智慧的典型代表,中医已经成为我国最具世界影响的文化标志之一。中医学便是运用古代阴阳五行学说,以整体观念和辨证论治为诊疗特色,由特定理法、方药构成的中国传统医学体系。中医作为全世界最被广泛认可的传统医学形式,其发展受到了世界各国的关注并在一定程度上影响了全球卫生服务体系的格局。2015 年,我国学者屠呦呦获得诺贝尔生理学或医学奖;2018 年 12 月 16 日,国家中医药管理局与 WHO 签署谅解备忘录,合力推动传统医学全球发展;WHO 决定将传统医学纳入国际疾病分类标准。

目前,中国已经形成了较为成熟的中医医疗服务体系,并融合于国家医疗服务体系中,成为不可或缺的重要组成部分之一。中医医疗服务体系是由中医医疗机构和其他医疗机构的中医药卫生资源共同组成,在提供中医医疗服务过程中所形成的相互关联的一个系统。

综合性中医医院、中医专科医院、综合医院中医科、社区卫生服务机构及中医门诊部和中医诊所构成了城市中医药服务网络；县级中医医院、乡镇卫生院中医科和村卫生室构成了农村中医药服务网络。约有 90% 的综合性医院开设中医科室，为患者提供门诊中医服务和住院中医治疗。可以说中医已经覆盖到我国的每一个角落。发展到 2015 年，我国中医药从业人员总数已经达到 580 422 人，占全国卫生技术人员总数 7.26%；全国中医机构占全国卫生机构总数 4.73%；中医机构财政拨款占全国医疗卫生机构总拨款 5.54%；中医医疗机构实有床位数 387 343 张。除此以外，传统医学医疗机构与常规医疗机构一样，受国家关于医疗机构相同法规约束，传统医学技术服务提供者在公立和私立诊所与医院都可执业。在中医医疗机构之外还存在大量中医药医疗资源，以各类中医药人员为例，在中医医疗机构执业人员总数不到总量一半，大部分人员在各级各类非中医医疗机构执业。随着中国医疗保障体系不断完善，中医诊疗项目开始逐步纳入基本医疗保障范围内。2012 年 9 月 11 日，中国国家中医药管理局下发文件，将针灸和治疗性推拿、刮痧、拔罐等中医非药物诊疗技术纳入新农合报销范围。同时，符合条件的中药和中医诊疗项目，纳入基本医保基金支付范围。2017 年 7 月 1 日，《中华人民共和国中医药法》正式实施，第四十九条明确了县级以上地方人民政府有关部门应当按照国家规定，将符合条件的中医医疗机构纳入基本医疗保险定点医疗机构范围，将符合条件的中医诊疗项目、中药饮片、中成药和医疗机构中药制剂纳入基本医疗保险基金支付范围。此举通过法律手段切实提高了中医诊疗项目的可及性，也推动中国中医事业的进一步发展。从卫生总费用来看，2015 年，中国中医药总费用为 6 159.44 亿元，占卫生总费用比重为 15.03%，占 GDP 比重为 0.90%，人均中医药费用为 447.96 元（表 5-9），中国中医药卫生总费用构成见表 5-10。

表 5-9　2014—2015 年中国中医药总费用主要评价指标

| 年份 | 中医药总费用 / 亿元 | 人均中医药总费用 / 元 | 占卫生总费用比重 /% | 占 GDP 比重 /% |
|---|---|---|---|---|
| 2014 | 5 430.90 | 397.00 | 15.38 | 0.84 |
| 2015 | 6 159.44 | 447.96 | 15.03 | 0.90 |

表 5-10　2014—2015 年中国中医药总费用构成（机构流向法）

| 年份 | 医院中医药费用 / 亿元 | | | 基层医疗卫生机构中医药费用 / 亿元 | | | | 药品及其他医疗用品零售机构中医药费用 / 亿元 | 中医类别科研机构中医药费用 / 亿元 | 其他机构中医药费用 / 亿元 |
|---|---|---|---|---|---|---|---|---|---|---|
| | 城市医院 | 县医院 | 社区卫生服务中心 | 乡镇卫生院 | 中医类门诊部 | 中医类诊所 | 村卫生室 | | | |
| 2014 | 2 846.60 | 1 049.09 | 186.30 | 278.11 | 37.92 | 42.44 | 33.62 | 908.63 | 12.15 | 36.04 |
| 2015 | 3 231.91 | 1 185.49 | 219.42 | 326.96 | 49.62 | 48.81 | 49.33 | 988.72 | 10.83 | 48.33 |

　　2. 日本、韩国中医药发展现状　　随着中国文化在东亚的影响程度不断加深，中国传统医学随中国文化传入日本和韩国，并形成了具有地方特色的传统医学。韩国将传统医学称

为四象医学,日本则将传统医学称为汉方医学。不论是四象医学还是汉方医学,都是由中国起源传播过去的,开展的相关项目也与我国中医项目相互印证,其传统医学主要治疗手段包括针法、灸法、拔罐、草药(日本称为"Kampo")和手法(中医称为推拿,韩医称为"Chuna",日医称为"Shiatsu")。传统医学在日本、韩国受众面很广,据统计,约七成的韩国民众使用过传统医学;60%~70%的日本医生曾经开具过草药处方。在日本,84%的日本医生在日常实践中使用汉方医学。

早在魏晋南北朝时期,中国医学经由朝鲜传入日本。隋朝末年至唐朝初期,周围小国仰慕中国文化,纷纷派遣遣唐使到中原交流。有史料记载唐太宗贞观四年(630年)到唐昭宗乾宁元年(894年)的264年间,日本共派19次遣唐使,每次除遣唐使节外,还有留学生和留学僧侣,常达五六百人。他们归国后,把大唐先进文化带回日本,对日本社会的发展和文化的进步产生了巨大影响。中医也是在这个时候传到日本生根发芽。16世纪末,随着葡萄牙、西班牙的殖民扩张,葡西系的西方医学传入日本,17世纪荷兰医学全面取代葡西,成为西方医学的代表,被称为"兰方",为了与之相区别,中医被称为"汉方"。也从此时开始,以"兰方"为代表的"西方医学"在日本越来越受推崇,汉方医学被漠视直至20世纪初。进入20世纪后,西方医学界对于中国传统医学和日本汉方的兴趣逐渐增加,并于1950年成立东阳医学会(后更名为东阳医学综合研究所,1986年被指定为日本首个世界卫生组织传统医学合作中心),汉方医学得以恢复和发展。1976年,日本政府顺应民心,将43种汉方药纳入医疗保险,2000年,该数量达到了200种。资料显示,截至2012年8月,日本有148种汉方制剂被广泛用作临床医疗,这些处方主要来自我国《伤寒论》《金匮要略》《太平惠民和剂局方》《万病回春》《千金方》等著作中的经典方剂,再被市场化、工业化制作成颗粒剂后,在日本社会广泛应用。2000年之后,日本汉方药局不断涌现,市场火爆,2016年日本所有汉方药一年销售额约为11.9亿美金。成立于1893年的津村株式会社是日本最大的汉方制药企业,占据了日本国内市场份额的80%。其将汉方制剂出口至英、美、韩、新加坡等国家以及我国香港、台湾等地区,且部分药品获得美国认证,可以在美国药店进行销售。

从20世纪80年代开始,韩国政府效仿日本大力发展韩国传统医学。1987年韩国政府将韩医正式纳入国家健康保险体系,1993年成立传统医药办公室,1996年设立传统医药政策局,2003年7月韩国国会通过核心内容是"国家支持和发展韩医药"的《韩国韩医药发展法》,韩国保健福祉部制订了《韩医药发展第一个五年综合计划》,旨在通过加强韩医的国际交流,建立韩医海外医疗援助团,完善WHO传统医学标准化,加强国际学术与技术交流,同时,在海外设立韩医医院,扩大韩医药在国际知名度和影响力,总投资7315亿韩元(约合人民币50亿元),2009年7月,朝鲜王朝时代御医许浚编撰的《东医宝鉴》,被联合国教科文组织收录为世界记忆遗产。同年,美国国立医学图书馆编制的权威性医学主题词表将韩国传统医学作为新的主题词,与中医、汉方医学以及藏医学并列归类于东亚传统医学。值得一提的是,韩国对韩医学的标准化工作非常重视,并以此为突破口,通过各类国家和国际标准的制定,加快韩国传统医学的国际化发展。此外,韩国政府专门设立了标准化研究本部,以加强与WHO、国际标准化组织(International Organization for Standardization, ISO)等相关国际标准制定机构的沟通与联系。

日本和韩国均非常重视传统医学人才的培养,根据2011—2012年卫生、劳动和福利年度报告,注册医生中,汉方医学专科执业人数为 295 049 人,汉方医学专科注册药剂师人数为 276 517 人,针刺治疗师人数为 92 241 名、灸疗师人数为 90 664 名、按摩师人数为 104 663 名和柔道整复师人数为 50 428 名。在韩国,由普通或专科韩医学校毕业,并通过国家医师资格考试者,方可获取韩医医师执照,主要承担韩医诊疗、草药调剂、针灸、物理疗法等工作,也只有韩医医师才能运用韩医学为患者进行治疗。从人才培养上看,日本教授西医和汉方医学的院校比例是 3.67∶1,韩国教授西医和韩医的院校比例是 3.42∶1。日本传统医学教学体系较为特殊,每一种治疗方法都有一个教学系统,目前,日本 11 所医科大学、88 所职业学校教授针灸、推拿、按摩技术,12 家大学、92 家职业学校教授正骨技术,2011 年日本以西医为主的医科大学也开始开设传统医学专业,教育学制主要分为 4 年制大学教程和 3 年制职业培训。韩国传统医学的教学体系主要分为两种:一种是 6 年制,有 11 家大学提供这种学制教育,约占医科类高校数量的 92%;另一种是四年制学士后学制,仅有 1 家大学提供这种学制的教育。获得学士学位的学生可以通过撰写论文获得硕士学位。

3. 印度传统医疗发展现况　印度传统医学由阿育吠陀、瑜伽和自然疗法、尤纳尼、西达、顺势疗法(Ayurvedic,Yoga and naturopathy,Vnani,Siddha and homeopathy,AYUSH)以及索瓦雷格帕医学构成,通过将传统医学纳入国家医疗保健体系,制定系列保护政策,极大地促进了各传统医学的继承与发展。1970 年,通过制订并颁布《印度医学中央理事会法》标志着印度政府对传统医药地位的正式认可,该委员会行使传统医师注册、传统医药教育管理等职能。2005 年,印度中央政府针对卫生事业的落后状况推出国家农村健康计划,其中 AYUSH 主流化是印度国家农村健康计划的政策措施之一。

1995 年 3 月,印度政府成立了印度医学与顺势疗法系统部。2003 年 11 月改组为管理印度阿育吠陀医学、瑜伽、尤那尼医学、悉达医学和顺势疗法的 AYUSH 部门,该部门任务是发展传统医学教育、研究、规范和实践管理。2004 年 9 月,将 AYUSH 升级为司,以确保 AYUSH 医学体系最佳发展及其在医疗系统的传播,将大部分传统医学纳入公共卫生体系,与现行医疗体系并行,可并存于同一医疗机构当中,初级保健中心提供传统医学服务提高了卫生服务的可及性。据印度统计与计划执行部发布的数据:2009 年,印度共有政府办对抗疗法医院 11 613 个,床位数 54 万张;对抗疗法医生数 81.9 万人,口腔科医生 11.8 万人。同年,印度 AYUSH 医院 3 252 个(占对抗疗法及 AYUSH 医院总数 28%),床位数 6.2 万张(占对抗疗法及 AYUSH 医院床位总数的 10.3%),AYUSH 医生数为 70 万人(占印度医生总数的 42.8%)。

### 三、传统医疗、补充与替代医疗筹资与支付现况

有研究数据显示,自 20 世纪 90 年代以来,部分国家的公立和私立保险公司部分覆盖传统和补充医学。以针刺疗法为例,截至 2012 年 6 月,WHO 成员国中有 103 个国家认可使用针刺疗法,29 个国家对此进行立法,18 个国家健康保险覆盖针刺疗法。但是,在许多欧洲国家,传统和补充医学的监管和注册尚不完善。随着这些欧洲国家对传统和补充医学关注度的不断提升,将其纳入健康保险范围内的可能性亦逐年提高。例如,许多法国医生是针刺疗法和顺势疗法专家。如果由医生提供服务或开出处方,这两种疗法都可通过医疗保障体系报销。自 1997 年以来,比利时图尔奈-阿特社会互助保险为顺势疗法等特定补充/替代疗法提供部分报销。在芬兰,社会保险机构覆盖对抗疗法医师提供的针刺及其他补充/

替代疗法。在德国,公立和私立保险公司为一些补充/替代疗法提供同样类型的覆盖。在英国中医药虽然接受度较高,但中医服务尚未纳NHS,只有商业保险的患者,能够报销治疗费用,许多患者接受中医药治疗是自费的。

（一）中国传统与补充医学医保筹资与支付现况

目前,在中国,无论是以政府为主体的社会保障体系还是商业医疗保险均对中医项目实现完全覆盖,并且涵盖了藏医学、蒙医学、维吾尔医学和傣医学等民族医学的相关项目,公众或患者可根据医生建议自由选择传统医学或常规医学卫生保健服务。

2000年,中成药和中药饮片首次进入《国家基本医疗保险药品目录》,并作为目录重要组成部分在先后3次目录调整中不断完善(表5-11)。2017年,人力资源和社会保障部颁布了最新版本《国家基本医疗保险、工伤保险和生育保险药品目录》,该目录包括西药、中成药和中药饮片3个部分,其中成药数量1 238种(含民族药88种),分为甲类目录和乙类目录,按临床分类分为内科用药、妇科用药等9大类别;中药饮片部分类似"剔除目录",标明单味或复方均不支付费用的28种中药饮片及药材、各种动物脏器(鸡内金除外)和胎、鞭、尾、筋、骨,以及单味使用不予支付费用的99种中药饮片及药材。从医保支付类型来看,新版目录将36项乙类药品调整为了甲类,继续提高了对中成药的保障力度。近年来,从两大基本医保体系具体保障效果来看,不同类别基本医疗保险的中医药服务支付方式和报销比例之间存在着差异,具体表现为城镇职工基本医疗保险保障水平明显高于城乡居民基本医疗保险。从医保支付方式来看,各地根据实际采用了总额预付制、按项目付费、按床日付费、按人头付费等方式,为响应国家要全面推行以按病种付费为主的多元复合式医保支付方式,同时鼓励提供和使用适宜的中医药服务,探索符合中医药服务特点的支付方式号召,部分医院还针对中医项目进行了病种付费手段的探索,从具体运行结果来看,各类支付方式体现出一定的特点和局限性(表5-12)。

表5-11　四版医保药品目录西药、中成药种类变化

| 品种 | 2000 版目录 | 2004 版目录 | 2009 版目录 | 2017 版目录 |
|---|---|---|---|---|
| 西药 | 913 | 1 031 | 1 164 | 1 297 |
| 中成药 | 575 | 823 | 1 031 | 1 238 |
| 总计 | 1 488 | 1 854 | 2 196 | 2 535 |

表5-12　现行医保支付方式在中医支付中的优劣势比较

| 支付方式 | 优势 | 劣势 |
|---|---|---|
| 总额预付制 | 在中医医院促进了医疗机构管理的改善,一定程度上控制了医疗费用的不合理增长 | 受考核指标影响,一些中医院内制剂和中医特色疗法被部分医生放弃,不利于中医药特色的发挥和传承,未考虑中医药特殊性,导致费用超支 |
| 按项目付费 | 操作简单、易实现 | 在经济性、效益性、效率性、公平性方面均较差,中医"简、便、验、廉"的优势难以体现,不符合中医治疗整体性的特征 |

续表

| 支付方式 | 优势 | 劣势 |
|---|---|---|
| 按床日付费 | 适合疾病谱简单、疾病严重程度变化范围小的区域展开,易操作,管理简便 | 不能体现中医诊疗特点,控费效果佳 |
| 按人头付费 | 与中医"治未病"的思想非常吻合,有利于中医药特色的发挥以及中医医院的发展 | 目前按人头付费的签约机构主要是基层卫生机构,中医性质基层卫生机构的缺乏使得中医的参与度不高 |
| 按病种付费 | 医疗机构承担费用风险,可减少诱导需求,加强内控需求,促进中医及中西医结合诊疗发展 | 不适合中医、中医疾病分组困难、费用估算困难以及优势病种纳入较少及中医优势病种内涵不明确 |

（二）日本、韩国、越南等亚洲国家传统医学医疗保险筹资情况

韩国的传统医学医生在公立和私立医院与诊所都可提供韩医药。自韩国政府将韩医正式纳入国家健康保险体系以来,韩国医药服务一直在国家医疗保险规划覆盖范围内,私立保险公司也覆盖传统医学服务。在越南,传统医学技术服务医生在公立和私立医院与诊所都可执业,且政府保险完全覆盖针刺疗法、草药和传统医学治疗方式。1976年日本厚生省正式将汉方制剂纳入《药价基准》,从最开始的43种,到1981年就增加到613种,可以说是井喷式发展,并把主要的汉方制剂定为保险制剂在全国通用。2000年,日本国家健康保险报销范围覆盖了147种处方汉方药方以及其中使用的192种草药。此外,针刺、灸法、日本传统按摩和柔道整复术得到私立健康保险公司的部分覆盖。将日本、韩国传统医学医保筹资等现况与中国比较(表5-13),相比而言,中国医保系统覆盖的传统医学项目最多,针灸、拔罐、中医手法均被纳入系统,常用的草药也可以通过医保报销,只有部分昂贵、稀有中药材无法报销;韩国将中草药有效成分提取物纳入了医保范畴,而未经加工的草药方剂未纳入医保范畴;日本将符合GMP标准的药材全部纳入医保系统,针刺、灸法、日本传统按摩和柔道整复术得到私立健康保险公司的部分覆盖。中、韩、日三国都成立了相关部门对传统医药进行监管,在日本甚至有专门的部门负责草药不良反应赔偿事宜。由于中国是使用传统医药最广泛和频繁的国家,相关不良反应也最多,占总不良反应的14%～15%,韩国与日本则较低,仅为2%～23%。

表 5-13　三国医保系统与监管系统基本信息比较

| 项目 | | 中国 | 韩国 | 日本 |
|---|---|---|---|---|
| 医保系统 | 医保系统 | 国家医保和商业保险 | 国家医保 | 8种医保 |
| | 筹资来源 | 公共和私人 | 公共 | 公共 |
| | 纳入医保的时间 | 1951年 | 1987年 | 1976年 |
| | 医保项目 | 全部针灸、拔罐、手法,部分草药 | 全部针灸、拔罐、部分草药、部分手法 | 部分针灸、部分拔罐、部分手法 |
| | 所占比例 | 5.59% | 4.04% | 未获得确切数据 |

| 项目 | | 中国 | 韩国 | 日本 |
|---|---|---|---|---|
| 草药监管系统 | 监管部门 | 国家卫生与健康委员会 | 食品药品监督管理局 | 卫生、劳动保障部和食品药品监督管理局 |
| | 是否为WHO成员 | 是 | 否 | 否 |
| | 草药与西药是否分开监管 | 否 | 否 | 否 |
| | 草药不良反应所占比例 | 14%～15% | 2%～3% | 2.23% |

（杜　健　徐小雪　孙丛丛）

# 参 考 文 献

[1] 王从从,万泉,张毓辉,等.国际基本药物筹资经验及对我国的启示[J].卫生经济研究,2014(6):35-38.

[2] 左根永.我国农村地区基本药物供应保障体系研究——制度设计、运行结果和交易费用[D].济南:山东大学,2012.

[3] 裴婕,路云,周萍,等.瑞典基本药物目录的发展及启示[J].卫生经济研究,2018(8):46-48.

[4] 李晓春,侯艳红.国家基本药物制度的完善及走向[J].卫生经济研究,2018(12):3.

[5] 赵永生.澳大利亚医疗保险支付制度[J].中国医疗保险,2011(11):5.

[6] 赵绯丽,吴晶,吴久鸿.澳大利亚药物福利计划可持续措施——基于2015年新一轮改革方案[J].中国医疗保险,2016(4):4.

[7] 王珩,徐舒曼,陆华,等.国外医保支付报销政策对我国基本药物合理使用的启示[J].中国执业药师,2013,10(Z1):69-73.

[8] 刘苓玲.各国社会医疗救助制度及其对建立我国城市贫困人口社会医疗救助的启示[J].人口与经济,2006(1):6.

[9] 彭颖,何江江,王力男,等.国家基本药物免费供应国内经验及启示[J].中国卫生经济,2015(5):3.

[10] 宋燕,韩志琰,宋奎勐,等.基于国际比较视角的我国药品价格管理改革方向探讨[J].中国医药导报,2018,15(3):4.

[11] 陈文.药品费用需方控制措施的国际经验[J].中国卫生资源,2004,7(001):39-42.

[12] 厉李,李野.参考价格制度的评析与借鉴[J].中国药物经济学,2008(5):4.

[13] 王晶,陈雪晶.药品价格定价机制的法律思考[J].商,2016(16):3.

[14] 胡善联,陈文,张崖冰,等.药品分类补偿的他国及地区经验[J].中国药房,2005,16(5):355-357.

[15] 李琛,刘艺敏,王文杰,等.我国药品集中采购工作回顾与展望[J].中国医院管理,2018,38(9):17-19.

[16] 佚名.药品集中采购:带量采购谁是最大赢家?[J].中国招标,2018(47):4.

[17] 曹凯.英式招标采购OR德式参考定价[J].中国医院院长,2017(12):2.

[18] 张容瑜,尹爱田,安健.基本医疗卫生制度作用下的城乡居民就医行为[J].中国卫生事业管理,2012(5):4.

[19] 王鑫,王艳翠.基本药物制度与基本医疗保险制度的衔接研究[J].卫生经济研究,2017(10):4.

[20] 潘伦,吴海峰,何坪,等.基本医疗服务界定的研究和建议[J].重庆医学,2013,42(32):3.

[21] 石光,张春生,陈宁姗,等.关于界定和实施基本医疗卫生服务的思考与建议[J].卫生经济研究,2014(10):8.

[22] 付强,孙萍,戚钰,等.新医改政策背景下基本医疗服务及其补偿界定 [J].中华医院管理杂志,2009(7):3.

[23] 杨莉,王静,曹志辉,等.国外基本卫生服务内涵,服务包与遴选原则研究 [J].中国循证医学杂志,2009,9(6):599-599.

[24] 李超凡,王国文,尹爱田.基本医疗卫生服务筹资模式的国际比较与应用 [J].中国卫生资源,2016,19(2):4.

[25] 杨彬.重庆市基本医疗卫生制度下基层卫生机构的支付方式研究 [D].重庆:重庆医科大学,2010.

[26] 廖芃芃,吴静,熊光练.英国的医疗支付体系及其借鉴意义 [J].中国医疗保险,2013(1):3.

[27] 孙俊如.医疗服务支付方式的比较和运用 [J].卫生经济研究,2009(2):4.

[28] 谢莉琴,胡红濮.我国基本医疗保险筹资和支付制度现状与问题探析 [J].中国物价,2018(8):3.

[29] 冀中慧.慢性病医疗保障存在的问题及对策 [J].经济师,2018(11):2.

[30] 王明慧,陆广春.门诊特殊疾病医保支付方式及补偿水平研究 [J].卫生经济研究,2018(9):4.

[31] 罗昌.临床新技术评价指标体系的构建与实证研究 [D].重庆:第三军医大学,2009.

[32] 彭逢友.新技术革命与临床医学 [J].医学与哲学,1986(02):22-24.

[33] 茅艺伟,陈英耀,唐檬,等.澳大利亚卫生技术评估的应用 [J].中国卫生资源,2014,17(6):3.

[34] 肖月,郭武栋.新背景下英国国家卫生和临床技术优化研究所的转型 [J].中国卫生经济,2011,30(2):3.

[35] 赵琨,肖月,池延花,等.英国 NICE 技术评估和临床指南的实施对我们的启示 [J].中国卫生资源,2011,14(3):3.

[36] 黄媛,陈英耀,吴博生,等.法国卫生技术评估的发展历程与经验总结 [J].中国卫生资源,2014,17(4):3.

[37] 徐文煜,薛迪.美国,加拿大与澳大利亚的卫生技术评估 [J].中国卫生质量管理,2011,18(1):3.

[38] 世界卫生组织.2014—2023 年传统医学战略(简介)[J].中医药国际参考,2014(3):1.

[39] 刘丹,李云.补充和替代医学在儿童哮喘治疗中的应用 [J].医学综述,2009,15(21):3279-3281.

[40] 郑淑洁,任定成,罗栋.美国补充与替代医疗体系的变迁及公众影响力 [J].医学与哲学:人文社会医学版,2014.

[41] 吴慧,仇晓春.美国发布肿瘤补充与替代医学研究战略白皮书 [J].上海交通大学学报(医学版),2017,37(289):144.

[42] 苏敏,杨金生.针灸在美国的立法进程及现状研究 [J].世界中医药,2013(2):4.

[43] HYE-LIM,PARK,HUN-SOO,等.中国,韩国,日本传统医学简介与比较 [J].亚太传统医药,2017,13(16):2.

[44] 蒋继彪.中医国际化发展策略研究——基于国家距离视角的分析 [D].南京:南京中医药大学,2017.

[45] 洪宝林,房耘耘,程薇,等.我国中医医疗服务体系的现状及问题 [J].中国卫生经济,2010,29(9):3.

[46] 沈鹏悦,耿蕊,寿文静,等.我国中医类医院医疗卫生资源区域配置分析 [J].中国卫生统计,2018,35(3):4.

[47] 史迪.唐时期中国文化向日本的传入 [J].史学月刊,1990(3):3.

[48] 陈海燕.汉方医学在日本的发展 [J].重庆科技学院学报:社会科学版,2014(6):5.

[49] 徐俊,赵英凯.韩国传统医学的国际化发展动态分析 [J].国际中医中药杂志,2011,33(12):3.

[50] 李茵,柯尊丽.传统中医药专利保护制度检视——以日本汉方药发展战略为例 [J].河北广播电视大学学报,2019,24(5):5.

[51] 鄢良,孔丹妹,陈姝婷,等.亚太地区传统医药概述 [J].亚太传统医药,2007,3(8):11-15.

[52] 付非,郑锴.传统医学在各国医疗系统中的发展与融合 [J].管理观察,2018(32):2.

[53] 胡艳敏,崔蒙,赵英凯.中印两国传统医学高等教育现状对比与分析 [J].国际中医中药杂志,2014,36(1):4.

[54] 陈增力.从英国人对中医药的认识探讨中医药在英国的应用和发展 [J].中国中西医结合杂志,2017,37(11):3.

[55] 杨勇,满晓玮,尹学珺,等.医疗保险支付方式改革下中医按病种付费的可行性与问题研究 [J].中医药管理杂志,2018,26(24):5.

[56] 王乔宇,赵志刚.2017 版《国家基本医疗保险、工伤保险和生育保险的药品目录》与旧版目录的对比

及思考[J].药品评价,2017,14(20):12.

[57] 朱宏,李晓东,李永强,等.国外补充与替代医学推广对中国中医药发展的启示[J].江西中医药大学学报,2018,30(5):4.

[58] 刘甦.中国中医药上市公司发展报告[J].中医药管理杂志,2017,25(14):1.

[59] BRIGGS A,CLAXTON K,SCULPHER M. Decision modelling for health economic evaluation[M]. Oxford:Oxford Univ Pr,2006.

[60] DEPANMENT 0F HEALTH. A first class service:quality in the new NHS[EB/OL]. [2011-1-17]. http://www.dh.g0v.uk/en/Publications And statistics/Publications/Publications Policy And Guidance/DH-4006902.

[61] WHO. World Health Organization assesses the world's health systems[EB/OL]. (2013-12-03). http://www.who.int/whr/2000/media_centre/press_release/en/.

[62] THE HAUTE AUTORITÉ DE SANTÉ. About HAS[EB/OL]. (2013-12-04). http://www.has-sante.fr/portail/jcms/r_1455134/fr/about-has.

# 第六章

# 不同服务的医疗保险筹资与支付

医疗机构是满足人们医疗需求的重要场所,在卫生领域发挥着重大作用。医疗机构提供的服务是指充分发挥医务人员的智慧,应用所学的先进知识、先进的医疗装备和技术、熟练的技能和与时俱进的管理手段,以及充足的医疗资源,创造最佳就医诊疗氛围,为患者提供适宜的服务,并取得满意效果。门诊服务和住院服务是医疗机构所提供的最主要的服务,对人们的健康起着至关重要的作用。预防服务可分为临床预防服务和社区预防服务两大部分。通过预防服务,居民可对于自身健康状况进行行之有效的管理,能够早期发现疾病并及时治疗,有利于改善患者生活质量并延长寿命。由于门诊、住院以及预防3个服务角度所针对的疾病特点不同,医疗保险在不同服务中采取的筹资与支付方式是不同的,其风险共担的策略也不同,因而探析不同服务中医疗保险的筹资与支付是极具意义的。本章将从门诊服务、住院服务以及预防服务3个角度探析各国医保体系的发展。

## 第一节 门诊服务医疗保险的筹资与支付

门诊是医院服务的窗口,门诊服务是医疗卫生服务提供的重要方式,门诊保障是基本医疗保险的必要组成部分。此外,门诊医疗高频率和高需求性等特点也增加了门诊保障的必要性。门诊服务一方面可以减轻患者疾病经济负担,另一方面也对医疗保险费用控制和节约起到关键作用。从传统来看,门诊保障所覆盖的服务范围包括一般的诊断、治疗服务等。但随着疾病治疗费用的急剧增加以及人们对健康的日益关注,不同国家和地区的门诊医疗保障制度也结合当地情况形成了各自的特点。

### 一、门诊服务实行"社区首诊制"

#### (一) 澳大利亚

澳大利亚的医疗保险体系主要包括国民医疗保险和私人医疗保险两种。其中,澳大利亚国民医疗保险覆盖全体国民,所有澳大利亚居民均可享受免费医疗服务。医疗保险中的私人医疗保险是国民医疗保险的必要补充,与国民医疗保险相比,私人医疗保险所支付的项目较多,如私人医疗保险可支付物理治疗、矫正牙齿等项目费用。

在澳大利亚整体的医疗保险体系下,全科医疗诊所是澳大利亚医疗服务的第一接触点,为所有人提供初级医疗服务。全科医疗诊所一般以私人营业为主,全科医疗诊所从业者则被称为全科医生(GP)。诊所一般设有接诊员和护士协助 GP 开展医疗活动。全科医疗诊所一般情况下不设有药房,只配备少量药品(如急救药)和简单的检查设施。全科医疗诊所开展的工作以医疗服务为主,包括疾病诊断及处置、健康咨询、体检、开处方、转诊、家庭访视,也配合其他卫生机构和部门开展专门的项目,如慢性病管理、计划免疫等。

澳大利亚的医院包含公立医院和私立医院两种类型:由政府出资建立公立医院,其所有权属于国家,公立医院主要接受急诊、GP 或专科医生介绍来的患者;私立医院由私人建立,以盈利为目的,由于效益利益驱动,私立医院往往不设急诊科室,只接受短期治疗有效果的低成本患者,不愿开展高成本的治疗。不论是公立医院还是私立医院,均接受两种保险所覆盖的患者。

在整个医疗服务过程中,全科医生的作用相当于"守门人",他们根据患者病情的不同,将患者转诊至医院的专科医生或其他卫生专业人员,或者转诊至专业的卫生服务机构,如护理之家、听力服务中心、残疾人服务中心或精神卫生服务中心等。患者可以经全科医生介绍到医院进行专科诊疗或预约医院的门诊服务,或因急症直接到医院急诊室就诊。然而医院的门诊服务大多是由低年资医生接诊,医院的急诊服务也不是按照常规意义上的"先来后到"的规则进行的,而是由护士依照患者病情的严重程度和轻重缓急加以安排,因而患有非紧急疾病患者的候诊时间会非常长,甚至可能会耽误治疗,对患者产生不利影响。当门诊医疗费用低于医保规定的门诊费用标准时,患者的医疗费用全部由医保机构支付给全科医生;当门诊医疗费用超过了门诊费用标准时,患者需要支付超出的部分;当个人或者家庭在门诊自付的医疗费用总额超过 302.3 澳元 / 年时,医保机构将承担其以后一年内的全部门诊费用。

(二) 英国

英国的国家医疗服务体系(NHS)于 1948 年依据《国家健康服务法》建立,为英国公民提供预防医学、初级卫生保健等服务,英国境内所有纳税人和在英国拥有居住权的人都能够免费享受该体系的服务。在英国,临床委托服务组织(CCGs)负责组织管理 NHS 的服务提供,其服务人群为接受本地全科医生服务的公民以及没有接受全科医生服务但是生活在本地区的公民,2013 年 4 月,《国家卫生与社会服务法案》规定 CCGs 负责委托购买服务,CCGs 接受 NHS 英格兰的监管,NHS 英格兰职责范围包括对委托方的预算管理、整体规划、服务提供和日常运行等。NHS 英格兰负责管理的服务范围涉及初级卫生保健,专科(临床)卫生服务,以及针对罪犯和部分军队人员的卫生服务项目,法定管理职责包括全国范围内统一定价和支付的服务范围,管理医疗记录,以及管理全科医生、眼科医生和牙科医生执业资格的认证记录。国家卫生服务体系的原则是"不管个体收入水平如何,仅根据个体的不同需要,为人们提供全面且免费的医疗服务"。它分为三个管理等级,第一层为社区的基础医疗系统,第二层为社区的全科诊所,第三层为城市的综合性医院。英国的全民医疗保健制度主要由正规医院和社区医疗系统两部分组成。英国政府建立了严格的全科医生培训制度,对全科医生实行总额预付下的按人头付费方式,对单个全科医生按照所签约居民的数量支付费用,这激励全科医生提升自身服务质量以吸引更多居民与其进行签约。全科医生可以单独与雇佣机构签约合作,也可以联合其他几个全科医生自行组成一个诊所,与 NHS 或商业保险公司签订合同。英国境内的全科医生信息系统将患者电子病历、质量控制软件以及诊疗服务管理有机地统一起来，大幅度提升全科医生的工作效率。社区诊所为居民提供全天最基本的保健服务，医生也承担将患者转诊至上级医院的职责。只要患者在诊所进行了登记，就会有一名指定的医生为其免费诊治，但是在诊所看病时医生所开的药方需要患者自己到药店凭处方付钱购买。此外，英国法律规定非急诊患者必须先在签约的全科医生诊所进行诊疗，否则不可享受免费医疗待遇。除此之外，如牙科门诊费等费用也需要患者自付，这大约会占据医疗费的 3%。

## NHS 急诊服务系统

为了以提高初级卫生保健的可及性和方便性，强化社区首诊制度，发挥全科医生健康和费用守门人功能，NHS 于 1994 年建立了具有急诊服务功能的诊所试点。这类诊所是对初级医疗保健服务的有益补充，使全科医生有更多时间致力于其业务专长，同时还避免不必要的急诊住院服务，得到了当地初级卫生保健团体的全力支持。随后，英国于 2010 年开始在伦敦试点急诊全科诊所与大医院急诊科建立共建关系，由医院向诊所派驻急诊科大夫，或鼓励急诊医生转岗成为全科医生。试点项目极大降低了伦敦多家医院的急诊住院率，取得了显著效果。

（三）荷兰

荷兰的医疗保险体系主要分为 4 个层次：普通医疗保险、特殊医疗花费保险、社会福利中的医疗保障项目以及私人补充医疗保险。其中，普通医疗保险是荷兰医保体系中最主要的部分，主要保障以疾病治疗为目的的医疗服务，也就是门、急诊医疗服务以及治疗时间跨度在一年以内的入院治疗和护理。这项保险是通过国家立法建立的，每位公民都必须参加，具有强制性，但具体实践中则是由公民通过向私营医疗保险公司参保并缴纳保费的方式参加，该项保险设立的目的是确保任何一位公民罹患疾病时，都可以得到及时和必要的治疗，并且其费用在保险范围内得到补偿，减少患者家庭因疾病而遭受经济重创的风险。该项保险的实际运营者完全由私营机构构成，同时引入市场竞争机制。在市场化的过程中，为了确保这项保险的社会普适性，政府也实施行之有效的监管，并对社会低收入成员给予一定程度的经济援助。患者在就医时必须尽可能先利用全科医生和初级医疗单位的服务，全科医生和初级医疗单位对相对简单的疾病进行诊治，对患者病情进行初步判断，必要时才将患者转诊至二级医疗系统，接受进一步的治疗。在荷兰，法律规定只有在紧急情况下，患者才可以直接去二级医疗机构就诊。

（四）巴西与丹麦

除了首诊在社区外，有的国家还形成了较好的双向转诊制。目前，双向转诊制实行较好的国家有巴西、丹麦等。

巴西通过建立"统一医疗体系"，实行以全民免费医疗为主、个人医疗保险为辅的医疗保障制度，使所有公民都能得到医疗服务。巴西州卫生厅专门成立了双向转诊办公室，所有医院每天都要利用网络向转诊办公室报告病床使用情况和空床情况；在社区卫生服务机构接受首诊服务的患者，当病情复杂需要转院治疗时，社区卫生服务机构则会与转诊办公室联络，由转诊办公室安排患者转诊到上一级医院；如果上级医院认为患者未达到重症的标准，能够在小医院或者社区卫生服务机构治疗,则可以将患者退回至社区卫生服务机构诊治;为了减轻大医院的压力,许多医院把慢性病患者留在社区卫生服务机构治疗,慢性病患者在医院确定治疗方案后就回到社区,同时接受上级医院医生到社区对患者治疗进行经常性指导。

　　丹麦的初级医疗几乎覆盖全体公民,其医疗保险体系分为两类,所有公民必须在保险类别 1 和类别 2 之间进行选择,其本质是对服务提供者和补偿程度的权衡取舍。保险类别 1 的覆盖人口超过总人口的 98%,这部分人享有接受全科医生服务时的全额补偿,以及牙科服务、物理治疗等服务的部分补偿;保险类别 2 覆盖的人群则少于总人口的 2%,他们能够选择的服务提供者更广泛,但享受的补偿更少。丹麦的门诊服务待遇由"医疗补偿计划体系"列出,有些界定得非常明确,而有些则比较模糊;既有正向列举的待遇,也有反向列举排除的待遇。例如全科医生服务、耳鼻喉科、精神病科、眼科对患者是免费的,牙科服务有一部分被公共基金覆盖。表 6-1 列出了丹麦的主要门诊服务类型及其被公共基金覆盖的程度,所覆盖的特殊群体以及对应服务是否需要全科医生转诊。

表 6-1　丹麦门诊医疗服务概况

| 服务类型 | 被公共基金覆盖程度 | 覆盖的特殊群体 | 是否需全科医生转诊 |
|---|---|---|---|
| 全科医生服务 | 全部 | — | — |
| 牙科医生服务 | 部分 | 学龄儿童、残疾人低收入老年人全部覆盖 | 否 |
| 物理疗法 | 部分 | 全覆盖有明确诊断的患者 | 是 |
| 心理医生服务 | 不覆盖 / 部分 | 部分覆盖受到创伤事件的人 | 是 |
| 手足病医生 | 部分 | 部分覆盖糖尿病患者和低收入老年人 | 是 |
| 肠内营养 | 全部 | — | 是 |
| 精神疾病医生 | 全部 | — | 是 |
| 脊椎按摩医生 | 部分 | — | 是 |
| 眼科医生 | 全部 | — | 否 |
| 耳鼻喉医生 | 全部 | — | 否 |
| 营养师 | 不覆盖 | — | 否 |
| 其他专科医生 | 全部 | — | 是 |

## 丹麦癌症转诊渠道三支策略

　　近年来,丹麦政府加大了对癌症患者管理的投入,并于 2008 年开始实行疑似癌症患者紧急转诊渠道。这一紧急转诊渠道已在一些医疗体系中实施,并计划在更多的医疗体系中推广。紧急症状的定义明确之后,全科医生可将疑似癌症患者以某种特定渠道进行紧急转诊,转诊渠道的效率和医疗机构的标准化治疗均可得到改善。然而,紧急转诊渠道无法保证对所有癌症患者进行及时转诊,因此,丹麦基于该渠道制定了癌症转诊三支策略(three-legged strategy)。

　　该策略的主要内容为:如果患者症状疑似某种癌症,则对患者进行紧急转诊;如果患者出现非特异性的严重症状,则将患者紧急转诊至诊断中心,以进一步诊断;如果患者症状为普遍症状,为避免漏诊,则以便捷快速的方式进行"No-Yes-Clinics(NYC)"癌症筛查。开展三支策略的首要目的是促进癌症早期确诊。全科医生需要明确症状连续性的概念,而不是"绝对严重"和"绝对不严重"式的症状划分。癌症患者症状有时极为明显,但多数患者的症状是严重的非特异性症状或模糊且一般的症状。当前,癌症诊断的新证据不断出现,为临床实践和卫生政策制定提供了依据。在现代医疗系统中,只有培养责任心,才能建立从症状到癌症治疗的最佳渠道,这需要政策、管理和临床领导力的支持。

　　(五) 日本

　　在法国、瑞典、韩国、日本等国家,由于没有门诊服务方面的约束限制,患者可以自由选择诊所和医生。而对于这些门诊非社区首诊制的国家,它们的主要支付方式为按服务项目付费。以日本为例,日本的医疗保险体系可分为三部分,十大种类医疗社会保险制度,其保费主要由国家、企业单位和个人三方共同负担。随着日本国内医疗保险制度改革的进行,医疗费用的个人共付比例也有所变化——由按不同保险制度、本人和家属、住院和门诊来划分,转变为按年龄和收入划分。为了减轻患者及其家属的经济负担,日本政府还规定了年度医疗费用自付的最高限额。在门诊药品方面,个人对门诊药品费用实行定比例支付,个人需要支付药品费用的 10%~20%。目前,各种制度下的支付内容基本相同,主要有两种形式:一种是现物支付方式,由医疗机构向被保险者提供诊断、治疗、住院、药品、护理、上门医疗以及进行高科技医疗等实物和服务,被保险者及其家属只要支付患者本人负担部分的费用就可以接受医疗,保险方根据规定向医疗机构支付所发生的费用;另一种是采取偿还式支付的方式,即被保险者先向医疗机构全额支付医疗费用,然后再从保险机构报销,获得应得的补偿。当前这两种支付方式在日本的各项医疗保险制度中并存。另外,医疗机构也可以根据患者的需要提供特殊服务,如提供上门服务、牙科诊疗、镶嵌金牙等,但需要向患者收取相应的特殊服务费用。

　　(六) 中国

　　2015 年 9 月 8 日国务院办公厅发布了《关于推进分级诊疗制度建设的指导意见》,为指导各地推进分级诊疗制度建设,围绕总体要求、以强基层为重点完善分级诊疗服务体系、建立健全分级诊疗保障机制、组织实施等四方面提出了意见。2017 年,习近平总书记在全国卫生与健康大会上明确提出,分级诊疗制度是五项基本医疗卫生制度之首,要大力推进。分级诊疗制度内涵即基层首诊、双向转诊、急慢分治、上下联动。构建适应的转诊动力机制是构建分级诊疗的关键,我国开展分级诊疗各试点医保支付做法见表 6-2。

表 6-2　分级诊疗试点医保经验

| 试点医保经验 | 案例 |
| --- | --- |
| 按照分级诊疗需求调整医保支付方式 | 青海省各地区开展总额控制付费,在部分地区开展按照人头付费和按病种付费的工作; |

续表

| 试点医保经验 | 案例 |
| --- | --- |
| | 甘肃省实行预付制度,对于纳入分级诊疗的病种按照定额标准向定点医疗机构支付,超出定额部分由定点医疗机构承担 |
| | 镇江市按照签约人头和就诊人头对社区进行付费 |
| | 宁夏盐池县实行人头包干预付制等 |
| 差别化的医保报销比例 | 北京市平谷区对"非按程序就医"的患者降低 20% 的报销比例 |
| | 甘肃省对越级诊疗的新农合患者采取逐年降低报销比例的措施,到 2017 年不予报销等 |
| | 江苏省将基层报销比例普遍提高至比三级医院高 20% 左右 |
| | 青海省三级医疗机构的报销比例由 70% 降至 60% |
| | 宁夏盐池县设置了阶梯式的报销比例,报销比例随医院级别降低而增长 |
| 重新设定医保报销起付线 | 青海省免收下转患者免挂号费,取消了医保报销起付线,同时提高了三级医疗机构住院起付线 |
| | 杭州市签约参保人员门诊医保起付标准下降 300 元 |
| 对分级诊疗政策进行补偿 | 厦门市对基层就诊患者给予 500 元的财政补贴,对公立医院下转患者、下基层医生、参与学习的基层医务人员等都给予一定的补贴 |
| | 甘肃省降低新农合资金向上转诊补偿标准,提高向下转诊补偿标准 |
| | 杭州市对有效家庭医生签约服务实施财政补助 |

## 二、将预防保健纳入门诊服务

### (一) 德国

德国实行社会医疗保险模式,国家通过立法的形式强制要求雇主和员工向保险方缴纳薪金税,以办理保险,由保险方和医院进行谈判,要求医院向被保险人提供医疗服务。这一类型的国家门诊保障资金来源于雇员和雇主的共同缴费。德国医疗保险所覆盖的服务范围十分全面,法定医疗保险几乎为患者支付了全部的治疗费用,对大病和慢性病除医药治疗外还包括其他康复性手段的费用。此外,德国医疗保险体系最突出的特点之一在于将疾病预防和健康管理也纳入门诊保障中。

除将预防保健服务纳入门诊服务这一特点外,德国门诊医保支付制度还实行总额预算下的按服务项目付费——点数法。首先,由联邦医疗保险基金组织协会与联邦医师协会协商谈判,按类别确定如何分配每个门诊服务项目的点数分配;其次是每年由医疗保险基金组织协会通过每年谈判,在当年医疗费用发生数的基础上,考虑其他有关影响因素(人口、工资和疾病谱变化等),就下一年的预算进行协商并确定,而后基金组织将预算资金划拨给医师协会。开业医师(其作用相当于全科医生)在向患者提供服务后,定期将所有门诊服务项目的点数账单提供给医师协会,医师协会根据当年所有医师提供服务项目的总点数和预算金额来计算当年每一点数的现金值,用每一点数的现金值乘以所提供的服务项目点数值即为每位医师得到的费用。对于特别项目、检验项目、放射线核医学检查等项目实行单项封顶,而对预防保健、健康检查等项目不作封顶。

（二）中国

在中国台湾地区,预防保健服务被纳入门诊保障范围内。此外,门诊还覆盖诊疗、牙科、部分中医门诊、处方药品等内容,具体的预防保健服务则包括孕产妇产前检查、儿童预防保健、成人预防保健检查等。中国台湾健保还为 40 岁以上、65 岁以下的居民每 3 年免费提供一次健康体检,65 岁以上的居民每年免费提供一次健康体检,体检内容包括基本体检和实验室体检两个方面,美容、牙齿矫形、预防手术、人体试验、安装义齿、部分中医门诊未纳入门诊保障服务范围。在中国台湾地区,个人每次利用门诊服务时,除了要支付一定金额的挂号费,还要支付一定额度的诊疗费用,不同级别的门诊服务个人支付的诊疗费用也是不同的,不同类型的门诊服务个人支付标准也有所不同。以一般门诊来举例,基层诊所个人每次需自付 50 元、地区医院门诊个人每次自付 50 元、区域医院门诊个人每次自付 100 元。

### 三、门诊药品费用的不同支付经验

（一）国际门诊药品支付经验

1. 个人定额支付　在门诊药品方面,德国只将处方药纳入门诊药品的支付范围,参保人需要根据处方药品包装的大小承担一部分费用,而非处方药品费用需由个人支付。

在新西兰,除 6 岁以下的儿童外,如果患者在社区药店购买药品补贴目录中的药品,个人最多支付 15 元 / 种;若患者持有减免卡,则需要支付的费用会降至 3 元 / 种;如果药品补贴卡持有者及其家庭成员在 1 年内购买药品种类达到 20 种,那么他们将享受后续每种药品仅收费 2 元的优惠;如果药品补贴卡持有者同时持有社区福利卡,他们在 1 年内购买药品种类达到 20 种,则可享受后续购买药品免费的待遇。

药物津贴计划（PBS）是澳大利亚国民医疗保险的一项重要内容,澳大利亚政府将一些常规药品确定为国民医疗保险的处方用药,即国民基本用药。这些基本药品以低于市场价的价格销售,低于市场价的差额部分由药品零售商或医院药房向医疗保险管理部门报销。患者须自己为每张药品处方支付一定金额,约占总金额的 30%。除此以外政府部门对每张药品处方确定了安全定额,超过安全定额可得到更好的优惠津贴,以减轻个人药品费用的负担。

意大利的初级保健、住院治疗服务和一些筛查项目都是免费向国民提供的,但一些门诊专科医生所提供的服务、成像服务以及门诊药品等会有一定的共付费用。此外,2011 年 7 月,为解决日益增长的公共债务问题,意大利政府推行了多项经济改革方案,其中一项为“10 欧元接受门诊专科医生和成像等服务的固定缴费计划”。

2. 定比例支付的同时,每类药品和处方有自付封顶线　实行这种支付方式的典型国家有韩国。在韩国,医疗保险所支付的门诊服务项目具有普遍性和必需性,未经初级保健机构医生转诊直接到三级医院就诊的患者,其费用不被门诊保障所覆盖,同时贵重仪器的检查费、辅助装置费用、牙科矫形、补牙和预防性洁齿除垢等费用也不包括在门诊保障覆盖范围内。韩国国民个人每次门诊需先自付 3 000 韩元,共付部分分为 3 个方面:专科医院门诊个人自付比例为 50%;大型综合性医院个人自付比例为 50%（农村地区则降至 45%）;一般性医院个人自付比例为 40%（农村地区则降至 35%）；社区医疗中心和私人诊所个人自付比例为 20%。在门诊药品方面，根据患者购药的总费用的不同和是否拥有医生处方，个人的自付比例也是不同的，例如单次购药在 1 000 韩元以上，同时有医生处方的，个人负担比例为 30%；单次购药在 1 000 韩元以上，没有医生处方的，个人负担比例为 40%。

3. 起付线以下个人支付，高于起付线个人部分支付　在丹麦，医疗保险对药品费用的起付线为 500 丹麦克朗；500～1 200 丹麦克朗的药品费用，患者需自行承担 50% 的比例；1 200～2 800 丹麦克朗的药品费用，患者需承担 25% 的比例；2 800 丹麦克朗以上的药品费用，患者需承担 15% 的比例。

在瑞典，一般情况下，患者在每次就诊时需要支付 100～200 瑞典克朗的费用，而利用专科医生或急救服务时，患者每次需要支付 200～300 瑞典克朗。对于有补贴的门诊药物，患者的年起付线为 900 瑞典克朗，超额部分依据不同的自付水平享有不同比例的补贴：901～1 700 瑞典克朗的药品费用补贴 50%；1 701～3 300 瑞典克朗的药物费用补贴 75%；3 301～4 300 瑞典克朗的药品费用补贴 90%；当患者的报销范围内药品费用超过 4 300 瑞典克朗时，将享受全额报销的待遇。对于享有公共基本医疗服务的全部瑞典国民，门诊药物年自付费用的最大限额为 1 800 瑞典克朗，医疗服务年自付费用的最大限额为 900 瑞典克朗。在这一政策下，经济困难患者的就医需求得到了充分满足，同时也减轻了患者的经济负担。

4. 个人全额支付　美国联邦医疗保险是依据 1965 年美国议会通过的《社会保障法修正案》中的第十八款建立起来的，是美国境内最大的公共医疗保险项目，也是美国法定医疗保险项目的核心。医疗保险计划目前分为四部分，即 A、B、C 和 D 部分，各部分为患者提供具体的、不同的医疗照顾服务。这项计划的主要受众人群为 65 岁以上老年人、残障者以及因残疾、慢性肾炎等疾病而接受社会救济金的人群。门诊保障的范围包括大部分的门诊医疗费用，但该计划并不支付门诊处方药费，需患者个人全额支付。

《加拿大卫生法》中明确规定了加拿大保险内容覆盖全部必需的医疗服务、住院保险和门诊保险，除特殊规定的项目外，居民免费享受所有基本医疗服务，个人不需要支付政府规定的医疗项目内任何费用。加拿大各省可以单独制定医疗服务项目范围，规定除牙科、整容、矫正视力等以外的包括医生诊疗和服务费等在内的服务项目。一般的门诊药品费用（包括处方药）不纳入基本医疗保险，只能通过患者参加的商业保险来支付，医保系统只支付部分针对慢性病的药品费用。

（二）我国门诊慢性病用药管理经验

门诊慢性病人群大部分具有病情重、治疗时间长、容易复发的特点。为了打破定点医疗机构在门诊慢性病用药上的垄断，减轻基金压力，方便参保患者就诊用药，我国内地许多城市对门诊慢性病患者用药处方管理进行了探索，促进了门诊慢性病管理，达到患者与医疗机构双赢的目的。具体可归纳为 3 种模式——长沙模式、杭州模式和天津模式。早在 2002 年，长沙市人力资源和社会保障局就下发《长沙市城镇职工基本医疗保险特殊病种门诊医疗管理暂行规定的通知》，长沙模式初步形成。在 2017 年和 2018 年，杭州市和天津市相继出台了《关于进一步完善慢性病门诊医保政策有关事项的通知》和《关于实施维护参保人员基本用药权益有关措施的通知》，标志着杭州模式和天津模式的形成，表 6-3 对这 3 种模式的具体内容进行了归纳总结：

表 6-3　我国门诊慢性病用药管理模式

| 管理模式 | 具体内容 |
| --- | --- |
| 长沙模式 | 参保人员可以持《特殊病种门诊专用病历》和医院处方到特殊病门诊协议定点药店取药;参保人员只需支付应由个人负担的费用,由医保经办机构与特殊病协议定点药店定期结算统筹基金支付的费用;特殊门诊协议药店通过公开招标的形式确定,须严格执行医疗服务协议,根据协议要求为患者提供购药服务;特殊病种门诊医疗实行费用控制,在费用控制标准内的费用,由统筹基金和特门人员共同负担,统筹基金支付部分每月由医保经办机构与特殊门诊协议药店结算 |
| 杭州模式 | 将"疾病诊断明确,病情稳定,需要持续用药,社区慢性病管理依从性好"确定为指导原则;将高血压、糖尿病、肺结核等 16 种疾病纳入慢性病门诊管理范围;根据慢性病诊疗规范和参保人员的需求,社区签约家庭医生在确保安全有效的前提下,开具慢性病长期处方,单次处方医保用药量可根据病情需要最多放宽至 12 周;慢性病患者可根据本人意愿选择在开具处方的定点医疗机构配取慢性病药品,也可向处方医生提出在本市定点药店调配慢性病药品;患者有药品配送需求的,定点药店应在确保药品安全的前提下及时提供配送服务 |
| 天津模式 | 支持定点医疗机构将电子处方上传至医保信息系统,并支持医院处方外流,以保障参保人员多渠道购药需求;参保人员可凭加盖定点医疗机构专用章的纸质处方到定点零售药店购药,定点零售药店在提供配药服务的同时,对于发生的门诊药品费用,医保按规定支付;基层医疗机构家庭医生按照《处方管理办法》和病情需要为签约参保人员开具长期处方,医保按规定报销,保障参保人员长期用药需求 |

（三）我国的门诊统筹政策

我国医疗保障制度不断发展,居民"看病难、看病贵"形势日益严峻,基本医疗保险门诊统筹的发展是符合历史方向的。从国家层面上来看,党和政府也日益重视基本医疗保险门诊统筹的发展,中共中央　国务院在《中共中央　国务院深化医药卫生体制改革的意见》中明确提出加快建设医疗保障体系需要"从重点保障大病起步,逐步向门诊小病延伸"。不仅如此,从方针政策上党和国家也对其进行了落实,如《医药卫生体制五项重点改革 2009 年工作安排》《医药卫生体制五项重点改革 2010 年工作安排》和《医药卫生体制五项重点改革 2011 年工作安排》等文件均对门诊统筹工作进行了安排,并提供了政策指导和支持。我国的三大基本医疗保险制度在设立初期就对门诊保障的模式也进行了一定的探索——城镇职工医疗保险与新型农村合作医疗在制度建立之初就设立了"个人账户"与"家庭账户",对参保者的普通门诊医疗服务进行一定的补偿,随后许多地区进而改进了门诊保障的模式,实行普通门诊统筹;城镇居民医疗保险制度在成立后也开展了普通门诊统筹制度的实践,为制定规范的门诊医疗服务管理制度积累了一定的经验。

对于门诊大病统筹来说,我国绝大部分省(自治区、直辖市)都开展了门诊大病统筹。表 6-4 列出了部分开展门诊大病统筹的地区及其纳入的病种。

表 6-4　部分开展门诊大病统筹地区详情

| 开展门诊大病统筹地区 | 纳入病种 |
| --- | --- |
| 青海省 | 城镇居民医疗保险将包括糖尿病、恶性肿瘤放化疗、血友病、慢性肾衰竭的肾透析、癫痫等在内的 25 种疾病列入门诊报销范围的门诊大病病种 |

| 开展门诊大病统筹地区 | 纳入病种 |
|---|---|
| 长沙市 | 城镇居民医疗保险规定了帕金森综合征、肺结核活动期、尿毒症、肝硬化、恶性肿瘤放化疗、冠心病等 29 种门诊大病病种 |
| 泰州市 | 将恶性肿瘤、重症肝炎等 6 个大病病种纳入覆盖范围 |
| 青岛市 | 将 50 个大病病种纳入覆盖范围 |

普通门诊统筹是指一些门诊常见病、多发病的医药费用被纳入统筹基金的覆盖范围。开展普通门诊统筹的地区有以下几大特点。

(1) 开展普通门诊统筹的地区一般都不划定纳入报销范围的病种,而是制定低水平的医保支付起付线和封顶线,从而对参保居民的一般门诊疾病费用给予一定的保障。例如,2017 年武汉市城乡居民基本医疗保险的普通门诊统筹的起付线为 200 元,当参保居民在定点医疗机构发生的符合规定的普通门诊累计费用超过起付线后,将由统筹基金报销 50%,在一个结算年度内最多能报销 400 元(即封顶线),患者需自行承担起付线以下和封顶线以上的费用。

(2) 开展普通门诊统筹的地区对其医疗服务项目和药品覆盖范围也都作了严格的规定,表 6-5 列出了部分地区开展普通门诊统筹医疗服务项目情况。对于门诊统筹费用的支付范围,部分地区沿用原城镇职工医疗保险的三大目录,但也有部分地区创建了独立的门诊统筹小目录。一些地区在开展门诊大病统筹时并没有明确指出哪些病种被纳入门诊报销范围,而是设定一个较高额度的医保支付起付线,只有当门诊医药费用超过起付线时才被纳入统筹基金支付的范围。例如,上海市职工基本医疗保险门诊共济保障机制规定"在职职工门急诊自付段标准调整为 500 元。超过部分由统筹基金按下列标准支付:在一级医疗机构门诊急诊的,统筹基金支付 80%;在二级医疗机构门诊急诊的,统筹基金支付 75%;在三级医疗机构门诊急诊的,统筹基金支付 70%"。

表 6-5　部分地区普通门诊统筹医疗服务项目情况

| 省、市名称 | 普通门诊统筹覆盖的医疗服务项目 |
|---|---|
| 四川省、福建省、湖南省 | 只将较少的常规十余种医疗服务项目纳入门诊统筹覆盖范围 |
| 宁夏回族自治区、河北省 | 基本医疗保险诊疗项目目录中的甲类诊疗项目 |
| 山东省青岛市 | 专门建立门诊统筹诊疗项目目录,涵盖 74 种常用诊疗项目和 12 项检查项目 |
| 安徽省芜湖市 | 制订了城镇居民医保门诊统筹诊疗项目目录,包括 77 个诊疗项目 |
| 广东省东莞市 | 制订了城乡居民医保门诊统筹诊疗项目目录与服务设施标准 |

(3) 开展门诊统筹的城市都制定了普通门诊统筹药品范围,大致有 3 种开展情况(表 6-6)。

表 6-6　部分地区普通门诊统筹药品范围

| 所属情况 | 开展地区 |
| --- | --- |
| 只保障国家基本药物(或医保目录中的甲类药品)和省级增补目录中的药品 | 福建省、四川省、湖南省、河南省、哈尔滨市、沈阳市等 |
| 专门制定了用于门诊统筹的药品目录 | 广西壮族自治区、山东省青岛市、广东省东莞市 |
| 门诊统筹药品范围仍然沿用城镇职工医疗保险药品目录 | 江苏省无锡市、甘肃省兰州市、四川省南充市、新疆维吾尔自治区哈密市 |

此外,小额门诊补贴也是门诊统筹开展的重要形式之一,主要是指医疗保险机构根据参保者人数向每一位参保者发放少量的门诊就医补贴,参保人群之间不共济使用。典型开展地区有重庆市和新疆维吾尔自治区哈密市。重庆市城乡居民医疗保险对城乡居民按人头每年给予 60 元的门诊补贴,每人限额使用,当年使用不完可在下一年继续使用。新疆维吾尔自治区哈密市城镇居民医疗保险也实行此方式,规定给予每位参保人每年 30 元的门诊补贴,患者看门诊时不设起付线,30 元以内全额报销,超出 30 元则需患者全额自付。

2021 年,国务院办公厅发布《国务院办公厅关于建立健全职工基本医疗保险门诊共济保障机制的指导意见》,推动建立了职工医保普通门诊统筹,把多发病、常见病的普通门诊医疗费用纳入统筹基金报销,普通门诊统筹覆盖职工医保全体参保人员,政策范围内支付比例从 50% 起步,拉开了全面开展门诊共济保障的序幕。

## 第二节　住院医疗保险的筹资与支付

美国年度国家医院出院调查(national hospital discharge survey,NHDS)将住院定义为"患者为获得观察、护理、诊断、治疗或分娩服务而正式入住医院"。住院保障在整个医疗保障体系中占据着举足轻重的地位,居民住院治疗往往会发生大量的医疗费用,一个完善的住院保障体系对减轻患者住院疾病经济负担和对提高居民健康水平起着重要作用。国外对于住院筹资和支付积累了大量的管理和技术经验,通过总结分析国外关于住院保障筹资和支付,为探讨适合我国国情的住院保障体系提供借鉴。

### 一、社区首诊制下的住院保障

在前一节已介绍了一些门诊服务实行"社区首诊制"的国家,如英国、澳大利亚、荷兰、巴西。在这些国家的医疗保健体系下,住院服务与门诊服务往往配套实施,具有一定特色。

在英国的"国家卫生服务体系"下,英国国民在公立医院住院是全免费的,但医院的接收对象仅限定于从诊所医生转诊而来的患者。同时,患者住院治疗期间医院向其免费提供药品。急诊住院患者在住院后需要在所签约的全科医生处补办转诊手续,否则无法享受免费医疗服务。对患者来说,并非所有住院服务都是可免费利用的,一些较高档次的服务,例如单间病房、套间病房等是需要患者自己承担其花费的。

澳大利亚的医疗保险体系主要包括国民医疗保险和私人医疗保险两种,前文已提到过私人医疗保险是国民医疗保险的必要补充,受私人医疗保险保障的患者在公立医院或私立医院住院时还可享受更多的优待政策,如住院时可选择医生为其服务和提前安排手术等。在澳大利亚,享受国民医疗保险的范围是澳大利亚公民、拥有永久居民身份和合法居住身份的人,联邦政府为符合标准的人发放医疗保险医疗卡,他们就可以凭卡在公立医院进行住院治疗。购买私人医疗保险的人在公立医院住单人病房进行治疗时,需自行负担部分单人病房的费用,而他们在私立医院的住院费、伙食费、牙科、理疗、家庭护理、整容等费用均可以由私人医疗保险公司支付。如果私人医疗保险的投保人在一年内未使用私人医疗保险基金,那么他们可以得到特定的奖励。澳大利亚的各级医疗机构为了节俭费用和节约资源,会尽可能地减少患者的住院时间,医生通常在术前就为患者做完各项检查,这也节约了患者的时间,患者只需在手术当日或手术前一天办理住院手续,术后将会被转诊至社区医疗机构进行后续治疗。

## 二、补充医疗保障制度模式下的住院保障

### (一) 美国

美国住院保障主要以保险人向提供者给付服务费用的方式进行,可以是每笔付清,也可以在签订合同的基础上进行给付,还可以直接将在其承保额范围内的款项付给患者。无论是哪种给付方式,都使用统筹医疗方式。保险提供方之间为争取患者所做的竞争可以使患者得到更高质量的医疗服务,日益成熟定型的医疗技术具有可获得性,这与日渐缩短的候诊时间共同造福患者。美国的住院保障体系不从属于政府,保险提供各方具有独立自主的特点,这使得保障体系向统一保障的方向迈进。前文已提到美国联邦医疗保险计划目前分为A、B、C和D 4个部分内容,在待遇支付方面,A 部分内容涉及住院服务较多,所提供的待遇包括:在医疗服务机构的住院服务,医疗服务机构包括医疗保健中心、住院康复中心和长期护理院;在特殊护理中心的住院服务、疗养院的医疗服务以及家庭保健服务、宗教性的非医疗健康照顾机构提供的住院服务,但长期护理服务不被包括在内。

### (二) 新加坡

新加坡的医疗保障制度包括强制医疗储蓄、社会医疗保险、社会医疗救助三大部分,这三大部分均由政府机构负责管理。强制医疗储蓄部分为保健储蓄计划,是强制性中央公积金制度的其中一部分。社会医疗保险部分包括健保双全计划和增值健保双全计划。社会医疗救助部分为保健基金计划,由政府出资设立基金,对无力支付医疗费的低收入人群给予适当的补助。

健保双全计划和增值健保双全计划是自愿性质的社会医疗保险中的补充医疗保险计划,目的在于帮助解决重大疾病或慢性病患者的医疗费用。其中,健保双全计划于1990 年开始推行,它是低成本的国家大病保险计划,目的在于为那些患有慢性或严重疾病的中央公积金会员及其家属提供高额医疗费方面的保障。表 6-7 概括介绍了新加坡健保双全计划的几大基本特征。

表 6-7　新加坡健保双全计划基本特征

| 计划内容 | 特点 |
| --- | --- |
| 参保对象 | 患有长期或严重疾病的中央公积金会员及其家属 |
| 资金筹集 | 保险费的缴纳可以从医疗储蓄账户中支付 |

续表

| 计划内容 | 特点 |
|---|---|
| 基金管理 | 由中央公积金局统一管理。健保双全计划是一项"选择退出"的计划 |
| 待遇支付 | 患者必须支付可扣除的数额(B2 级别病房账单所能索赔数目的最初 1 500 新元或 C 级病房账单所能索赔数目的最初 1 000 新元),随后健保双全计划才支付剩下的所能索赔数目的 80%～90%,具体情况视账单总额而定,最高不超过索赔封顶线;患者还可以动用保健储蓄补充支付健保双全计划所不能支付的部分;健保双全也可以用来支付一些昂贵的门诊治疗费用,如癌症化疗与电疗以及洗肾疗程;健保双全也为从急诊医院转入社区医院疗养的患者支付病房费用 |

然而,健保双全计划的涵盖范围只包含住院、外科手术、日间手术和一些医生所指定的门诊治疗所产生的费用。当患者在新加坡境外发生的医疗费用,这部分的医疗费用是不能获得补偿的。健保双全计划的索赔流程也是十分简洁清晰的:如果患者在住院前就已经被纳入该计划中,那么患者只需告知医疗机构相关负责人,就能够获得部分医疗费用的补偿;医疗机构作为患者的代表者,将索求补偿的文件递交至健保双全计划;中央公积金在处理患者的申请后将款项拨付给医疗机构,然后用保健储蓄或现金支付补偿剩下的余额。不同等级的病房并不能限制索偿金额,但是鉴于健保双全计划的支付待遇是针对 B2 或 C 级病房所设计的,因此当患者利用高等病房或私人医院的服务时,将按住院费用的一定比例进行补偿。如果患者受保于任何综合性的保健计划,患者应通过保险公司来查询其保健计划的可索偿金额。

### 三、重大疾病及特殊疾病救助体系下的住院保障

#### (一) 法国

法国的医疗保障体系确定了包括慢性疾病、艾滋病、帕金森综合征等在内的 30 种疾病为严重疾病,法国居民罹患其中任意一种,国家将全额支付医疗费。疾病严重程度越高,法国居民越是能享受到近乎百分之百的医疗报销比例,低收入水平的弱势人群还可以获得医疗机构为其免费医治的待遇。

#### (二) 荷兰

荷兰的普通医疗保险涵盖门诊、急诊医疗服务,以及治疗时间跨度在一年以内的入院治疗和护理。针对确有特殊困难的大病患者,以及需要长期接受医疗与护理的患者,则有特殊医疗花费保险对普通医疗保险进行补充。特殊医疗花费保险是荷兰政府通过颁布《特殊医疗花费法案》确立的,通过社会成员的社会保障缴费与政府的部分转移支付来维持该保险的运作,受众人群为身患重大疾病的患者,目的是使这些患者能够拥有生存的权利。

患者申请流程为:无力承担高额医疗费用的重症患者可以先咨询独立机构,以确认是否拥有申请特殊医疗花费基金的资格及可申请的额度;获得确认的患者还要确认接受哪种形式的帮助,是实物关怀、个人关怀预算,还是实物关怀和个人关怀预算相结合,然后患者可向地方医疗保险办公室提出申请。实物关怀是指患者直接接受由医疗服务机构提供的诊治服务,医疗服务机构负责诊治服务的内容详情和具体安排;个人关怀预算是一笔资金,受众人群如果符合《特殊医疗花费法案》的申领条件,就可以选择不接受实物关怀,而接受个人关怀预算,但需要注意的是,符合个人关怀预算申请的服务仅限于某些关怀服务,如护理、常规

关怀和关怀指导等。

### （三）墨西哥

墨西哥作为发展中国家,在重大疾病救助体系方面开展也较为优异。在墨西哥,各医保机构专门设立了大病保险基金,用于处理重大疾病所带来的问题。墨西哥医疗体系中的大众医疗保险计划主要是用于应对参保家庭的突发性严重疾病。其中的大病保险基金是大众医疗保险计划的重要部分,占据全部医疗保险基金的比例为 8%,能够保证每个参保者在罹患重大疾病时都能够及时接受优质的诊疗服务,而不会因为家庭经济水平较低而延误了治疗。例如,罹患白血病的参保家庭成员会被纳入中级医院治疗,由医院自行为其设计诊疗方案,与此同时社会健康保障委员会每年付给这家中级医院 27 000 美元的保险费,如果患者病情持续恶化,将由中级医院转入高级医院进行进一步治疗,社会健康保障委员会每年则支付高级医院 60 000 美元的医疗保险费。

### （四）德国

德国法定医疗保险几乎支付了全部的治疗费用,对于大病和慢性病来说,除了支付传统医药治疗外还支付其他康复性治疗手段的费用。在德国,门诊和住院是严格分开的,住院服务必须要有门诊医生的转诊手续,否则医疗社会保险不给报销相关费用。德国住院医疗费用采取总额预算制度,按照平均床日费用支付。预算内容主要包括每例保险支付费用、特殊酬金和病例承包补贴三部分,医疗保险基金承担 75%,医院承担超过总额预算的 25%。

## 四、其他住院保障

### （一）日本

在日本,政府强制国民参加不同种类的医疗保险。日本对急性住院患者主要实行疾病诊断相关分组基础上的按床日付费制度。

早期日本采用传统的按服务项目付费作为医疗服务的付费方式,自 20 世纪 70 年代起,日本的卫生、其他社会福利等社会支出急剧上升,因此当时日本社会最主要的目标是提升国民健康水平、维持卫生及社会服务费用水平稳定。经历 20 世纪 90 年代厚生劳动省在老年医院实行按日收费和 1998 年在 10 家试点医院对急性住院患者实行按疾病诊断相关分组收费后,2003 年 4 月,厚生劳动省开始实行 DPC/ 按日收费系统制度(per-diem payment system, PDPS),这是一种专门针对急性住院患者的病例组合系统,是一种对病例分类后的定额收费制度,以确保为日本民众提供高质量且有效的医疗诊治服务,并建立完备的临床数据库体系(表 6-8)。截至 2021 年 11 月 24 日,DPC/PDPS 制度共包括了 4 557 个 DPC/PDPS 诊断群分类,涵盖了 18 个主要诊断。

其中,按日定额收费的定额标准根据患者住院天数划分为 3 个阶段。平均住院天数的第一四分位数被划分为第 1 阶段,平均住院天数被划分为第 2 阶段,第 3 阶段的划分依据为平均住院天数加 2 个标准差的值,并取大于该值的 30 的整倍数。第 1 阶段、第 2 阶段和第 3 阶段将住院期间划分为三大部分:若住院天数在第 3 阶段以内,则医疗费用按日定额收费;若住院天数超过第 3 阶段,则超过部分的医疗费用实行按项目收费。与此同时,定额标准根据医疗投入量的大小共设有 "A、B、C、D" 4 种计算方式(表 6-9)。

表 6-8　DPC/PDPS 制度基本特征

| 特征 | 内容 |
|---|---|
| 组成部分 | 按日定额收费可覆盖约 70% 的入院费用,包括基本的住院费用、注射费(无菌制剂加工费除外)、实验室检查费、诊断性影像学检查费(动脉造影导管术除外)、药物费以及 1 000 点(1 点 =10 日元)以下的治疗<br>按项目收费方式覆盖了剩余的费用,包括麻醉费、手术及其耗材费用、放疗费用、超过 1 000 点的治疗手段费用、康复治疗费用(不包含药费)、精神科专科治疗费(不包含药费)、内镜检查费用等 |
| 适用范围 | 一般医院、特定功能医院的一般病房、专科医院等医疗机构均可实行 DPC/PDPS 制度并使用医疗管理记录系统,每一家医院拥有决定是否实行以及何时实行 DPC/PDPS 制度的权利 |
| 目标人群 | 住在普通病房且疾病符合诊断群分类的急性住院患者 |
| 未涵盖人群 | 器官移植患者、接受康复评定的患者、入院后 24h 内死亡的患者、出生 7d 内死亡的新生儿、在康复医院病房住院进行康复的患者及其他由厚生劳动省指定的患者 |

表 6-9　定额标准的 4 种计算方式

| 计算方式 | 针对对象 | 每日定额收费标准 | | |
|---|---|---|---|---|
| | | 住院期间 I | 住院期间 II | 住院期间 III |
| A | 一般的诊断群 | 每住院日平均医疗费用的基础上加 15% | 期间 I 超出每住院日平均医疗费用所多支付的部分将在期间 II 减去 | 期间 II 定额标准的 85% 或期间 III 的每日平均医疗费用中较低的值 |
| B | 在住院初期医疗费用极高的诊断群 | 每住院日平均医疗费用 | 期间 I 超出每住院日平均医疗费用所多支付的部分将在期间 II 减去 | 期间 II 定额标准的 85% 或期间 III 的每日平均医疗费用中较低的值 |
| C | 住院初期医疗费用较少的诊断群 | 每住院日平均医疗费用的基础上加 10% | 期间 I 超出每住院日平均医疗费用所多支付的部分将在期间 II 减去 | 期间 II 定额标准的 90% 或期间 III 的每日平均医疗费用中较低的值 |
| D | 使用高额药物的诊断群(如恶性肿瘤等) | 第 1 日为固定值,即住院第 1 天,收费标准为药物费用,不收取住院基本费用 | 每个住院日的住院基本费用 | 按照前 3 种设定方式(85% 或 90%)或期间 III 的每日平均医疗费用中较低的值 |

(二) 韩国

韩国于 1977 年实行社会医疗保险制度,由国家出面组织,具有强制性、互济性、福利性和社会性等特征,并于 1989 年实现了全民覆盖。然而,人口老龄化、缺乏激励服务提供方节约医疗资源的机制、药品费用的快速上涨,以及服务费用的增加,导致了卫生保健费用的迅速上涨。1997 年以来,国家健康保险就处于财政赤字状态。因此,韩国国家健康保险制度改革迫在眉睫。自此,韩国于 20 世纪 90 年代末开始进行 DRG 和以资源为基础的相对价值标准(resource-based relative value,RBRV)的支付方式改革。与 DRG 相比,RBRV 几乎没有受到医疗服务提供方的反对,因为它仍然是一种按服务付费的支付方式,然而实行 DRG 却遭到了服务提供方的强烈反对。

RBRV 根据服务提供方所需的资源成本确定医生的相对费用,包括医生的总工作时长和工作强度、执业的间接成本和专业培训的机会成本。在美国,RBRV 用于补偿美国联邦医疗保险计划中的医生服务费用。通过将服务的相对价值乘以转换因子来确定医生服务的付费,该转换因子会将相对价值转换为货币价值。但是,RBRV 有一些理论上的缺陷,因为它没有考虑医生实践中的规模经济和范围经济,并且在医生投入、跨专业联系等方面存在测量问题。为了控制医生服务支出的增长,美国政府推出了医疗保险绩效标准(medicare volume performance standards,MVPS),这是理想的医生年支出增长率。转换因子的更新是基于医生支出的实际增长与 MVPS 之间的关系。

在 2001 年 RBRV 最终实施之前,韩国花了几年的时间来确定国内所有医生服务的相对价值。但是其开发和实施遇到了难题,韩国医疗保健服务的独特性使其直接应用基于美国的 RBRV 系统存在风险。由于韩国医院在封闭的系统中运营,并拥有自己的大型门诊诊所,因此韩国政府试图为医生诊所和医院制定统一的 RBRV 量表。但医院中的执业成本所占总成本的份额要比医师诊所大得多。医院提供医疗服务的成本更多地取决于间接成本如何分配给各个服务,而不是取决于医生的工作价值。尽管 RBRV 的目的是纠正医疗费用体系结构中的扭曲,但韩国的医生将其视为提高服务费用的一种机制。

在韩国,RBRV 系统的实施会在医生之间产生冲突,因为它会影响相对价格,从而在不同专业的医生之间重新分配收入。为了保持预算中立,RBRV 系统应削减高估服务的费用并提高低估服务的费用。但是,韩国的医生预计 RBRV 系统将导致医疗费用的统一增加。除非政府提高所有医疗服务的收费,否则影响到收入的医生将反对新的收费标准。面对医生的压力,政府提高了相对低价服务的收费,但并未削减高价服务的收费,这与 RBRV 系统要实现的目标相差甚远。同时,政府没有引入控制医疗保健支出的机制,超额配置的趋势将持续发展。

为了简化从有偿服务报销过渡到基于 DRG 的住院治疗预期付款系统,韩国政府于 1997 年 2 月为 54 个医疗机构启动了 DRG 试点计划,第二年计划已扩大到 132 个机构。在试点计划的第三年(1999 年 2 月至 2000 年 1 月),有 798 个医疗服务机构自愿参加了试点计划。DRG 支付涵盖了所有医疗费用,但不包括膳食、磁共振检查、超声检查,少于 6 人的私人病房等额外费用。为了鼓励医疗保健机构参与试点计划,按病种支付的标准比按服务项目付费额高出了 23.8%。从长远来看,医疗支出总额将会下降。第三年的试点计划涵盖 9 种疾病类别(晶状体手术、扁桃体切除术 / 腺样体切除术、阑尾切除术、剖宫产、阴道分娩、肛门造瘘、腹股沟手术、子宫内膜切除手术和普通肺炎性胸膜炎)。

韩国的 DRG 是基于耶鲁改良版 DRG 系统开发的。每个 DRG 码中根据住院时间长短将患者分为三类:正常病例、低于下限的异常值和高于上限的异常值。对供方支付的大部分款项是预先确定的,一小部分是考虑实际成本通过额外补贴和患者共付补偿的。从这个意义上说,韩国基于 DRG 的支付系统是一种混合支付制度。一般认为,基于成本的补偿和预付的混合会更有效,因为可以激励服务提供方达到成本最小化的目的,而且可以补偿因病例组合不同而造成的医院之间的成本差异。

在 DRG 支付系统下,患者的总体经济负担有所减轻,因为它扩大了福利覆盖范围。同时,它还提高了医疗费用的可预测性,减少了患者在医疗费用方面的争议。对于服务提供方来说,资源使用和患者在医院停留的时间减少、费用的增加,提高了参与机构的盈利能力。但是,许多医疗服务提供方仍然更喜欢按服务付费。因为他们认为按服务付费可以更好地保证临床自主性,并且,他们认为一旦所有医疗机构参与,政府将削减 DRG 支付水平。

(三)瑞典

瑞典的医疗卫生系统筹资渠道主要依赖于税收,医疗卫生系统实行分散管理。当前,瑞典公共医疗保险的项目主要覆盖住院和门诊护理、住院和门诊处方药、20 岁以下的牙科护理、精神健康服务、公共健康与预防服务、伤残支持服务、康复服务、家庭护理,以及长期护理和疗养院护理等内容。为了提高患者的节约意识、减轻医疗财政负担,几乎所有医疗服务都采取共付的方式。患者在接受住院治疗服务时,每天的支付上限为 80 瑞典克朗。

(四)瑞士

瑞士于 1996 年通过了《医疗保险法》,将全体居民强制性纳入进国家基本医疗保险体系中,同时,瑞士政府对医疗卫生系统进行了改革,形成了商业医疗保险体制,这两种体系共同为瑞士居民提供广泛的医疗卫生服务。联邦政府只制定了最低标准的医疗服务包,但允许各州在此医疗服务包的基础上进行适当的调整,因而各州的医疗保障政策是具有差异性的。联邦政府制定的最低标准的医疗服务包的内容涵盖了大部分的全科医生和专科医生服务,以及大量的药品、物理疗法、精神疾病治疗服务和一些预防保健服务等。此外,一些选择性的疫苗接种和一般健康检查的费用,以及某些特定群体的早期病种诊断等也纳入基本医疗保险的支付范围。2012 年以后基本医疗服务包还将一些辅助性药物纳入进来,使其内容更加丰富。基本医疗保险的年度起付线为 300 瑞士法郎,但参保人员仍然可以选择一个包含较高的起付线和相应较低的保费的保险。在一般情况下,参保人员需要支付 10% 的共付费用,用于所有的医疗服务,对于有一般替代药品的专利性药物,参保人员需要支付的比例为20%(除非另有规定),住院服务则需参保人员支付每天 10 瑞士法郎的金额。18 岁及以下的瑞士居民可免除其住院护理的共付费用。

(五)中国

2016 年 12 月,中国发布的"十三五"深化医药卫生体制改革规划中提出"鼓励实行按疾病诊断相关分组(DRGs)付费方式"。2017 年 6 月,国务院办公厅印发《国务院办公厅关于进一步深化基本医疗保险支付方式改革的指导意见》(国办发〔2017〕55 号),意见明确要求按照"保障基本、建立机制、因地制宜、统筹推进"的基本原则,全面推行以按病种付费为主的多元复合式医保支付方式,开展按疾病诊断相关分组(DRGs)付费试点,鼓励各地完善按人头、按床日等多种付费方式;同时,该意见要求其他有条件的地区也要积极探索和进行按疾病诊断相关分组(DRGs)的医保支付方式改革试点工作。按疾病诊断相关分组付费是我国医疗保险支付方式改革的重要内容之一,是根据住院患者的医疗资源消耗相似性和治疗的临床路径相似(考虑住院患者的医疗资源消耗程度、疾病严重程度和治疗过程的复杂程度),将医疗资源消耗和治疗临床路径相似的病例划分为疾病相关组,并以疾病相关组为单位确定医疗费用的补偿标准进行支付。医保支付方式改革是"十三五"医改的重要任务之一,经过各地进行长时间的试点探索工作,各统筹地区试点工作都取得了优秀成绩并且积累了丰富的相关工作经验。

2011 年 7 月 18 日,北京市人力资源和社会保障局、卫生局、财政局、发改委联合在北京市的 6 家三级医院试点实行 DRG 支付,试点的病种范围为 108 个 DRG 组,其特点为组内差异较小、病例数量相对集中。2013 年 7 月,北京市卫生局在平谷区医院启动了新型农村合作医疗综合支付方式改革试点工作,对象为对短期住院的患者,按照北京版 DRG 支付。

自 2013 年开始,上海申康医院发展中心根据病例组合的理念,成功借鉴澳大利亚 AR-DRG 的分组方法,形成了"上海版 DRG",包含 26 个 MDC,784 个 DRGs,上海申康医院发展中心选取了其中一部分疾病组纳入院长绩效考核和医院评价体系中。此外,云南、广东、四川等省份也陆续开展探索 DRGs 支付的工作。

云南省于 2013 年开始在玉溪市、禄丰县和祥云县先后开展了 DRGs 支付改革工作。基于北京 DRG 的分组方案,玉溪市于 2015 年作为试点开始实施 DRGs 用于新农合参保人员的支付,共涉及分组 797 组。禄丰县于 2012 年 10 月 1 日率先以县人民医院为试点运行 DRG 付费改革工作,并于 2013 年 1 月起在三所县级公立医院正式运行 DRGs 付费改革工作,成为国内首家二级医院 DRGs 付费改革试点单位,禄丰县自行开发 DRGs 301 组,实现了付费改革疾病组全覆盖。

2017 年 6 月 2 日,国家卫生计划生育委员会在广东省深圳市召开 C-DRG 收付费改革试点启动会,将福建省三明市、广东省深圳市、新疆维吾尔自治区克拉玛依市 3 个城市以及福建医科大学附属协和医院、福州市第一医院和厦门市第一医院 3 个省市级医院作为首批试点地区,形成了"三 +3"试点格局。2018 年 1 月 1 日,福建省三明市率先在 21 家公立医院开始正式使用 C-DRG 进行医保支付和患者收费。

## 第三节　预防服务医疗保险的筹资与支付

总体来说,不管是门诊保障还是住院保障,它所覆盖的范围都包括一般的治疗和诊断服务,但随着疾病治疗费用的快速增长和人们对健康越来越多的关注,单纯的疾病治疗将逐步转化为预防和治疗相结合,很多预防服务也被纳入医保范畴中。目前的国际趋势是从以疾病治疗为主的医疗模式转为以预防和健康管理为主的医疗模式。从社会的宏观效率上来讲,预防是一种投入低、产出高的措施,在对世界其他国家预防服务探索的同时,也给我国探索新的发展模式和医疗模式以启示。

在本章第一节中已详细介绍了将预防保健纳入门诊服务的案例,不再赘述。本节将从其他角度介绍其他典型国家预防服务的开展。

### 一、美国健康管理模式

美国是世界上唯一没有实现医疗保险全民覆盖的工业化发达国家。有统计表明,美国医疗费用在三十多年以来快速增长,尽管如此,美国医保制度中的健康管理模式的合理有效运行仍是其医保体系的亮点之一。

健康管理于 1960 年末在美国兴起。1971 年联邦政府针对健康维护组织(Health Maintenance Organization,HMO)进行立法工作,特许健康管理组织设置关卡,以限制医疗服务,从而控制一直增长的卫生医疗支出,立法工作为健康管理在美国的顺利运行提供了便捷条件。健康管理的核心是全面监测、分析、评估、预测个人以及人群的各项健康危险因素,并对其进行计划、预防和控制,目的是调动个人、集体和社会的积极性,合理高效地利用有限的卫生资源来满足健康需求,以达到最大的健康效果。

目前,健康管理在美国的应用表现为宏观和微观两个方面。

在宏观方面,政府制定全国健康管理计划——"健康人民"计划。该计划由美国联邦卫生和社会服务部牵头组织,与地方政府、社区和民间及专业组织机构进行合作,每10年一次,通过"计划、执行、评价、循环反复"4个步骤来不断地提升美国国民的健康水平。

在微观方面,企业、医疗机构、第三方组织和健康管理公司进行合作,协助美国民众促进健康行为、改善健康状况、避免各类致病因素,从而降低疾病发生率并减轻个人医疗花费负担。在这当中,企业和学术界的注重点在于健康和生产效率管理;医疗保险机构采取管控型医疗保健模式(managed care);医疗集团看重同保险公司的合作,强调应用日益更新的技术进行风险测评以增强健康及预防维护,做到疾病早发现和早治疗。由于在健康促进和医疗卫生支出管控方面取得较好的成效,健康管理在美国得以迅速发展。健康管理组织也从"健康维护组织"(HMO)发展出优先选择提供者组织(preferred provider organization,PPO)、专有提供者组织(exclusive provider organization,EPO)以及定点服务计划(point of service,POS)等多种形式。

除了健康管理模式外,美国联邦医疗保险计划B部分内容所提供的服务通常有两类:一类是必要的医疗服务——有必需的诊断或治疗并且医疗服务在实践中被接受的医疗服务或者供给;另一类则是具有预防性的健康服务——能够提供预防(如预防流行性感冒)或者早发现某种疾病的健康服务。B部分内容有关预防的健康服务主要是指一些检查性的服务项目:全身骨检查——医疗保险设立了24个月对存在骨质疏松症潜在威胁的医保参加者进行检查;心脏血管检查——预防心血管方面的疾病,医保每5年会对参加者进行胆固醇和甘油三酯水平的检查以及结肠癌的检查;同时,医保也为某些特定的人群提供糖尿病检查,青光眼检查;肺炎、前列腺癌、乳房检查以及其他必要的身体检查和预防心脏病的常规检查手段。

## 健康维护组织

健康维护组织(HMO)是一种典型的管理式医疗保险模式。HMO是管控型医疗保险计划中最便宜的类型。HMO保险计划的保险费相对比较便宜,患者看病后自付费用的比例也较低。

HMO的目标是为每一个参保人员提供健康管理服务,强调以提供预防性和综合协调医疗服务的形式,提高投保人的整体健康水平,从而减少医疗费用。所以,HMO计划包含有更多预防性医疗的福利,如为会员提供免费的年度体检、疫苗注射、女性乳房检查等。

HMO的缺点是缺乏就医的选择性。每个HMO都有自己的医生和医院网络,除急诊情况外,参保人员只有在网络内的医疗保健单位就医时,保险公司才会报销相关的费用。如果投保人在HMO指定网络外的医院或诊所就医,投保人必须自费支付所有的费用。

此外,在HMO参保后,保险公司会要求投保人指定一位医生作为基础保健医生(primary care physician,PCP)。PCP医生通常由家庭医生、内科医生或儿科医生担任。患者每次看病,必须首先去指定的医生处就诊,因此保健医生在某种意义上成为保险公司的看门人(gatekeeper)。这是保险公司控制医疗费用的手段之一。这种模式的优点是投保人的保健医生比较熟悉投保人的整体健康状况,能够协调治疗。缺点是,患者必须通过基础保健医生转诊才可以去看专科医生或住院治疗,有时候这种转诊方式可能延误患者的治疗。

如果就医需求比较多,那么选择HMO的计划后患者个人需要支付的医疗费用较低,可以相对节省看病的开支。

## 二、新加坡健康管理模式

20 世纪 80 年代,新加坡通过成功实施以强调个人责任为特征的储蓄型医疗保险制度,获得了在医疗卫生领域的喜人成果。从 1984 年开始,新加坡政府接连实施了保健储蓄计划、健保双全计划、保健基金计划,另外辅以乐龄健保计划、暂时性勒令伤残援助计划和基本护理合作计划,这一系列计划共同构建了新加坡独特的多层次、多渠道立体医疗保障网络。只有立体的多层次的保障体系才能尽可能覆盖所有国民,以确保人人能"享受到服务质量好,且能负担得起基本的医疗保健服务",新加坡医疗保障网络作用的发挥始终奉行这一哲学理念。在充分提高现有医疗资源使用效率的同时,新加坡的全民医疗保障可以帮助国民重视疾病的预防与早期治疗,最大限度防止因疾病恶化而带来进一步的伤害。在这种思想的指导下,新加坡政府的卫生政策侧重于优先保证基本医疗和初级卫生保健的需要,其中包括门诊治疗、健康体检、家庭护理、老龄护理、健康教育等项目。其次,"为自身的健康而储蓄"这一观念可以强化个人对健康的责任感,与国民自身利益紧密联系在一起,因而其内在的激励机制会促使国民尽自身最大可能去维持健康,尽量避免疾病,以减少医疗服务所带来的支出。

为了鼓励民众能够更加合理地使用医疗卫生资源并且确保能够更好地体现出个体的健康责任,新加坡政府还建立了完善的预防保健部门和健康教育机构。在新加坡卫生部下设立卫生保健部门和健康教育部门,同时还设有乐龄保健服务处。前两者的职能主要定位在制订预防保健和健康教育的规划,包括编制各类健康教育手册,以及监督、指导、检查下属保健机构工作等;而乐龄保健服务处的职能则定位为向老年人提供预防保健服务。在此基础上,新加坡政府于 2001 年进一步设立了保健促进局,其目的在于增进健康促进、加强疾病防范和强化患者教育,并积极促进本地医疗机构的国际合作。保健促进局成立之后新加坡已经实施了一系列的保健计划,其中具有代表性的有综合检查计划。综合检查计划具体内容为:鼓励尚未确诊患有慢性疾病的 40 岁以上新加坡国民都到就近的家庭诊所进行身体检查,前提是这些家庭诊所必须加入慢性病护理计划。能够检查的慢性病包括高血脂、高血压、糖尿病和子宫颈癌,医生同时将鼓励妇女做乳房 X 线摄影检查。

## 三、英国国家医疗服务体系重心转移

英国政府为全体国民提供免费的医疗服务,但随着疾病高危因素的增加、疾病谱的变化等问题,国家医疗服务体系(NHS)日渐面临着资金不足和效率低下所带来的双重困扰。20 世纪 80 年代,英国政府开始尝试采取积极主动的方式来减少民众的患病风险,为了提高患者的救治机会和生活质量,努力做到疾病的早发现、早治疗,以解决 NHS 所面临的困境。2008 年,英国政府将 NHS 的重心转移到赋权于患者和预防疾病的宗旨之上,这标志着英国的医疗卫生事业从"治病救人"转向"预防优先"。

在构建"预防优先"的卫生体制中,英国卫生部的工作职责发挥着不可替代的作用,主要体现在 4 个方面:①制定 NHS、成人"社会照顾"(social care)和公共健康的发展方向,促使向疾病预防的转型;②为改善面向患者和公众的服务,向医疗和社会照顾系统尽最大可能提供最好的方式;③与其他系统进行合作,以求在更广泛的层面实现医疗健康政策与其他社会政策的融合,并促进医疗保健卫生事业的实施;④英国卫生部通过公共卫生职能直接实施健康保护项目,如免疫、传染性疾病控制以及健康改善项目。

英国疾病预防领域和项目主要包括四大类：第一类为重大疾病筛查和致病因素排除计划；第二类为保护患者的健康安全；第三类为促进健康的生活方式；第四类为减少卫生不平等的差距。

## 四、日本预防服务侧重于中、老年人

日本于 1977 年和 1980 年两度修正《老年人福利法》，在该法案中增加了包括预防、医疗和康复在内的综合健康服务。1983 年宣布实施《健康服务法》，其主要受众对象是 40 岁以上的日本国民，为其提供包括预防手段在内的综合性健康服务。日本的医疗和预防性服务为独立的两个部分，医疗部分由公共及私人保险支出，而预防性服务则由一般税收支出。

在 2000 年，日本政府开始实施"21 世纪国民健康建设运动"，并且在 2003 年 5 月颁布了《健康增进法》。该法明确规定了国家和国民的责任，以及具体实施目标，如饮酒、保护牙齿、预防癌症等规定的健康目标。2008 年 4 月，日本开始实施由各医疗保险机构负责的"特定健康检查"及"特定保健指导"两大制度，从而开始了中长期医疗改革计划中提出的以"重视疾病预防，提高服务质量和效率"为目标的改革。这两项制度都详细规定了保险和医疗机构、患者及医生的权利和义务，比如规定医生每年为年龄在 40~70 岁的参保国民开展与生活习惯相关的疾病体检，并根据体检报告对需要改善生活习惯的国民进行特定的保健指导，从而更好地达到预防疾病，降低医疗费用的目的。

为了更好地预防和控制慢性病，日本厚生劳动省制定了《特定健康检查和特定保健指导制度》，并于 2008 年起正式实施。该制度由医疗保险机构（国保和社保）实施，根据特定健康检查计划规定的内容，针对内脏脂肪的检查项目，每年对年龄在 40~74 岁的投保人实施健康检查。并由专业保健指导师针对不同危险程度的群体采取相应的保健指导。日本政府从立法层面上明确了国家在筹划、推进、实施该制度方面的政府责任、医疗保险机构的义务以及制度使用者的权利和义务，以确保该计划的顺利实施。

## 五、中国预防服务保障开展情况

在中国，健康体检不列入基本医疗保险诊疗项目的范围，这是过去公费、劳保医疗政策的延续。健康体检分为两部分，一部分为一般健康查体，另一部分为特殊目的的健康体检。前者是为了早期发现、早期诊断和早期治疗疾病，由各用人单位组织的预防性疾病普查措施，体检费用由各用人单位负担，不在公费、劳保医疗经费中支出。而特殊目的的健康体检，是指职工根据一些特定的要求所进行的体检，如职工在求职、办理出国手续、购买商业医疗保险等活动中按要求进行的体检，这些项目体检的费用一般由个人自付。因此，医疗保险制度改革后，各种健康体检项目中不列入基本医疗保险的诊疗项目，单位组织的健康查体费用由用人单位负担，原由个人自付的特殊目的的健康体检的费用仍由个人自行负担。

（刘国祥　都宇鹏　刘　艳）

## 参 考 文 献

[1] 殷迪成,梁爱萍,黄茂辉.医院门诊服务创新评价 [J].中国医院管理,2004,24(1):48-49.

[2] 于环.世界各地门诊保障的不同做法和经验 [J].卫生经济研究,2009(3):49-51.

[3] 杨广亮.不同国家医疗保障制度研究 [D].济南:山东大学,2007.

[4] 范敏.地方政府在完善农村医疗保障制度中的政策选择分析 [D].南京:南京农业大学,2010.

[5] 仇雨临,梅丽萍.国外门诊医疗保障保什么 [J].中国医疗保险,2013(2):67-70.

[6] 吴倩.城镇居民基本医疗保险门诊统筹制度研究 [D].济南:山东师范大学,2012.

[7] 张再生,陈军.医疗保险制度改革的国际比较 [J].天津大学学报(社会科学版),2007,9(1):40-44.

[8] 宋金文.日本医疗保险体制的现状与改革 [J].日本学刊,2005(3):59-75.

[9] 冯毅.基本医疗保险门诊统筹模式研究 [D].武汉:华中科技大学,2014.

[10] 李美燕.我国医疗保障制度改革评价及可持续发展研究 [D] 南京:南京航空航天大学,2008.

[11] 侯仲华.推进江西医疗保险全覆盖的两场硬仗 [J].中国医疗保险,2019(12):12-14.

[12] 冯毅,姚岚,罗娅.我国基本医疗保险门诊统筹运行现状及评价 [J].中国卫生经济,2015,34(11):19-23.

[13] 贾洪波.补充医疗保险的实际运作:四个国家比较 [J].改革,2012(11):144-153.

[14] 张望松.全民健保的国际经验 [J].中国改革,2005(10):71-72.

[15] 胡沐.我国医疗保险费用控制研究 [D].合肥:安徽师范大学,2013.

[16] 张小娟,朱坤.墨西哥全民健康覆盖发展历程及对我国的启示 [J].中国卫生政策研究,2014,7(2):17-23.

[17] 邹珺.德国:保护弱者与谋求公正 [J].世界知识,2005(17):22-23.

[18] 徐丽华.基于国际比较视角的医疗费用控制机制研究 [J].全国流通经济,2011(7):3-6.

[19] 周佳卉,王海银,陈多,等.日本按服务单元付费应用进展及启示 [J].中国卫生资源,2019,22(2):166-170.

[20] 孙嘉尉,顾海.国外大病保障模式分析及启示 [J].兰州学刊,2014(1):79-84.

[21] 杨燕绥,廖藏宜.医保助推三医联动重在建立机制——以金华医保为例 [J].中国医疗保险,2017(9):11-13.

[22] 楚廷勇.中国医疗保障制度发展研究 [D].大连:东北财经大学,2012.

[23] 高启胜,陈定湾,刘盼盼.美国《健康人民 2020》概述 [J].中国健康教育,2012,28(7):579-580.

[24] 黄建始.美国的健康管理:源自无法遏制的医疗费用增长 [J].中华医学杂志,2006,86(15):1011-1013.

[25] 孙树菡,闫蕊.英国医疗卫生事业的转型——从"治病救人"到"预防优先" [J].兰州学刊,2010(8):64-71.

[26] FUJII M,黄晓光.日本日益增长的医疗费用和健康保险制度的改革 [J].国外医学(卫生经济分册),1989(4):16-24.

[27] 张新莉,北方.解读医保政策 [J].中州审计,2004:16-17.

[28] TATARA K,OKAMOTO E. Health systems in transition:Japan:health system review[M]. World Health Organization,European Observatory on Health Systems and Policies,2009.

[29] HAMADA H,SEKIMOTO M,IMANAKA Y. Effects of the per diem prospective payment system with DRG-like grouping system(DPC/PDPS)on resource usage and healthcare quality in Japan[J]. Health Policy,2012,107(2-3):194-201.

[30] 李乐乐.国内外 DRGs 发展与 C-DRG 方法论原理改进研究 [J].卫生软科学,2017,31(10):10-14.

[31] 李乐乐.健康中国战略下我国基本医疗保险支付方式改革政策评估 [J].宁夏社会科学,2019(5):125-134.

[32] KWON S. Payment system reform for health care providers in Korea[J]. Health Policy Plan,2003,18(1):84-92.

[33] 李君扬.荷兰的医疗保险体制及其改革研究(初探)[D].上海:复旦大学,2009.

[34] 国务院办公厅.国务院办公厅关于推进分级诊疗制度建设的指导意见 [Z].中国政府网.2015-09-11

[35] 王虎峰,刘芳,廖晓诚.适应分级诊疗新格局 创新医保支付方式 [J].中国医疗保险,2015(06):12-15.

[36] 侯仲华.推进医保门诊慢性病用药处方外配的探索和思考 [J].中国医疗保险,2019(07):40-42.

[37] 朱培渊. DRG 支付方式改革在公立医院的实施路径探讨 [D].重庆:中国人民解放军医学院,2018.

# 第七章
# 全民健康覆盖下医疗保险筹资与支付的挑战和改革策略

实行医疗保险资金统筹预付制是实现全民健康覆盖的一个主要途径。全民健康覆盖以改善卫生筹资公平为政策导向,以家庭和个人的支付能力为依据进行卫生或医疗保险资金的筹集。这意味着卫生或医疗保险资金的主要来源是预付和集中支付,而不是来源于使用者付费。《世界卫生组织简报(2012)》发表的一份亚洲和非洲国家研究报告指出,社区和社会医疗保险计划降低了在医疗服务提供机构支付医疗服务费用的必要性,从而增强了投保人的经济保障,并且有助于增进健康。因为相对于非投保人而言,投保人会更多地使用包括门诊和住院在内的卫生服务。因此,医疗保险针对使用者付费的不利影响提供了一定的风险保护,并带来一条通向全民医疗保健覆盖的希望之路。世界卫生组织第六十六届世界卫生大会提出实现全民覆盖的行动重点是筹集更多用于卫生的资金、通过预付和统筹减少自费支出并分散财务风险,以及更加高效、公平地使用资金。

## 第一节 全民健康覆盖的目标与进展

### 一、全民健康覆盖的目标

全民健康覆盖意味着所有人接受其所需的卫生服务,包括促使更健康的公共卫生服务(如反烟草信息宣传活动和税收)、预防疾病(如接种疫苗)以及提供充分优质的治疗、康复和姑息治疗服务(如临终关怀),同时确保使用这些服务不会使患者陷入经济困境。全民健康覆盖体现了3个目标:一是确保需要卫生服务的人公平获得卫生服务,不考虑其支付能力,仅从健康的角度保证需要卫生服务的人能够获得卫生服务;二是提供质量合格的卫生服务,以改善接受卫生服务者的健康,而卫生服务提供的合格和有效是保证接受卫生服务者健康的基础;三是防范经济风险,确保接受卫生服务的人不会因为患病治疗而陷入贫困。全民健康覆盖的实现对公共卫生的发展、实现健康公平至关重要。随着人口变化、流行病学和医疗技术进步、人民预期的变化,全民健康覆盖的进程和服务目标也不断发展,涉及健康促进、预防、治疗、康复、姑息治疗各个方面,且这些服务的质量要足以获得潜在的健康收益。

2015 年 9 月 25—27 日,全球 193 个联合国会员国在纽约庆祝联合国成立 70 周年,一致认为在面临新的世界形势和发展阶段,各个国际组织和国家应进一步深化可持续发展,落实可持续发展目标。联合国决定设立一组集成的目标,基于3个关键维度(经济、社会和环境),共17个总目标和169个子目标来指导各个地区。其中目标3为促进健康生活并提升各个年龄的福利。目标3中的第3.8条目标即为实现全民健康覆盖,包括所有人的财务风险保障、获得优质基本卫生保健服务以及获得安全、有效、优质且负担得起的基本药物和疫苗。目标3.8有两项指标:一是基本卫生服务的覆盖,其定义为在全体人群和最弱势人群中基于追踪干预措施的基本服务的平均覆盖,包括生殖、孕产妇、新生儿和儿童健康;传染病;非传染性疾病;服务能力和可获得性。第二是国家灾难性卫生支出的人群占比。两项指标必须一起衡量,以全面把握整体情况,特别是不能忽略根本无法获得卫生保健以及获得低质量卫生保健的人群。

---

### 联合国大会促进健康生活,并提升各个层次的福利指标

1. 到2030年,全球孕产妇死亡率减少至低于0.7‰的水平。
2. 到2030年,彻底消除5岁以下儿童和新生儿意外死亡情况发生。
3. 到2030年,采取措施结束艾滋病、结核病、疟疾、肝炎、水源性疾病和其他传染病的蔓延和扩张。
4. 到2030年,减少因非传染病而死亡的比例,并加强心理健康和心理干预等工作。
5. 预防和治疗药物滥用,包括麻醉药品滥用和有害酒精使用等。
6. 到2020年,因交通事故导致的死亡率减半。
7. 建立完善的生殖保健服务体系,包括计划生育、生殖保健等教育、健康宣传等。
8. 实现全民健康覆盖,获取高质量的医疗服务和负担得起的药物和疫苗。
9. 到2030年,大幅度减少因危险化学品和空气、水和土壤污染而导致的死亡。
10. 在所有国家实施《世界卫生组织烟草控制框架公约》。
11. 支持在传染病和非传染病方面的疫苗和药物研究。

---

## 二、全民健康覆盖的进展

世界各国都在以不同的方式努力实现全民健康覆盖的目标。大多数OECD国家都已经实现了不同形式的全民健康覆盖,在卫生筹资系统设计中积累了丰富的经验(表7-1)。许多中低收入国家在筹资体系建立方面也取得了重大进展。其中包括一些非常成功的例子,如智利、哥伦比亚、古巴、卢旺达、斯里兰卡和泰国等。

全民健康覆盖的实现尽管取得了一些进展,但仍然任重道远。世界卫生组织和世界银行联合发布的报告《追踪全民健康覆盖:2017年全球监测报告》(*tracking universal health coverage:2017 global monitoring report*)中对占全球人口90%以上的132个国家实现全民健康覆盖的进程进行了评价与分析。报告结果显示,以现金卫生支出超过家庭总支出的10%标准,全球有8.08亿人发生了灾难性卫生支出,占2010年世界人口的11.7%。以25%为标准,发生灾难性卫生支出的人数为1.79亿,占世界人口的2.6%。拉丁美洲和亚洲灾难性卫生支出发生比率最高。2000—2010年,灾难性支付的发生率一直在增加。自2000年以来,灾难性卫生支出发生率增长最快的是非洲(平均每年增加5.9%),其次是亚洲(每年增加3.6%)。北美是唯一一个在两个标准下发生率都下降的地区,而且发生人群也减少了(每

年减少 0.9%)。以每天 1.90 美元的贫困线计算,全球因病致贫人口在 2000—2010 年从 1.3 亿(2.1%)下降到 9 700 万(1.4%)。相比之下,以每天 3.10 美元的贫困线计算,因病致贫人口的数量和百分比从 1.06 亿(1.7%)增加到 1.22 亿(1.8%)。在这两条国际贫困线上,中高收入国家和高收入国家的因病致贫率接近或等于零。

表 7-1　15 个国家的卫生保健系统筹资及覆盖范围

| 国家 | 卫生系统和公共 / 私人保险的角色 | | | 福利设计 | |
|---|---|---|---|---|---|
| | 政府角色 | 公共系统筹资 | 私人保险的角色（核心福利、共付、未被覆盖到的福利、私立机构或康乐机构、公共保险的替代） | 自付费用上限 | 豁免和低收入保障 |
| 澳大利亚 | 地区管理的全民医疗保险计划,联合(国立和州立)公立医院基金 | 一般税收、专项所得税 | 50% 购买医疗保险,用于支付私人医院的费用和未覆盖的福利 | 自付费用没有上限:如果医疗费用超过 1 198 澳元,医疗保险安全网将发挥作用,患者可获得相当于自付费用 80% 的津贴 | 低收入者和老年人:较低的费用分摊、在获得 80% 补贴之前降低自付费用上限 |
| 加拿大 | 地区管理的全民公共医疗保险计划 | 省 / 联邦税收 | 67% 购买医疗保险,用于支付未覆盖的福利 | 自付费用没有上限 | 全民公共医疗保险计划服务没有费用分摊;一些没有列入该计划的服务(如医院外的药物)也能获得费用分摊的豁免;因省而异 |
| 丹麦 | 国家医疗服务体系 | 专项所得税 | 55% 购买医疗保险,用于费用分摊,未覆盖的福利,私立机构的服务获得 | 自付费用没有上限:随着药品自付费用支出增加,共付额不会减少 | 慢性病药物自付费用上限为 585 美元;为低收入患者和晚期疾病患者给予经济援助 |
| 英国 | 国家医疗服务体系 | 一般税收(包括与雇佣相关的保险供款) | 11% 购买私立机构服务 | 自付费用没有统一上限:对于需要大量处方药物的人,持有有效的处方预付款证明可节省处方费用,每周最多只需预付 2 英镑(3.2 美元) | 低收入者、老年人、儿童、孕妇、初产妇和一些残疾、慢性病患者可享有药品费用分摊豁免;低收入患者的交通费用补贴 |

续表

| 国家 | 卫生系统和公共/私人保险的角色 | | | 福利设计 | |
|---|---|---|---|---|---|
| | 政府角色 | 公共系统筹资 | 私人保险的角色（核心福利、共付、未被覆盖到的福利、私立机构或康乐机构、公共保险的替代） | 自付费用上限 | 豁免和低收入保障 |
| 法国 | 法定健康保险系统,所有该系统内保险公司均纳入单一国家交易所 | 雇主/雇员的专项所得和工资税;一般税收;专项税 | 90%的人购买或接受政府费用分摊;一些未覆盖福利 | 自付费用没有上限:咨询和服务的免赔额上限是50欧元(64美元) | 低收入者、儿童、慢性病和残疾人豁免 |
| 德国 | 法定健康保险系统,拥有154个竞争性保险公司(疾病基金);凡低于某个标准的就业人员必须投保法定医疗保险,高收入者可以自由选择私人保险或法定医疗保险 | 雇主雇员的专项工资税,一般税收 | 费用分担+设施(约20%);替代:10%的选择退出系统只适用于私人保险 | 自付费用有上限:为收入的2%;低收入者和慢性疾病患者为收入的1% | 儿童豁免 |
| 冰岛 | 国家医疗服务体系 | 一般税收 | 没有,在获得国家资格之前住满六个月的人除外 | 自付费用有上限:根据年龄、残疾和就业状态,上限分为4组 | 孕妇和18岁以下儿童豁免 |
| 意大利 | 国家医疗服务体系 | 国家专用公司税和增值税;一般税收和地方税收 | 15%的人购买私立机构服务 | 自付费用没有上限:门诊护理共付额46.15欧元(59美元),药品有限共付额(区域费率) | 低收入老年人、儿童、孕妇、慢性病/残疾状态、罕见病豁免 |
| 日本 | 法定健康保险系统,约3500个非竞争性公共、准公共和雇主保险公司 | 一般税收,保险金 | 大多数人为现金福利/费用分摊购买保险 | 自付费用没有上限:每个月最高保额为80 100日元(999美元)后,共同保险费率降低至1% | 低收入者每个月自付卫生费用上限35 400日元(441美元):减少了年幼儿童和老年人的费用分担 |
| 荷兰 | 法定健康保险系统,普遍强制私人保险(国家交易) | 专项工资税,社区保险费,一般税收 | 私人计划提供普遍的核心福利;90%购买是为了支付未被覆盖的福利 | 自付费用没有上限:每年220欧元(282美元)的免赔额覆盖了大部分费用分摊 | 儿童不需要分担费用;低收入保费补贴 |

| 国家 | 卫生系统和公共/私人保险的角色 | | | 福利设计 | |
|---|---|---|---|---|---|
| | 政府角色 | 公共系统筹资 | 私人保险的角色（核心福利、共付、未被覆盖到的福利、私立机构或康乐机构、公共保险的替代） | 自付费用上限 | 豁免和低收入保障 |
| 新西兰 | 国家医疗服务体系 | 一般税收 | 33%的购买用于费用分摊，与专科医生联系以及在私立医院进行择期手术 | 自付费用没有上限：过去一年12次就诊/20次处方后的补贴 | 低收入者，某些慢性疾病的费用分摊较低，毛利人和太平洋岛民，儿童大多豁免 |
| 挪威 | 国家医疗服务体系 | 一般税收 | ＜5%的人购买私立机构服务 | 1 980挪威克朗（346美元） | 年龄＜16岁的儿童，年龄＜18岁的精神病儿童、孕妇和某些传染病患者获得豁免 |
| 瑞典 | 国家医疗服务体系 | 一般税收 | ＜5%的人购买私立机构服务 | 自付费用有上限：1 100瑞典克朗（164美元）用于卫生服务；2 200瑞典克朗（328美元）用于药品 | 儿童和孕妇豁免 |
| 瑞士 | 法定健康保险系统；普遍强制的私人保险（地区交易） | 社区保险费，一般税收 | 私人计划提供普遍的核心福利；多数人购买是为了享有未被覆盖的福利和便利 | 自付费用有上限：自付额最多700瑞士法郎（742美元） | 与收入相关的保费援助（占30%）；对低收入者的援助，对儿童和孕妇的豁免 |
| 美国 | 医疗保险：65岁以上人群及部分残疾人；医疗补助计划：一些低收入人群（大多数65岁以下被私人保险覆盖，16%的人未被保险覆盖） | 医疗保险：工资税、保费；联邦税收；医疗补助计划：联邦/州的税收 | 初级私人保险覆盖56%的人口（基于雇主和个人）；是医疗保险的补充 | 自付费用没有上限 | 低收入者：医疗补助计划；中老年人和一些残疾人：医疗补助计划 |

该报告还关注了贫困的深度问题,考虑到现金卫生支出对那些因此陷入贫困的人的影响,低的灾难性卫生支出或致贫发生率可能是由于人们受到卫生筹资保护,但也可能是由于缺乏可及性或者支付能力使得人们没有获得所需的医疗服务。因此,筹资保护与服务覆盖始终需要一起进行监控。

大量证据表明,通过预付费筹集资金是增加人群覆盖最有效、最公平的基础。社会医疗保险制度的目标本身即是降低对患者直接支付的依赖程度,并逐步扩大卫生服务获取途径,提高经济风险保护的能力。我国的全民健康覆盖也是始于以社会医疗保险为主的预付费措施的建立。近年来我国将全民健康覆盖放在了优先发展的战略地位,把建立优质高效的医疗卫生服务体系作为工作重点,将提高医疗卫生服务的可负担性作为工作的关键,将深化改革作为促进健康的强劲动力,逐渐探索开辟了一条具有中国特色的发展道路。目前,我国社会基本医疗保险制度已将医疗保险拓展到所有居民,包括自由职业者和无业居民。在城乡居民自愿参保的前提下,参保率稳定在 95% 以上,已经基本实现了"全民医保"的人群覆盖,用比较短的时间,建立了世界上最大基本医疗保障网。从覆盖深度来看,由于医保方案由各统筹地区自行制定,因此各类社会基本医疗保险险种在各个地区覆盖的服务也各不相同,如城镇职工基本医疗保险通过建立个人账户覆盖门诊服务,以统筹的形式覆盖住院服务。城乡居民基本医疗保险主要通过统筹的形式覆盖基层门诊和各级住院服务,基本建立了门诊慢性病定额补助和门诊大病统筹,2019 年,各地陆续开通了二级及以下医疗机构高血压、糖尿病门诊慢性病统筹支付。从覆盖高度来看,2001 年我国卫生总费用中个人现金卫生支出的占比达到 59.97% 的历年最高峰,随着基本医疗保障体系的建立与逐步完善,2015 年这一比例下降到 29.27%,实现了"十二五"期间个人现金卫生支出控制在 30% 以内的目标,2018 年这一比例继续下降到 28.61%,达到了 20 世纪 90 年代以来的最低水平。

世界卫生组织总干事谭德塞曾在 2017 年访华时评价说:"中国在全民健康覆盖方面处于领先地位,目前 95% 以上人口拥有基本健康保险。"他表示,"中国制定的《'健康中国 2030'规划纲要》是一个极好的范例,展现了在国家发展中对健康的重视。"我国在迈向全民健康覆盖的道路上做出了许多努力,也取得了较为显著的成绩,但要实现全民健康覆盖的目标还有很长的路要走。在实现全民覆盖的进程中始终需要关注两个关键要素:获得关键卫生服务的经济可及性以及为使用卫生服务的人们提供经济风险保护的程度。为此,需要动员全社会的力量,协同推进公平、可持续的卫生筹资体系与运行有效的高质量卫生服务提供体系建设。各国实现全民健康覆盖并无统一模式,每个国家都必须找到适合自己的前进道路。为实现全民覆盖需要采取因地制宜的措施,这些措施必须植根于本国文化、政治制度和现有卫生系统以及本国民众的期望。

## 第二节　我国医疗保险面临的挑战

### 一、人口老龄化

按国际通行的标准,60 岁以上的老年人口超过总人口的 10.00%,或 65 岁以上的老年人口超过总人口的 7.00%,即步入人口老龄化阶段。自 20 世纪末我国进入老龄化国家行列以来,人口老龄化呈现出数量多、速度快、差异大、任务重的形势和特点。2020 年第七次人口普查数据显示 60 岁及以上人口为 2.64 亿,占 18.70%,其中 65 岁及以上人口为 1.9 亿,占 13.50%。与 2010 年第六次全国人口普查相比,60 岁及以上人口的比重上升 5.44 个百分点, 65 岁及以上人口的比重上升 4.63 个百分点。预计"十四五"时期,我国 60 岁及以上老年人口总量将突破 3 亿,占比将超过 20%,进入中度老龄化阶段。2035 年左右,60 岁及以上老年人口将突破 4 亿,在总人口中的占比将超过 30%,进入重度老龄化阶段,用于老年人的社会保障支出将持续增长。

　　我国人口老龄化进程要快于很多中低收入和高收入国家(图 7-1)。法国用了 150 年来适应 60 岁以上人口比例从 10% 升至 20% 这一变化,而巴西、中国和印度等国将只有 20 年的时间来适应相同的变化。世界卫生组织预测我国 60 岁及以上老年人在全人口中的构成比在 2040 年将达到 28%(4.02 亿)。相比之下,法国、瑞典和美国 60 岁以上人口的比例从 7% 增至 14% 分别用了 115 年、85 年和 69 年。在不远的将来,60 岁的中国老年人有望比他们的父辈寿命更长。到 2050 年,我国 80 岁及以上老年人有望达 9 040 万人,该人群将成为全球最大的高龄老年人群体。

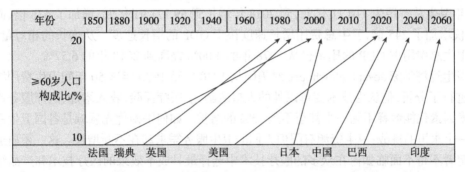

**图 7-1　60 岁及以上老年人口所占比例从 10% 攀升到 20% 所需的时间或预计所需的时间**

　　随着人口老龄化进程的加速,所带来的疾病负担日益加剧。与年龄密切相关的疾病,诸如缺血性心脏病、癌症、脑卒中、关节炎等慢性非传染性疾病发病率持续增加。老年人不仅患病率高,且多病并存。第五次国家卫生服务调查显示,我国 65 岁以上老年人两周患病率为 62.2%,65 岁以上老年人慢性病患病率为 54.0%,远高于其他年龄组。70 岁以上老年人中一半以上患有多种疾病。疾病谱的转变带来的是沉重的慢性病疾病负担,据估计,到 2030 年中国人口快速老龄化将导致慢性非传染病的疾病负担至少增加 40%。

　　随着老龄人口体质的衰退、慢性病患病率的增加,对医疗资源的利用也随之增加,老年人往往需要消耗更多的卫生资源来保持健康状态,对医疗保险基金的稳健运行和医疗保险制度的可持续发展必将带来巨大的挑战。同时,由于医学技术的发达,这些疾病可以通过手术或药物得到一定的治疗、控制,大大延长了患此类疾病老年人的寿命,使原来被压缩的医疗需求得到释放,对医疗保险的需求进一步增加,也导致医疗费用消耗的大幅度增长。美国 1/3 的医疗费用用于 65 岁以上老年人的支付。澳大利亚 60 岁以上老年人的人均健康支出是 15 岁以下人群的 6 倍以上。日本老年人的医疗费用是其他人群的 5 倍,大约占到其国民医疗费用的 50%。

　　医疗保险的筹资能力在很大程度上依赖其从覆盖人群中收取保险金的能力,人口年龄结构是决定医保基金是否能够实现收支平衡的关键。我国现行的城镇职工基本医疗保险制度的主要筹资方式是用人单位和在职职工的缴费,随着人口老龄化进程不断加速,老年人比例大幅上升、劳动人口比例下降,使得医疗保险的缴费人群相对缩小,受益人群相对扩大。这样的"一增一减",特别是老龄化带来慢性病人群数量的激增,使本来并不充足的医保金更加难以为继,无疑加大了医保基金的风险压力,导致医保基金可持续筹资能力减弱、支付能力下降,并加剧了医保基金亏空、收不抵支现象,甚至引发更多的医保基金崩盘风险。

## 二、新药和新医疗技术的涌现

医疗技术变革既包括科学的进步,如新型的医疗设备,又包括医学能力的提高,如新的手术。随着现代科学技术的发展和医学知识更新速度的不断加快,大量新型医疗器械和设备、新诊疗技术和方案以及新药物等不断涌现。技术变革一方面增强了人类诊断和防治疾病的能力,提高了人类健康水平,另一方面也极大地增加了卫生服务需求,带来了医疗费用的快速增长。

大部分 OECD 国家卫生费用占 GDP 的比例都超过了 8%,部分国家甚至超过了 10%。从 1978 年至 2018 年的 40 年间,我国卫生总费用的绝对数不断增长。按当年价格计算,1978 年卫生总费用为 110.21 亿元,到 2018 年增长到 59 121.91 亿元,增加了 536 倍,而同期 GDP 仅增加了 245 倍,卫生总费用增长速度快于 GDP 的增长速度。从增长的相对量来讲,我国卫生总费用占 GDP 的比重也从 1978 年的 3.00% 提高到 2018 年的 6.57%。

卫生经济学家 Joseph Newhouse 对美国从 1940 年至 1990 年这 50 年间卫生费用增长的原因进行了分析,他认为技术变革以外的人口老龄化、医疗保险、收入增加、医疗服务价格等非技术因素仅能解释不到一半甚至不到 25% 的增长。如何平衡优先领域是各国卫生系统面临的一个永恒的挑战:卫生资源有限但人们的卫生服务需求却在不断增长。这一矛盾迫使政策制定者不得不面临如何在众多的医疗技术中选择最具成本效果的医疗技术和产品纳入医疗保险系统,并更多地关注对进入医保系统的医疗技术和药品如何合理定价和支付等问题。

## 三、卫生筹资的公平性

公平是医保改革一直以来追求的目标。世卫组织卫生系统和创新助理总干事 Marie-Paule Kieny 博士说:"对公平的承诺是全民健康覆盖的核心。卫生政策和规划应侧重于向最贫穷的人群、妇女和儿童、农村居民以及少数群体成员提供优质卫生服务。"

卫生系统的筹资方式在很大程度上决定着卫生服务的提供方式、使用方式以及人们能否在需要时负担得起卫生服务。为卫生系统筹集足够的资金,消除人们获得卫生服务的经济障碍,以及更好地利用现有资源是卫生筹资的 3 个关键点。

减少与患者直接支付相关的经济困难发生率是实现全民覆盖的关键指标。尽管充足的资金非常重要,但是如果人们由于现金支付而遭受经济困难或者不能使用卫生服务,全民健康覆盖就不可能实现。社会医疗保险是基于收入进行筹资的,但收入基数并不是全部收入,一些筹资系统对缴纳的费用有最高额度限制。社会医疗保险比商业医疗保险具有更高的筹资累进性,但比税收筹资的累进性要低。使用者付费、商业医疗保险都具有高度的累退性,改善的是高收入者获得医疗保障的可及性。由于使用者付费不考虑患者的支付能力,在患者和健康人之间,或者富人和穷人之间不能实现社会互助互济,还使得卫生服务费用无法分布到人生的不同阶段,人们无法在年轻和健康的时候储蓄他们变老和需要的时候需要提取的健康基金,导致遭受经济困难和贫穷的风险很高。世界银行集团高级副行长兼首席经济学家 Kaushik Basu 博士说:"当穷人必须自费支付自己的紧急医疗费用时,便会发生这类高度致贫现象,对消灭极端贫穷的目标构成重大威胁。"

我国在卫生系统公平性方面的大量研究结果显示,新医改以来,我国卫生服务利用的公平性显著提高,但是富裕人群仍相对较多利用了卫生服务,经济原因仍然是导致卫生服务利用不公平的重要原因。此外,人口、社会医疗保险、地区经济等因素都会影响卫生系统公平性的实现。孟群等在《柳叶刀》发表的研究显示,2011 年,全国有 12.9% 的人发生了灾难性卫生支出,农村的灾难性卫生支出发生情况较城市更为严重。徐文娟等基于 2015 年 CHARLS 数据的实证研究表明,以现金卫生支出占家庭支付能力的 40% 作为灾难性卫生支出的界定标准,大约 16.5% 的家庭发生了灾难性卫生支出,灾难性卫生支出的强度为 24%,灾难性卫生支出的因病致贫率为 8.6%。经济条件较差的家庭和农村家庭更容易遭受灾难性卫生支出。健康公平的改进是一项长期的任务,卫生系统的制度和政策设计还应关注改革对长期公平性改进的影响。

## 医保整合与未整合地区筹资保护能力比较

为了解决三大基本医疗保险制度之间实施与管理的碎片化问题,我国于 2007 年开始在试点地区进行医保整合。吴群红课题组采用 2013 年第五次国家卫生服务调查数据,比较了医保整合与未整合地区灾难性卫生支出(表 7-2)与因病致贫的发生情况(表 7-3)。

研究发现,医保整合地区居民由于疾病引发经济困难的风险低于非医保整合地区,但与世界范围内其他国家相比仍然处于一个较高的水平。回归分析表明,对于无职业保障、60 岁以上老年人、慢性病患者、居住在农村地区的家庭来说保护力度仍然不足。

表 7-2 不同经济分组下灾难性卫生支出发生率 /%

| 地区 | 经济分组 | | | | | |
|------|------|------|------|------|------|------|
| | 最贫困 | 较贫困 | 一般 | 较富裕 | 最富裕 | 总体 |
| 医保整合地区 | 22.2 | 15.5 | 13.2 | 9.9 | 10.2 | 12.9 |
| 非医保整合地区 | 20.3 | 14.1 | 11.7 | 10.6 | 12.0 | 13.6 |

表 7-3 不同经济分组下因病致贫情况

| 地区 | 经济分组 | | | | | |
|------|------|------|------|------|------|------|
| | 最贫困 | 较贫困 | 一般 | 较富裕 | 最富裕 | 总体 |
| 医保整合地区 | | | | | | |
| 贫困发生率 | 78.6% | 0.0 | 0.0 | 0.0 | 0.0 | 9.5% |
| 致贫发生率 | 14.1% | 12.2% | 2.5% | 0.9% | 0.6% | 4.4% |
| 非医保整合地区 | | | | | | |
| 贫困发生率 | 80.5% | 0.0 | 0.0 | 0.0 | 0.0 | 15.0% |
| 致贫发生率 | 13.7% | 13.7% | 2.3% | 1.0% | 0.8% | 6.1% |

## 四、医疗保险基金使用的效率

筹集足够的资金和建立统筹基金进行筹资保护也不能保证实现全民覆盖,最终需要确保卫生资源得到有效利用。卫生服务的可获得性差、患者自付和卫生资源使用的效率低下和不公平是在实现全民健康覆盖的进程中各国都面临的 3 个最基本的障碍。为卫生工作动员更多的国内公共资源,以及确保卫生系统更有效地使用资源是各国普遍面临的挑战。

2010 世界卫生报告中估计,当前所有卫生费用中有 20%~40% 由于效率低下而被浪费,并总结了导致效率低下的十大原因以及提高效率的措施,其中药物方面占了三项,如果能减少药物方面不必要的开支,更合理利用资源,加强质量控制,可以为各国节省最高 5% 的卫生费用。

---

### 导致效率低下的十大原因

- 药品:仿制药品使用不足,药品价格过高。
- 药品:使用不合格和假冒伪劣药品。
- 药品:不合理和低效用药。
- 医疗卫生产品和服务:过度使用或提供设备、检查和诊疗措施。
- 医务人员:不适当的或昂贵的人员组合,医务人员没有积极性。
- 卫生服务:不适当的住院人数和住院时间。
- 卫生服务:不适当的医院规模(基础设施利用率低)。
- 卫生服务:医疗过失以及不理想的医疗服务质量。
- 卫生系统漏洞:浪费、贿赂和欺诈行为。
- 卫生干预措施:低效的策略组合 / 不当的策略。

### 提高效率的措施

- 减少药物方面的不必要开支。
- 更合理利用资源。
- 加强质量控制。
- 发挥技术和卫生服务的最大功效。
- 激发医务人员的积极性。
- 提高医院工作效率。
- 提供及时正确的卫生保健服务以减少医疗过错。
- 消除浪费和腐败。
- 认真评估所需卫生服务。

---

以抗生素为例,由于滥用导致细菌耐药性蔓延,已大大降低了其抗菌活性。耐药菌导致的感染将可能造成无药可用的局面,引发社会危机,同时使患者和社会付出沉重的经济代价。合理应用抗生素,正确处理抗生素耐药性问题,已成为全球关注的热点。

---

### 多重耐药性细菌引起的医院内感染造成的年度经济负担研究

　　学者 Tuangrat Phodha 等对泰国多重耐药性细菌引起的医院内感染造成的年度经济负担进行了评估,结果显示从非抗生素耐药菌感染病例转换为抗生素耐药感染,会导致每位患者的预期平均治疗费用增加 42%。从医院的角度来看,每年治疗费用和与抗生素耐药菌感染管理相关的费用分别估计为 23 亿美元和 2.62 亿美元。从社会角度看,减少 11 295 例抗生素耐药菌院内感染病例能获得 60 万个质量调整生命年,预计年度收益为 42 亿美元。泰国在抗生素费用和抗生素耐药菌院内感染的治疗上花费了大量资金,消除这些感染将具有很高的成本效益。

---

　　医疗保险市场中参与者之间存在严重的信息不对称。在引入医疗保险后,医疗费用支付方与医疗服务需方的分离更加剧了医疗服务的信息不对称。被保险人的过度需求行为和医疗服务提供者的过度服务行为很容易改变疾病风险的发生率和损失程度,使实际医疗费用支出偏离预期的基金风险。如果不对其进行有效监管和制约,医患双方追求利益最大化的行为会损害最终支付者——保险人的利益。

　　为分析我国医疗保险制度在全民健康覆盖方面的表现,并了解医疗保险管理人员 / 行政人员认为的全民健康覆盖进程中的挑战,哈尔滨医科大学的吴群红、单凌寒课题组对 2014—2015 年北京、宁波、哈尔滨、重庆 4 个城市进行了调查。共有 1 277 名(64.8%)受访者表示熟悉现行的医疗保险制度及全民健康覆盖的规定,并对现行医疗保险制度在实现全民健康覆盖方面的作用进行了评估。约 45% 的受访者认为,要实现全民健康覆盖还有很长的路要走。受访者感知的低评级与有限的筹资保护、医疗不公平、可携带性差和无效的监督管理基金有关。对现有基金的结构设计作一次单一的修正可能不足以对这些查明的障碍提供令人满意的解决办法,有必要增加筹资能力,制定统一和一致的政策,并提高基金统筹的水平。

## 五、传染病防控的医疗保险筹资与支付

　　近年来,严重急性呼吸综合征(severe acute respiratory syndrome,SARS)、人感染高致病性禽流感等新传染病不断出现,流行性感冒、结核等传染病也重新肆虐。2019 年,世界卫生组织发布的全球健康面临的十大健康威胁依次是:空气污染和气候变化、慢性非传染性疾病、全球流行性感冒大流行、脆弱和易受损的生存环境、抗微生物药物耐药、埃博拉和其他高危病原体、落后的基础医疗条件、疫苗犹豫、登革热以及艾滋病。传染病危害仍是全球的重要公共卫生问题,甚至可以威胁国家社会、经济乃至政治领域,或威胁国际社会安全。

　　可以说,随着 21 世纪的到来,人类进入一个高风险社会。来自政治、经济、社会,特别是无处不在的病毒微生物的袭击和挑战,已成为影响人类整体生存和健康安危的重要挑战。

　　哈尔滨医科大学的吴群红、高力军课题组通过系统研究,对影响我国公共健康安全风险事件的发生可能性、严重性、应对系统脆弱性等维度进行综合评价,筛选出需优先干预的五大高风险公共卫生安全事件,依次为突发(新发)急性传染病、抗生素滥用和耐药性、心脑血管疾病、恶性肿瘤、慢性传染病。

　　在表 7-4 中,通过对各类风险事件的可能性、严重性、系统脆弱性等多个视角的比较和综合分析发现,突发(新)传染病应对无疑将成为中国今后一段时间内优先干预的关键风险领域。

表 7-4  卫生安全风险事件评价

| 公共卫生安全事件 | 事件具体分类 | 风险可能性 | 风险严重性 | 系统脆弱性 | 综合风险值 | 排序 |
|---|---|---|---|---|---|---|
| 传染病 | S1 突发(新发)急性传染病 | 1.30 | 2.22 | 1.55 | 4.47 | 1 |
| | S3 慢性传染病 | 1.53 | 1.97 | 1.38 | 4.16 | 5 |
| 非传染性疾病 | S5 心脑血管疾病 | 1.71 | 1.90 | 1.34 | 4.35 | 3 |
| | S7 恶性肿瘤 | 1.50 | 2.03 | 1.40 | 4.26 | 4 |
| 食品药品安全事件 | S13 抗生素滥用和耐药性 | 1.57 | 1.98 | 1.43 | 4.43 | 2 |

随着全民健康覆盖理论与研究视野的不断拓展,越来越多的人意识到:应当把医疗保险从过去单纯的、疾病发生后的经济补偿制度,逐步转向一种兼顾疾病个体健康风险和群体重大疫情风险的综合风险防范制度,更好地实现前瞻性、主动性疾病风险预防与处置目标。应通过更有效的制度设计,确保第一时间风险捕获与筛查,及时切断和逆转由于重大疫情风险漏洞而引发的多米诺骨牌连锁危机。

众多的经济理论反复阐释这样一个道理:公共卫生产品普遍具有正外部性,尤其是传染病的预防和治疗,个人对公共卫生产品的最优决策无法实现社会福利的最优,因此市场机制对传染病的防治存在失灵的问题,导致传染病防控措施资源不足,因此需要政府发挥主导作用。

---

**知识链接**

### 外部性与传染病防控

外部性是指一部分人对某种产品的消费可以对不消费这种产品的人发生间接的影响。如果这种影响是有益的称为正外部性,如果这种影响是不利的称为负外部性。在卫生服务的产品中,许多都具有正外部性,如计划免疫。在一个社区范围内一个部分人接种了流行性感冒疫苗,接种者患病的可能性就会大大减少,社区传染源的减少使得非接种者受到传染的机会也会减少,但非接种者却不会为此付费。

外部性影响是在价格机制以外传递的,产生了外部收益或成本。个体在忽视他们行为的外部效应而决定供给或需求时,个人的理性行为则无法通过市场机制实现社会福利的最优,即市场失灵。如果仅依靠个人行为预防和治疗传染病,就会出现资源不足。从传染病的预防看,如呼吸道传播疾病患者佩戴口罩可以减少疾病传播的风险,从传染病的治疗看,对患者的治疗既有助于自身健康的恢复,也有助于降低疾病的传播,但个人决策时一般仅考虑自身健康的收益,而减少疾病的传播并不属于个体考虑的因素,因此往往会低估传染病防治措施的价值,导致传染病防控措施利用的减少。传染病预防中对于传播媒介,如蚊子、钉螺等的控制更是公共卫生产品的范畴,职能通过政府提供。

在应对传染病导致的公共卫生问题时,如何发挥医疗保障制度的作用,动员和统筹医疗资源,提高预防和治疗服务利用的可及性,建立和完善疫情的医疗保障应对机制越来越重要。从筹资的角度,如何统筹疾病公共卫生服务资金与医疗保险基金共同应用于传染病的预防和治疗,如何统筹基本医疗保险与补充医疗保险和其他医疗保障基金共同降低疾病的家庭经济负担,如何建立医保基金的风险预测和风险管理机制保障传染病暴发期间的筹资可持续性。从支付的角度,如何及时确定传染病防治费用的覆盖范围和覆盖比例,建立基于循证决策的药品、诊疗项目和服务设施的目录动态调整机制。从组织和管理的角度看,如何通过线上诊疗平台与异地就医管理,降低传染病暴发期集中就诊的风险,方便参保患者的及时结算。疫情防控期间如何利用信息化平台,加强定点医疗机构的服务质量管理和支付管理,提高基金审核的效率。这些制度安排都将为保证患者得到及时治疗、提高医保基金的管理效率起到至关重要的作用。

## 第三节　面向全民健康覆盖的医疗保险制度改革策略

### 一、推进全民健康覆盖视角下的精准医疗保险改革策略设计与实施

《"健康中国2030"规划纲要》的提出,对如何将以防范疾病治疗经济风险为核心的医疗保险制度转向兼顾疾病风险与健康风险的健康保障制度提出了新挑战。医保制度作为人类健康维护的核心制度系统之一,从其诞生到不断发展演变的过程,就是人类基于变化的需求以及应对各种健康挑战,而不断寻求制度创新和突破的一部发展变迁史。而医保制度的价值与功能,也从最初的抵御疾病风险,到克服可及性经济障碍、对服务利用提供经济保护,再到防范社会重大健康安全风险、巩固社会团结、维护社会安全和稳定等新一系列新的价值与功能的拓展。

随着全民健康覆盖改革目标的提出,医保制度如何通过自身不断改革创新来高效解决问题和呼应挑战? 是所有决策者、研究者和管理者共同关注的重要问题。而对于医保制度来说,能否面向国家、社会、民众的重大需求推进制度创新,无疑也是一项亟待研究探索的重要议题。

对医保管理者来说,在关注可持续性医保筹资和支付制度,推进医保制度不断满足全体民众共有需求和挑战外,还应聚焦医保制度面临的突出公平性问题,大力推进医保制度旨在缩小差异性的精准制度改革。首先要呼应国家重大公共卫生疫情防控的需要,设计和纳入推进医防融合的重要风险监测及预防性项目;其次要面向健康中国的目标推进从单纯的疾病治疗到重大慢性病治疗与传染病防控并重;此外,高度关注重点人群与脆弱人群需求、面向突出健康问题、呼应民众迫切需要,设计更加精准、靶向的医保制度覆盖项目:①关注重点人群和脆弱人群,关注贫困人口、老年人口、妇女儿童的特异性需求;②更精准靶向癌症、慢性病、罕见病等重大疾病和健康问题和挑战;③更聚焦门诊、药品、预防服务等项目的差异化需求。需要围绕上述多维目标、挑战和需求,推进更具有反应性的医保制度改革设计,并通过相应制度和改革模式的不断深化和进一步细化,实现全民健康覆盖下多层次目标(图7-2)。

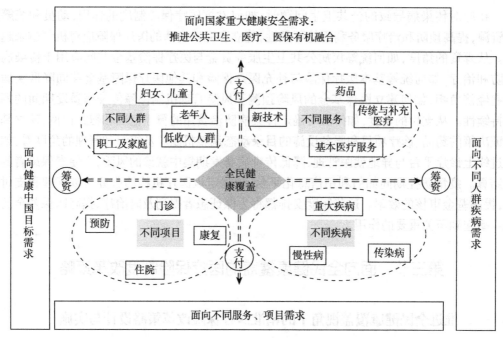

**图 7-2　关键需求和问题靶向的全民医保精准改革策略设计概念框架**

为了更好地实现全民健康覆盖下的医保制度目标,中国的医保制度改革需要兼顾向上、向下、向内、向外、向后、向前多方面的需求。向上,就像医学,不断诊断和发现制度本身的不足和缺陷,瞄准众多需求的同时,呼应国家重大健康安全挑战及政策需要;向下,是要关注普通百姓共有需求及高度关注被共有需求掩盖下的差异化人群、差异化的需求,妥善解决普惠性和公平性问题;向内,是要在全面借鉴人类历史所有成功的制度探索和创新经验的基础上,充分考虑中国自身的国情,自己独特的历史、文化、价值和可承受性来思考和设计改革;向外,指跟踪、学习、借鉴人类社会一切医保制度改革的最新成果经验;向后,是回望和总结走过的路及发展路径,汲取成功的经验和教训;向前,是连接过去、立足现实问题、瞄准未来的基础上,引领具有中国特色的医保制度创新探索。总之,只有在合理兼顾上述设计理念基础上,不仅关注筹资制度、机制和方式的创新,而且关注支付制度、手段和方式的创新。在此基础上,围绕共有需求,突出重点需求,满足重点人群需求,聚焦重大健康风险挑战需求,设计医保目标,不断创新和完善制度设计指导原则,才能确保下一步的医保改革实现更精准、更具有反应性、更具主动性和前瞻性的改革目标。

## 二、建立可持续筹资机制,积极应对人口老龄化

应对老年人筹资增长的医保支出,首先要探索适宜的筹资机制。从国际经验可以看出,对退休人员征缴保费、合理统筹基金的筹集和使用、建立长期护理保险等措施都是保证医保基金筹集可持续性的重要改革方向。

作为同样面临严峻老龄化问题的国家,日本通过合理负担医疗费用改革老年人健康保险制度。1982 年,日本实施《老年人保健法》,取消老年人免费医疗政策,通过公费及财政转移支付等方式由全体国民共同承担老年人的医疗费用。随着人口老龄化的加剧,日本连续

提高老年人个人负担医疗费用的比例,由最初的10%,连续提高至20%(2000年)、30%(2008年)。德国为缓解人口老龄化对医保基金的压力,采用适度提高筹资比例、对退休人员征缴保费等方式稳定医保基金来源。德国法定医疗保险的基金原则上由劳资双方各负担一半保险费用。政策规定,参保人员退休后仍需缴纳一半医疗保险费,以退休养老金为征缴基数,另外一半保费由养老保险承保机构负担。原来享受医疗保险待遇的无业家庭成员,达到退休年龄后也必须缴费才可以继续享受医疗保险待遇,此项措施使医保基金不会因老龄人口增加而缩减。法国、比利时、荷兰等国同样由退休人群按照其退休收入的一定比例缴费。

长期护理保险制度也是在应对人口老龄化过程中实现老年人福利和医疗对接的最佳方式,许多国家通过社会保险和商业保险等不同形式发展了长期护理保险。日本护理保险制度把老年人康复期的医疗费分离出来,解决了老年人长期住院带来的财政压力,并要求40岁及以上国民强制参保。通过把护理保险制度从社会福利制度转化成社会保险制度,将保障对象从原来低收入老年人扩大到全体老年人,受益人从免费享受变为缴纳一定社会保险费等方式,缓解老龄化给政府带来的财政负担。德国的长期保险是社会保险和商业保险相结合的双轨并行模式,以社会护理保险模式为主。德国长期护理保险基于筹资模式筹集护理保险基金,总费用的1/3来自政府投入,2/3来自护理保险费,护理保险费由雇主和雇员按收入的一定比例缴纳。从2017年起,缴费率为2.55%,2035年将运转基于长期护理保险基金收入0.1%划入而建立的护理储备基金,以提供未来可持续运营的额外储备保障。此外,政府还通过设置调剂金以平抑地区间长期护理保险支付所产生的巨大差距。德国长期护理保险是根据护理等级,通过一次性支付来提供中等水平的保险给付,剩余部分需要个人或家庭支付。但个人或家庭如果仍无法支付这部分护理费用,经过严格的经济情况调查后,可以申请社会救助来支付自付的部分。美国的长期护理保险主要以商业保险模式经营,其资金来源为该保险的保费、保费投资收益以及政府财政补贴。长期护理保险的保费主要与承保人的赔偿成本有关,在厘定保费时综合考虑参保人的各种信息、未来预期参保人数、承保人收益等。为了增加保险金来源,美国还实施了商业保险公司和州医疗救助机构合作的项目。1996年美国出台了《联邦健康保险可转移及说明责任性法案》(*Federal Health Insurance Portability And Accountability Act*,HIPPA),该法案重点说明了企业与个人在买卖商业长期护理保险时所享受到的税收优惠等相关规定。低收入者可以通过国家医疗照顾制度、公共医疗补助制度、社会固定服务拨款和美国老年人法获得救济。

我国在建立长期护理保险的过程中,可以借鉴各国经验,依托社会保险与商业保险相结合的模式,发挥政府、企业、家庭三方面的作用,加快推动长期护理保险试点覆盖,建立稳定的可持续筹资机制。

## 三、由疾病管理向健康管理转变

现代社会随着工业化、城镇化、人口老龄化的不断加快,疾病谱、生态环境、生活方式不断变化,疾病的危险因素也发生了变化。当前全世界癌症、糖尿病和心脏病等非传染性疾病导致的死亡已经超过70%。而这些疾病的日益严重正是与烟草使用、有害使用酒精、不健康饮食、缺乏锻炼等不健康的生活方式和不规范的治疗息息相关。"以疾病治疗为中心"难以解决人的健康问题,也不可持续。人们对健康的认识也逐渐从疾病治疗向预防和促进健康转变。健康管理可以通过健康教育和健康促进引导人们建立健康的生活方式,避免健康危险因素的暴露,减少慢性病的发病风险,通过早发现、早诊断、早治疗也可以逆转、停止或延缓疾病的发展。2005 年世界卫生组织在《预防慢性病:一项至关重要的投资》报告中指出,如果通过采取措施对慢性病预防增加投资,在今后 10 年就能防止 3 600 万人过早死亡,其中大约 1 700 万人年龄在 70 岁以下,这些被挽救的生命会为国家经济增长带来可观的经济效益。许多国家都将预防性服务和公共卫生服务纳入医保覆盖范围。例如,德国将预防保健项目逐渐融入医疗保险覆盖范围,美国联邦医疗保险也将预防保健服务纳入报销范围。

2016 年 8 月 19—20 日,我国召开了新世纪第一次全国卫生与健康大会。习近平主席发表重要讲话,从国家发展的战略和全局高度,深刻阐述了建设健康中国的总体要求、目标任务,明确提出了"以基层为重点,以改革创新为动力,预防为主,中西医并重,将健康融入所有政策,人民共建共享"的卫生与健康工作方针。8 月 26 日,中共中央 政治局召开会议,审议通过了《"健康中国 2030"规划纲要》,成为我国今后 15 年推进健康中国建设的行动纲领。其目标是力争到 2030 年人人享有全方位、全生命周期的健康服务,人均预期寿命达到79 岁,主要健康指标进入高收入国家行列。从国家层面明确了"以促进健康为中心"的"大健康观""大卫生观",将这一理念融入公共政策制定实施的全过程,统筹应对广泛的健康影响因素,全方位、全生命周期维护人民群众健康。突出了预防为主、关口前移,推行健康生活方式,减少疾病发生,促进资源下沉,实现可负担、可持续的发展。

## 四、完善传染病防控的医疗保障应对机制

医保制度从产生到现有制度模式的形成,可以说是人类既有思想价值范式长期探索和实践的结果,它必将伴随人类新的挑战和需求而不断调整和改变。为实现上述目标,我们不仅需要关注医保制度自身的改革,还应关注并推进公共卫生体系、医疗服务体系、医疗保险体系的协同改革,探索将三者有机衔接和融合的可操作性机制和实现路径。

首先,要强化各级医疗机构传染病发现和预警"哨点"中的作用,加强对所有医疗机构中医生的公共卫生、流行病学基础知识培训,提升传染病风险意识,确保其在患者首诊过程中,第一时间了解疾病症状及可能的传染性特征并及时上报,尤其应加快医院疾病信息系统与公共卫生预警监测系统信息的有机链接。在此基础上,还要加大医疗机构相应实验室检测能力,确保新发致命传染病病毒能及早发现、检测和分离;更应加大力度推进医保目录纳入更多的预防性项目,如将更敏感的呼吸道病毒核酸检测、重要传染性疾病疫苗接种、传染性疾病耐药检测等重要项目等纳入医保报销目录。只有通过更具前瞻性的、预见性的制度设计及医保预防性保障目录的拓展,才能帮助国家更好地识别重大公共安全和健康安全风险隐患,更好地保障我们走在重大疾病风险的前面。

毫无疑问,在关注预防、医保、医疗有机整合和协同目标的实现过程中,要着重从筹资、补偿、支付、服务包设计、服务提供等多维制度设计和机制创新视角来逐一探讨。在中国"四梁八柱"医保改革重要框架指引下,完善包括医保制度在内的健康治理体系构建,以医保基金作为引导资源投入和合理配置的驱动杠杆,将预防性医疗保险纳入医疗保险治理体系,探索将重大疫情的民生保障临时性制度机制转化为长期的制度设计。实现公共卫生、医疗服务、医保服务三者协同融合依然任重而道远。如何统筹谋划医保制度设计,更好地适应因突发重大疫情引发的紧急医疗应对,仍亟待进一步深入研究。

2020 年 3 月,《中共中央 国务院关于深化医疗保障制度改革的意见》从 3 个方面提出

了完善重大疫情医疗救治费用保障机制的要求：一是在突发疫情等紧急情况时，确保医疗机构先救治、后收费。健全重大疫情医疗救治医保支付政策，完善异地就医直接结算制度，确保患者不因费用问题影响就医。二是探索建立特殊群体、特定疾病医药费豁免制度，有针对地免除医保目录、支付限额、用药量等限制性条款，减轻困难群众就医就诊后顾之忧。三是统筹医疗保障基金和公共卫生服务资金使用，提高对基层医疗机构的支付比例，实现公共卫生服务和医疗服务有效衔接。

近年来，我国也逐步加大了对传染病治疗项目和治疗费用的医保覆盖。一是将传染病纳入医疗保障范围，通过基本医疗保险与医疗救助相结合的方式，减轻患者疾病经济负担，提高传染病治疗的可及性。同时可根据实际情况和救治的需要，在入院标准、定点医院选择等方面适当放宽条件，保证参保患者获得及时救治。如2013年我国将H7N9禽流感纳入当地城乡居民大病保险补助和疾病应急医疗救助基金支付范围，患者发生的高额医疗救治费用可以通过大病保险制度和疾病应急医疗救助基金予以保障。对于尚未参加基本医疗保险，或经报销后个人医疗救治费用负担仍然较重的贫困患者，可通过城乡医疗救助制度解决。二是将传染病治疗的药物纳入或临时纳入医保药品目录范围。2019年我国对抗流行性感冒病毒药物奥司他韦（口服常释剂型、颗粒剂）、帕拉米韦氯化钠（注射剂）的医保限定支付范围临时调整为"限重症流感高危人群及重症患者的抗流感病毒治疗"。浙江省在甲型H1N1流行期间，患甲型H1N1流感的参保人员，使用奥司他韦、扎那米韦、连花清瘟胶囊三种药品的费用，临时性列入城镇职工和城镇居民基本医疗保险支付范围，其个人自理比例参照《浙江省基本医疗保险和工伤保险药品目录》中乙类药品执行。2020年，3种丙肝药物成功进入了我国医保目录，平均降价幅度达85%，覆盖到所有基因型患者，纳入医保后，门诊报销70%、患者承担30%，住院患者则能报销90%。

## 五、提高系统的整体性与连续性

全民健康覆盖并不是不惜成本免费提供一切可能的卫生干预措施，因为没有任何国家可以长期免费提供所有服务。全民健康覆盖不仅是确保提供最低限度的一整套卫生服务，而且还需确保随着获得更多资源，逐渐扩大卫生服务和财务风险保障范围。为实现全民健康覆盖，不仅需要重视服务范围，而且还应重视提供这些服务的方式，重点是提供以人为本的一体化卫生保健服务。这就需要调整卫生服务提供工作，以便更好地向目标人群提供个体化服务。

全民健康覆盖的实现不仅仅涉及卫生筹资问题，还应涵盖完善的卫生系统的所有要素：卫生服务提供系统、卫生人力、卫生设施或交流网络、卫生技术、信息系统、质量保障机制、管理、法规。有效的卫生系统需要保证系统的整体性和连续性，避免在资金筹集和资源分配过程中出现管理体系的割裂。美国尽管有较高水平的卫生费用，但融资体系割裂被认为是导致不能实现全民覆盖的原因之一。

卫生保健服务相互割裂，卫生服务提供者之间缺乏沟通与合作的问题对于全民健康保障的阻碍日益凸显，特别是近年来由于人口老龄化加剧、慢性病发病率的增加和各种合并症的攀升，导致卫生服务需求的大幅增加，迫切需要加强保健服务的连续性和协调性，解决卫生服务提供者之间各自为政的局面。一些研究表明，全科医生扮演的"守门人"制度是一种有效促进整合的组织机制，但也存在全科医生与医院医生之间由于竞争导致沟通不畅以及全科医生工作负荷过大导致协调工作投入难以保证等问题。

---

### 荷兰"连续性保健服务"

荷兰自20世纪90年代以来引入"连续性保健服务(transmural care)",目的是打破初级卫生保健提供者和专科医院之间的壁垒。它选择了一种地方保健提供者和管理者自下而上的促进方法,而不是政府自上而下地执行。连续性保健服务是根据患者的需要在共同承担整体责任的一般和专业照护者之间的合作和协调以及指定的委托责任的基础上提供保健服务。连续性保健服务分为7类:专业的连续性护理、家庭护理技术、出院计划、医学专家咨询、指南制定、康复病房和药物连续性护理。

一项覆盖荷兰271家连续性保健服务的机构(代表荷兰71%的医院和63%的家庭护理组织)的全国性调查显示,所有医院都会提供这7种类型的连续性保健服务中的一种或多种,但每个组织的提供数量有很大的差异。大多数机构是为一个或多个慢性病患者群体服务的,少数医院能够提供全部连续性服务。实施的难点在于项目协调者很难为这些机构找到足够的筹资选择。虽然自下而上的连续性保健是成功的,但还应通过自上而下的措施更有力地鼓励提供连续性保健。最有可能的是,提供一个明确的财政激励确保在全国范围内提供全方位的连续性保健。

---

## 六、监测和改善卫生系统筹资与受益的公平性

了解卫生不公平状况是实现可持续发展目标的关键一步。为减少卫生不平等并确定重点行动领域,以实现全民健康覆盖,首先需要了解不平等的严重程度和范围。世界卫生组织开发了一个资源和工具包来支持会员国监测和评估卫生不平等状况,帮助各国使用内置的世界卫生组织卫生平等监测数据库或使用自己的数据来评估不平等状况,指导各国将卫生不公平监测纳入其卫生信息系统,以及通过分析家庭调查数据揭示卫生不公平的统计方法。

---

### 卫生系统不公平现状监测

2016年4月—2017年10月,印度尼西亚卫生部、世界卫生组织和利益相关方评估了全国卫生不平等状况,涉及11个领域,如妇幼保健、免疫覆盖面和卫生设施的可得性。印度尼西亚卫生部印度尼西亚卫生研究和发展局负责人Siswanto博士说:"一些印度尼西亚人可以轻松获得医疗服务和预防措施,而其他人则处于弱势地位。监测不平等是改善弱势群体健康状况,确保国家履行'不让任何人掉队'的承诺任务的基本组成部分。"

《卫生不平等状况:印度尼西亚报告》是世卫组织全面评估一个会员国卫生不平等状况的第一份报告。报告汇总了关于50多项卫生指标的数据,并按家庭经济状况、教育水平、居住地、年龄和性别等不平等因素加以分类。报告认为印度尼西亚的卫生状况和卫生服务的获得,程度不一,并确定了需要采取行动的一些领域:改善纯母乳喂养和儿童营养;提高产前保健覆盖率和有经验卫生人员接生比例;降低男性的高吸烟率;对所有收入水平人口提供精神卫生治疗和服务;减少在获得改善水源和卫生设施方面的不平等。此外,卫生人员,尤其是牙医和助产士在该国的许多诊疗中心配备不足。目前,该国正在利用这些调查结果开展跨部门工作,以制定具体的政策建议和规划,如流动医疗倡议,消除已查明的不平等现象等。

领导世界卫生组织卫生不平等监测工作的Ahmad Reza Hosseinpoor说:"印度尼西亚监测卫生不公平的能力建设过程以及本报告的编写,可以作为其他国家的一个范例,显示如何将卫生不平等监测纳入其国家的卫生信息系统中。"

降低对患者自付的依赖是改善筹资公平性的一个重要方面。提高卫生系统绩效,增加卫生服务覆盖以及鼓励风险共担是减少自付的关键,同时要在福利设计中考虑低收入者和脆弱人群的补助,增强经济风险保护。

---

### 黎巴嫩的改革:提高卫生系统效率,增加卫生服务覆盖,降低自付金额

1998 年,黎巴嫩卫生费用占其 GDP 的 12.4%,比东地中海地区的任何国家都要多。其中自费支付比例占卫生总费用的 60%,这一比例也是该地区最高的,这对低收入人群构成了一个重要障碍。由此,卫生部实行了一系列的改革措施来提高公平性和效率。此次改革中的关键环节包括:健全公立机构初级卫生保健网络、提高公立医院的服务质量、促进医疗技术以及药品的合理使用。其中,最后一项包括增加有质量保证的仿制药品的使用。卫生部还试图通过卫生和生物医学技术国家监管机关和医院评审制度,以及与私立医院开展合作在指定价格下提供特定的住院服务,进一步增强其领导水平和管理职能,并且建立了一个数据库来监控公立和私立医疗卫生机构的服务提供情况。通过改进初级和三级水平公立医疗机构卫生服务质量已实现了利用率的提高,尤其是对穷人而言。卫生部作为日益重要的服务提供者如今能够更好地与私立医院洽谈服务购买价格,并且可以使用数据库来跟踪各类医院服务的单位成本。

自 1998 年起,该国民众尤其是穷人对疾病预防、健康促进及治疗服务的使用率已有所提高,其健康结果也随之得到了改善。通过减少药品方面的支出,结合其他增效措施已使该国的卫生费用占 GDP 的比重从 12.4% 下降到 8.4%。自费支付占卫生总费用的比重也从 60% 下降到 44%,从而增强了经济风险保护水平。

源自《2015 年世界卫生报告》

---

为了更好地体现医保制度的公平性本质,国际上越来越重视对弱势群体的救助,对弱势人口的救助体现在参保时适当减少或免除医保缴费及减免医疗费用。印度的"国家健康保健计划"针对贫困人口只需要缴纳 30 卢比即可享受;墨西哥在 2004 年建立的"健康社会保护制度",其保费的缴纳以家庭收入为依据,最贫困的 20% 家庭不需要缴纳费用;韩国将特殊病(罕见、难治病)患者群体纳入"个人部门负担额特别算定"范围,这些患者使用门诊服务时,只需自付 10%,同时韩国还不断扩大罕见、难治病的范围;印度尼西亚针对低收入人群实施了 Askeskin(health insurance for the poor)项目,作为社会医疗保险的补充,为贫困家庭提供保护。

我国将医保和扶贫结合在一起,取得了很好的效果。从 2018 年起,中央财政连续两年共增加 80 亿元医疗救助补助资金,进一步支持深度贫困地区提高农村贫困人口医疗保障水平。2018 年"三区三州"因病致贫人口较上年减少 16.3 万人,其他深度贫困地区因病致贫人口较上年减少 109.3 万人。截至 2018 年年底,贫困人口统计参保率达 99.8%,基本实现应保尽保;贫困人口住院实际报销费用比例接近 80%;全国因病致贫贫困人口从 2014 年的 2595.9 万人下降到 514.6 万人。

2022 年 6 月 30 日,国家医保局、财政部、国家税务总局发布了《国家医保局 财政部 国家税务总局关于做好 2022 年城乡居民基本医疗保障工作的通知》。该文件中的第三点强调,要巩固拓展医疗保障脱贫攻坚成果,夯实医疗救助托底功能,坚决守住守牢不发生因病规模性返贫的底线。继续做好医疗救助对困难群众参加居民医保个人缴费分类资助工作,全额资助特困人员,定额资助低保对象、返贫致贫人群。统筹提高医疗救助资金使用效率,用足

用好资助参保、直接救助政策,确保应资尽资、应救尽救。健全、防范、化解因病返贫致贫长效机制,完善参保动态监测、高额费用负担患者预警、部门间信息共享、风险协同处置等工作机制,确保风险早发现、早预防、早帮扶。完善申请救助机制,对经相关部门认定核准身份的困难群众按规定实施分类救助,及时落实医疗救助政策。对经三重制度保障后个人费用负担仍较重的困难群众,做好与临时救助、慈善救助等的衔接,精准实施分层分类帮扶,合力防范因病返贫、致贫风险。

## 七、推进支付方式改革

在传统的按服务项目付费的支付方式下,各国都面临着卫生费用上涨过快、医疗服务过度供给的情况,从后付制向预付制的支付方式改革成为各国规范医疗服务行为、控制医疗费用的重要措施,是卫生服务提供体系高效运行的关键因素。这种支付方式将医疗成本风险转嫁给医疗服务提供者,降低了供方过度医疗的道德风险,是一种有效的硬预算约束,提高了医疗照顾制度基金的使用率。

目前,按疾病诊断相关分组(DRGs)付费已经成为我国支付方式改革的重点内容。2017 年6 月,《国务院办公厅关于进一步深化基本医疗保险支付方式改革的指导意见》(以下简称《指导意见》),强调医保支付是基本医保管理和深化医改的重要环节,是调节医疗服务行为、引导医疗资源配置的重要杠杆。《指导意见》中提到我国基本医疗保险支付方式改革的主要目标:2017 年起,进一步加强医保基金预算管理,全面推行以按病种付费为主的多元复合式医保支付方式。各地要选择一定数量的病种实施按病种付费,国家选择部分地区开展按疾病诊断相关分组(DRGs)付费试点,鼓励各地完善按人头、按床日等多种付费方式。2020 年,医保支付方式改革覆盖所有医疗机构及医疗服务,全国范围内普遍实施适应不同疾病、不同服务特点的多元复合式医保支付方式,按项目付费占比明显下降。2021 年 11 月 26 日,国家医疗保障局发布的《国家医疗保障局关于印发 DRG/DIP 支付方式改革三年行动计划的通知》中提出,到 2024 年底,全国所有统筹地区全部开展 DRG/DIP 付费方式改革工作,前期启动的试点地区不断巩固改革成果;到 2025 年底,DRG/DIP 支付方式覆盖所有符合条件的开展住院服务的医疗机构,基本实现病种、医保基金全覆盖。

预付制的支付方式改革实质上是一次从机制到体制的综合改革,是推行三医联动的有力抓手。对医保而言,实行以病种付费为主的多元复合型医疗支付方式,使得费用增长幅度和支出可预期、可控制。对医院来说,促使药品和耗材转变为医院的成本中心,通过挤压药品和耗材上的虚高费用,提高医生的服务技术和劳务收入,将达到“腾笼换鸟”的效果。DRGs 将关注创收能力转变为关注医疗服务质量、安全和技术水平上。然而,支付方式虽然会对医疗机构的行为产生激励作用,但支付方式并不是单独发挥作用,需要在系统的组织框架中,与其他制度相互作用才能产生预期的影响。支付方式改革的同时,还应促进医疗服务价格、药品流通、薪酬、绩效等相关政策之间的衔接。

## 八、基于循证决策的支付策略选择

无论富裕还是贫穷,所有国家都在努力筹集国民卫生服务需求所需的资金,没有哪个国家能够给其全体国民提供能够改善健康或延长寿命的每种技术或干预措施卫生服务需要的所有资金。为了更好地使新药新医疗技术与医保系统进行衔接,许多国家都进行了自己的探索。目前被广泛采用的是对医疗设备和药品进行卫生技术评估。2013年,《柳叶刀》杂志发表了题为"Health Technology Assessment In Universal Health Coverage"的评论。文章认为,卫生技术评估对于循证决策至关重要,也是实现全民健康覆盖的基础。卫生服务公平可及、财务风险保护和较好的健康结果是全民健康覆盖的核心。而卫生技术评估能够为决策者提供科学有效的证据,做出更好的政策选择,从而获得更具成本效益的健康产出。

卫生技术(新药、新的医疗设备和新的治疗方法)评估是以科学证据为基础来判定一项医疗技术是否有效或经济。卫生技术评估通过对各类卫生技术的安全性、有效性、经济性,以及预算影响等方面进行分析,综合考量卫生技术的疗效、是否物有所值以及支付能力,为合理选择医疗技术提供科学信息和依据,合理配置资源,提高资源利用率。卫生技术评估的结果可以用于从社会、支付方、服务提供方等角度上决定是否在医学上使用某种新技术与淘汰某种老技术,或是否将某一技术纳入医疗保险目录,达到控制整个医疗成本与提高医疗质量的目的。公共医疗保险可以通过卫生技术评估,界定基本医疗服务包以及判断是否将新医疗技术纳入支付范围。作为一种循证决策工具,卫生技术评估正逐步获得美国、英国、澳大利亚、加拿大等国家政府的立法授权。

20世纪以来,美国、英国、加拿大、澳大利亚等发达国家率先借鉴循证医学的思路和方法,开展卫生技术评估,为政府、医保和医疗机构选择卫生技术、药品提供科学依据,对控制成本、提高卫生资源利用效率,起到了一定作用。

美国的HTA机构以私立为主,许多健康保险公司通过开展HTA评估项目进行保险证据开发,调整保险支付范围,实现控制费用的目标。HTA也被积极地应用于美国联邦医疗保险(Medicare)和医疗补助计划等公共保险领域,由联邦机构Medicare & Medicaid服务中心(CMS)负责进行项目的筹资、实施及监管,由Medicare保险范围处负责或者是委托其他第三方机构出具HTA报告,为国家级保险范围决策提供支持。

英国的卫生技术评估主要由政府设立的第三方机构进行,英国国家卫生与保健评价研究院(NICE)负责制定卫生技术评估指南,它是将卫生技术评估结果应用于卫生决策的典型机构。NICE的卫生技术评估由独立的评估委员会组织开展,通常委托外部独立学术机构参与评估。卫生技术评估共有三种评估方式,分别为单一技术评估(single technology appraisal,STA)、快速评估(fast track appraisal,FTA)以及多技术评估(multiple technology appraisal,MTA)。NICE通过对药品、医疗器械、诊断技术、外科手术、健康促进活动开展评估,为英国国家医疗服务体系(NHS)中使用新的和现有的药物和治疗方法提供建议。NHS机构广泛参照NICE的研究结果进行技术相关购买、使用的决策,为控制医疗费用等方面提供了科学依据。英国国王基金数据显示,通过NICE进行HTA并推荐最优的技术和医疗服务,每年可为NHS节约大量的支出,仅在高血压这项支出上每年就节省了大约2.9亿英镑。除NICE外,苏格兰医药协会(Scottish Medicines Consortium,SMC)和全威尔士医药策略小组(All Wales Medicines Strategy Group,AWMSG)也是开展卫生技术评估的机构。

澳大利亚的卫生技术评估首先从药品领域开始,之后逐步应用于其他卫生技术的医保目录、定价及报销政策中。医疗用品管理局(Therapeutic Goods Administraion,TGA)负责管理医疗用品,包括处方药、疫苗、防晒霜、维生素和矿物质、医疗器械、血液和血液制品,具有医疗作用的产品在澳大利亚供应之前必须进入澳大利亚医疗产品注册(Australian register of therapeutic goods, ARTG),才能在澳大利亚进行供应。在澳大利亚有三个主要的卫生技术咨询委员会展开卫生技术评估:医疗服务咨询委员会(MSAC)评估拟由公共资金资助的新医疗服务,就新医疗服务是否应由公共资金资助向政府提供建议;药品报销咨询委员会(PBAC)的主要作用是推荐纳入药物津贴计划(PBS)的新药;假体目录咨询委员会(Prostheses List Advisory Committee, PLAC)就将产品列入假肢清单以及私营健康保险公司应付的福利向卫生和老年护理部提供建议。澳大利亚医保药物遴选的集中评审机制强制要求医药企业必须根据指南提供相应的资料,申请进入药品报销目录,卫生部决定列入报销目录后,药品报销定价管理机构会与制药企业谈判确定价格。

目前,越来越多的私人和公共保险机构试图通过实施以 HTA 为基础的支付政策来控制新医疗技术的费用风险。

近年来,我国卫生技术评估需求不断上升,在国家医保目录调整、创新药物遴选、国家高值医用耗材谈判中,越来越多的卫生技术评估结果正被写入国家政策。2015 年,国家取消新技术准入审批,卫生技术评估更加成为新技术临床准入、医保准入、价格制定、资源配置的重要决策依据。《关于做好国家谈判药品集中采购的通知》(国卫药政发〔2016〕19 号)中要求发挥各级医疗机构综合协同作用,运用循证医学和药物经济学,从临床用药的安全性、有效性、合理性、可负担性、依从性等方面对谈判药品开展评估工作。2017 年 9 月,国家启动开展高值医用耗材价格谈判时,明确要求申报谈判的企业提供卫生技术评估报告。2018 年全国启动机构改革,新组建的国家医疗保障局印发了《国家医疗保障局关于将 17 种抗癌药纳入国家基本医疗保险、工伤保险和生育保险药品目录乙类范围的通知》(医保发〔2018〕17 号),提出以企业递交的药品安全性、有效性和经济性证据为依据,坚持价值导向,科学、系统地评估药品价值,综合多维证据确定谈判价格。2018 年 9 月国家卫健委批准建立了"国家药物和卫生技术综合评估中心",这也意味着卫生技术评估已上升为政府卫生战略的高度。我国卫健委、国家医保局也已经达成了共识,在基本医保目录更新流程中强化卫生技术评估与药物经济学的应用,并由专业机构提供高水平的技术评估报告,辅助医保目录的准入决策。2021 年《国家医保局人力资源社会保障部关于印发〈国家基本医疗保险、工伤保险和生育保险药品目录(2021 年)〉的通知》中提到,在该年度国家医保药品目录调整过程中,严格把握了药品的经济性。同年发布的《基本医疗保险医用耗材支付管理暂行办法(征求意见稿)》中也提到可以将卫生技术评估应用于将医用耗材纳入医保支付范围的评审中。《2022 年国家基本医疗保险、工伤保险和生育保险药品目录调整通过初步形式审查的药品名单公示情况解读》中介绍了在评审中进一步丰富申报资料中对药品提交信息的要求,包括有效性、安全性、经济性、创新性和公平性等。

卫生技术评估也为基于价值的医保支付提供了条件。在医疗服务中,"价值"可定义为每单位成本的医疗保健产出,即"最高性价比的医疗"。价值医疗是临床价值、患者的价值和经济价值,以及市场价值的综合考虑。对患者而言,价值意味着改善就诊体验以及关注以患者为中心的治疗结局。实现医疗服务的价值购买需要医保和医疗两个领域基于"以患者利益为中心"的协同改革,通过建立合理的激励约束机制,协调卫生服务中各利益相关者,优化服务模式,提高对循证诊疗的依从,减少过度医疗和提高效率,以最低或最合理的成本获得最佳健康结果和患者对诊疗过程的体验。以价值为导向的医保支付是实现价值医疗的重要机制,但在具体操作层面上仍面临如何衡量价值、医保应该为哪些价值买单、如何衡量医疗结局、价值支付与医保基金的可承受性等具体问题。

(张　歆　吴群红　周亮茹　杨锦锦)

# 参 考 文 献

[1] 任苒.全民覆盖的含义与政策目标[J].中国卫生政策研究,2011,4(1):27-31.

[2] 马丽平,李娜,杨威,等.人口老龄化对我国医疗服务体系的挑战[J].中国医院,2019,23(4):1-3.

[3] 吴玉韶,党俊武.老龄蓝皮书--中国老龄产业发展报告(2014)[M].北京:社科文献出版社,2014.

[4] 国家卫生计生委统计信息中心.2013第五次国家卫生服务调查分析报告[M].北京:中国协和医科大学出版社,2015.

[5] 崔佳,刘理.老龄化背景下城镇职工医疗保险基金收支变化趋势及对策研究——以吉林省为例[J].社会保障研究,2013(6):56-62.

[6] 吴珊珊.参保人员老龄化对医保基金的压力与对策研究[J].现代妇女(理论版),2013(8):110-111,113.

[7] 李超.人口老龄化对医疗保险的影响及对策[J].山东人力资源和社会保障,2014(11):35-37.

[8] 赵斌.医保制度如何应对老龄化[J].中国社会保障,2015(8):38-40.

[9] 徐文煜,薛迪.美国、加拿大与澳大利亚的卫生技术评估[J].中国卫生质量管理,2011,18(1):8-10.

[10] 茅艺伟,陈英耀,唐檬,等.澳大利亚卫生技术评估的应用[J].中国卫生资源,2014(6):484-486.

[11] 李滔,王秀峰,赵坤.英国卫生体制对我国医改的启示[J].中国全科医学,2015,18(34):4157-4161.

[12] 刘佳琦,陈英耀.新加坡、韩国和日本卫生技术评估发展概况及启示[J].中国卫生质量管理,2011(1):14-16.

[13] 谭笑,王佳慧,张鑫,等.医保整合与未整合地区灾难性卫生支出及因病致贫情况比较研究[J].医学与社会,2019,32(10):111-114,135.

[14] 赵忠.公共卫生与传染病中的经济学[J].卫生经济研究,2005(11):10-11.

[15] 刘远立.中国老年健康研究报告(2018)[M].北京:社会科学文献出版社,2019.

[16] 方亚.卫生技术评估在健康保险和健康管理中的应用[J].山东大学学报:医学版,2019,57(8):61-68.

[17] PHODHA T,RIEWPAIBOON A,MALATHUM K,et al. Excess annual economic burdens from nosocomial infections caused by multi-drug resistant bacteria in Thailand[J]. Expert Rev Pharmacoecon Outcomes Res,2019,19(3):305-312.

[18] SPAAN E,MATHIJSSEN J,TROMP N,et al. The impact of health insurance in Africa and Asia:a systematic review[J]. Bull World Health Organ,2012,90(9):685-692.

[19] United Nations Department of Economic and Social Affairs Population Division. World Population Ageing 2013[R]. (2013)[2015-06-10].

[20] WANG XQ,CHEN PJ. Population ageing challenges health care in China[J]. Lancet,2014,383(9920):870.

[21] PRINCE MJ,WU F,GUO Y,et al. The burden of disease in older people and implications for health policy and practice[J]. Lancet,2015,385(9967):549-562.

[22] WANG S,MARQUEZ P,LANGENBRUNNER J. Toward a healthy and harmonious life in China:stemmingthe rising tide of non-communicable diseases[M]. Washington DC:World Bank,2011.

[23] NEWHOUSE JP. Medical care costs:how much welfare loss ? [J]. Journal of Economic Perspectives, 1992,6(3):3-21.

[24] SULLIVAN SD,WATKINS J,SWEET B,et al. Health technology assessment in health-care decisions in the United States[J]. Value Health,2009,12(Suppl 2):S39-44.

[25] BRIGGS A,SCULPHER M,CLAXTON K. Decision modelling for health economic evaluation[J]. Journal of Epidemiology & Community Health,2006,61(9):839.

[26] HUGH A,RUTH R,JOHN A,et al. Better value in the NHS:the role of changes in clinical practices[EB/OL]. (2015-07-07) [2018-09-17]. https://www.kingsfund.Org.uk/publications /better-value-nhs.

[27] VAN DER LINDEN BA,SPREEUWENBERG C,SCHRIJVERS AJ. Integration of care in the Netherlands:the development of transmural care since 1994[J]. Health Policy,2001,55(2):111-120.

[28] JUNKO Y. The birth of integration:explorative studies on the development and implementation of transmural care in the Netherlands,1994—2000[J]. International Journal of Integrated Care,2001,1(3): 155.

[29] SHAN L,WU Q,LIU C,et al. Perceived challenges to achieving universal health coverage:a cross-sectional survey of social health insurance managers/administrators in China[J]. BMJ Open,2017,7(5): e014425.

[30] PHODHA T,RIEWPAIBOON A,MALATHUM K,et al. Excess annual economic burdens from nosocomial infections caused by multi-drug resistant bacteria in Thailand[J]. Expert Rev Pharmacoecon Outcomes Res,2019,19(3):305-312.

[31] JAMISON DT,GELBAND H,HORTON S,et al. Disease control priorities:improving health and reducing poverty[M]. Washington DC:The International Bank for Reconstruction and Development/The World Bank,2017.